Julie Chapon & Anthony Berthou
Illustrationen: Tom Chegaray

Yuka

Dein Kompass zur gesunden Ernährung

Inhalt

Herzlich willkommen zu unserem Ratgeber für gesunde Ernährung! Dieses Buch fasst auf verständliche und leicht erfassbare Weise all das zusammen, was ihr für eine gesunde Ernährung benötigt, während dabei auch das Vergnügen nicht zu kurz kommt.

Häufig hört man: Ernährung ist die wichtigste Medizin. Folglich entdeckt ihr in diesem Buch die Grundlagen der Ernährung, erfahrt alles über die ideale Verteilung von vier Mahlzeiten pro Tag und lernt auch Tipps für die Wahl der richtigen Lebensmittel kennen. Dazu kommen köstliche und gesunde Rezepte. Ihr werdet sehen: Eine bessere Ernährung für eine optimale Gesundheit ist wirklich für alle machbar!

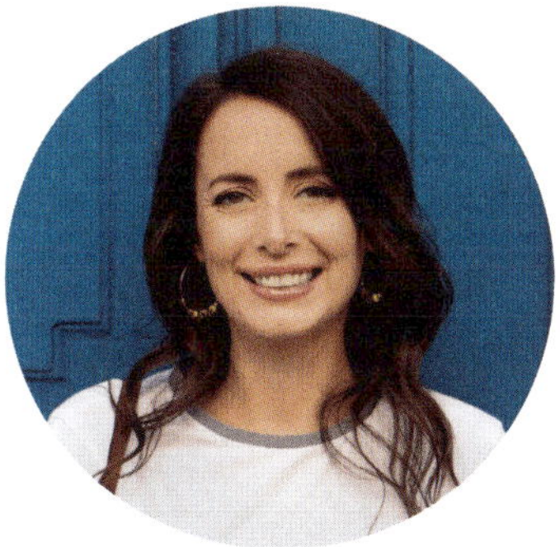

Julie Chapon

Mitgründerin von Yuka

—

Schon immer hatte ich Lust, unsere Welt noch schöner zu machen, harmonischer und vor allem nachhaltiger. Tief in meinem Herzen wollte ich meinen Beitrag dazu leisten. Doch mein Lebensweg führte mich, bequem und angepasst, für einige Jahre zu einem Job, in dem ich im Grunde keinen Sinn erkennen konnte. Ich verbrachte meine Tage mit dem Erstellen von PowerPoint-Präsentationen für eine Beraterfirma. Im Laufe der Jahre belastete mich diese fehlende Sinnhaftigkeit immer mehr, bis ich nicht mehr konnte. Die Projekte, zu denen ich beitrug, erschienen mir im Vergleich zu den gesellschaftlichen Herausforderungen lächerlich oder rein von finanziellen Zielen geleitet zu sein. Warum also so viel Energie für etwas verschwenden, woran ich nicht glaubte, und warum diese nicht lieber dazu nutzen, die Welt im Rahmen meiner begrenzten Möglichkeiten zu ändern?

Im Jahr 2016 legte ich also mit 28 Jahren endlich los. Meine Freunde Benoît und François, heute meine Geschäftspartner, hatten damals mit dem Brainstorming zu einem Projekt begonnen, wie man die Zusammensetzung von Lebensmitteln analysieren kann.

Da ich mich schon immer für Ernährung interessiert hatte, fand ich das Konzept großartig und schloss mich ihnen an, um mit der Ausarbeitung dieser Idee zu beginnen. Ich merkte schnell, dass es nichts Erfüllenderes gibt, als für ein sinnstiftendes Projekt zu arbeiten, das eine echte gesellschaftliche Herausforderung darstellt. Ich kündigte kurz darauf meinen bisherigen Job, um mich zu 200 % auf dieses großartige Abenteuer einlassen zu können.

Fast ein Jahr lang haben wir uns dann auf den Launch der App vorbereitet. Ich erstellte die ersten Kommunikationsinhalte, richtete unsere Accounts in den sozialen Netzwerken ein, organisierte große Workshops, um reichlich Feedback zur App zu sammeln und sie zu verbessern, und führte umfangreiche Recherchen zu Lebensmittelzusatzstoffen durch. Und schließlich richtete ich Yukas Blog ein. Ich habe schon immer gerne geschrieben: Als Kind waren es Geschichten über amerikanische Ureinwohner:innen, die sich tapfer gegen Kolonialherren wehrten. Mit Yuka hatte ich Lust, in das spannende Thema Ernährung einzutauchen.

Für mich musste die App auch die wichtigsten Grundsätze der Ernährung auf detaillierte und nachvollziehbare Weise erklären, sonst wäre die Information nicht vollständig gewesen. Ich nahm also an einer Schulung des Ernährungswissenschaftlers Anthony Berthou teil. Seine Sicht hat mich sofort angesprochen. Er ist kein Fanatiker, hält sich stets an wissenschaftliche Erkenntnisse und betont dabei, wie wichtig unser psychologisches Wohlbefinden für unsere allgemeine Gesundheit ist. Ich schlug ihm eine Zusammenarbeit mit mir für den Blog vor, und er sagte sofort zu: Er würde die wissenschaftlichen Inhalte liefern, und ich sollte sie für die Allgemeinheit verständlich machen.

Heute hat der (französische) Yuka-Blog mehr als 2 Millionen Leser:innen pro Monat; die Zahl steigt weiter. Wir erläutern dort viele Themen für ein grundlegendes Verständnis einer gesunden Ernährung und bieten gesunde sowie leckere Rezepte. In einer im September 2019 durchgeführten Studie (yuka.io/impact/) gaben 83 % der Leser:innen des Blogs an, dass sie die in den Artikeln gelernten Elemente ganz konkret in die Praxis umgesetzt haben.

Viele heute verbreitete Krankheitsbilder sind auf eine falsche Ernährung zurückzuführen: Herz-Kreislauf-Erkrankungen, Krebs, Adipositas, Bluthochdruck … Mit Yuka wollen wir zurück zu einer einfacheren und natürlicheren Ernährung. Ich bin glücklich und stolz über die zahlreichen Nachrichten der Menschen, die ihre Ernährung mithilfe von Yuka komplett umgestellt haben. Und sie fühlen sich viel gesünder als zuvor! Toll, diese konkreten Resultate unseres Projekts zu sehen. All diese Berichte erfüllen mich mit Freude und machen mir Lust, weiterzumachen und noch mehr für eine bessere Ernährung zu tun. Nach diesem Erfolg des Blogs war ich also motiviert, dieses Buch zu schreiben.

Dieser Ratgeber vereint alles, was ich in den letzten Jahren über die Grundlagen einer gesunden und ausgewogenen Ernährung gelernt habe, auf die umfassendste und verständlichste Weise. Ich wollte, dass das Buch wie Yuka wird und eine positive Einstellung zur Ernährung vermittelt. Ich wollte, dass es voller Leben und schöner Bilder ist. Ich hoffe sehr, dass es dir gefällt und dass du viel davon lernen kannst.

Viel Vergnügen beim Lesen!

Julie

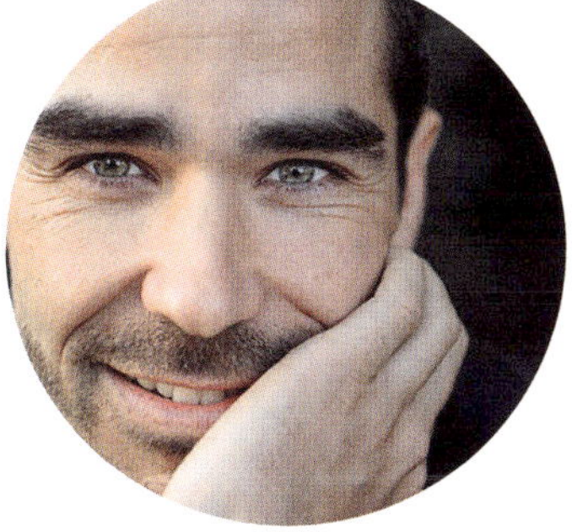

Anthony Berthou

Ernährungsexperte

—

Am 28. Januar 2017 lernte ich Julie bei einem meiner Kurse für gesunde und nachhaltige Ernährung kennen. Sie stellte mir ihr Projekt vor, das sie mit ihren Partnern François und Benoît initiiert hatte, und lud mich ein, ihr Abenteuer als Ernährungsexperte zu begleiten. Die Vorstellung, eine App zu entwickeln, die ernährungsbewusste Menschen informiert und anleitet, faszinierte mich sofort.

Ich arbeitete damals an der Technischen Hochschule in Lausanne (EPFL) bereits an einem Projekt zur Erstellung einer allgemeinen Übersicht für Ernährungsqualität. Mit großer Begeisterung nahm ich daher auch die Aufgabe an, Yuka zu begleiten. Ich arbeitete eng mit Julie bei der Erstellung der Blogbeiträge und der Entwicklung eines Online-Ernährungsprogramms zusammen. Damals konnte ich mir noch nicht vorstellen, dass sich die App zu einer Referenz für Millionen von User:innen entwickeln würde, und auch nicht, wie stark die Lebensmittelindustrie auf Yuka reagieren würde.

Dieser Erfolg spiegelt die aktuelle Situation in Ernährungsangelegenheiten wider: Der Bedarf an validen Informationen, um Entscheidungen bezüglich unserer Lebensmittelwahl bewusst treffen zu können, wächst stetig. Im Angesicht einer Lebensmittelindustrie, die über viele Jahrzehnte hinweg die Macht über unsere Teller hatte, oft auf Kosten unserer Gesundheit, und eines Landwirtschaftssystems, das wirtschaftliche Rentabilität über biologische Vielfalt und Umwelt stellt, ändern sich die Erwartungen der Verbrauchenden. Schließlich liefert die Wissenschaft nun auch die Beweise (wenn man sie überhaupt noch benötigt), dass unsere Lebensmittelwahl und im Allgemeinen unser Lebensstil einen erheblichen Einfluss auf unsere Gesundheit haben.

Fettleibigkeit, Diabetes, Autoimmunerkrankungen, Herz-Kreislauf-Beschwerden, Krebs, chronisch-entzündliche und neurodegenerative Erkrankungen haben alle eines gemein: Was wir auf unserem Teller haben, kann das Risiko ihres Auftretens vermindern oder vergrößern. Durch die bewusste Wahl unserer Lebensmittel haben wir unsere Gesundheit selbst in der Hand. Wir haben also durchaus die Möglichkeit, auf uns, aber im selben Zuge auch auf unsere Umwelt besser zu achten.

Mit dieser Überlegung verlassen wir den Bereich der Ernährungswissenschaft. Denn auch unsere Überzeugungen und unser Verhalten als Verbrauchende im Alltag verschaffen uns eine Hebelmöglichkeit für Veränderungen. Ein recht neuer Wissenschaftszweig hilft uns, dies zu verstehen: Epigenetik (wörtlich: außerhalb der Genetik). Sie beschäftigt sich mit der Frage, wie unsere Umwelt unsere Gene und deren Funktionen beeinflusst. Die Ernährung spielt dabei eine zentrale Rolle, ebenso wie körperliche Aktivität und unser Umgang mit Emotionen. Für mich liegt der Schlüssel zur optimalen Gesundheit in einem auf den ersten Blick sehr einfachen Merksatz: »Dreimal muss es uns gut gehen: im Geiste, zu Fuß und auf dem Teller«. Um das zu erreichen, müssen jedoch valide Informationen vorliegen.

In diesem Buch, das ich als eine sinnvolle Fortsetzung der Yuka-Idee betrachte, findet ihr einfache, unabhängige und leicht umsetzbare Ratschläge für die ganze Familie. So könnt ihr nicht nur besser auf euch selbst, sondern auch auf eure Kinder und unseren Planeten achten, denn unsere Ernährung steht im Zentrum grundlegender systemischer Herausforderungen.

Sie kann nicht nur die individuelle Gesundheit verbessern, sondern auch langfristig gesellschaftliche Probleme wie den Schutz der Artenvielfalt und unserer Umwelt positiv beeinflussen. Hier kommt eine außergewöhnliche Lösung, wie wir alle in unserem Alltag ganz konkret handeln können – und zwar 3 × täglich, also mehr als 80 000 × im Laufe eines Lebens. Ich wünsche Ihnen so viel Spaß beim Lesen dieses Buches, wie ich ihn auch als Begleiter aller Yuka-Abenteuer der vergangenen drei Jahre erleben durfte.

Anthony

Nach seiner Ausbildung zum Ernährungsberater erwarb Anthony Berthou ein Diplom in Ernährungswissenschaften (vierjähriges Studium). Er besitzt außerdem einen Universitätsabschluss in Pharmazie. Als ehemaliges Mitglied der französischen Juniorennationalmannschaft im Triathlon hat er zahlreiche französische und olympische Teams (Triathlon, Trailrunning, Bahnradfahren, Kanu, Ski alpin …) ernährungswissenschaftlich betreut und war Mitglied des wissenschaftlichen Ausschusses der französischen Sportstiftung. Umwelt- und Ernährungsfragen sind sein Spezialgebiet, und er hat an der Technischen Hochschule in Lausanne (EPFL) sowie als wissenschaftlicher Koordinator an der Université des Sciences de Lausanne über die globalen Herausforderungen der Ernährung bis 2050 gelehrt. Er unterrichtet außerdem in Frankreich an der Universität für Sportwissenschaften in Rennes und in zahlreichen Ländern im Rahmen von Weiterbildungsmaßnahmen für Gesundheitsfachkräfte. Als Ernährungswissenschaftler und Referent des Collectif national des associations obèses (CNAO) bewertete Anthony Berthou die ernährungsphysiologischen Auswirkungen der Adipositas-Chirurgie. Sein Fokus liegt nun auf Lösungsansätzen, um Umwelt- und Gesundheitsziele miteinander in Einklang zu bringen.

Yuka: ein wunderbares Abenteuer

Mithilfe von Yuka wollen wir mehr Transparenz in unsere täglichen Einkäufe bringen und so einen aufgeklärten Konsum ermöglichen. Im Jahr 2016 begannen wir mit dem Projekt. »Wir« sind die drei supermotivierten Mitgründer:innen Benoît Martin, François Martin und Julie Chapon. Unser heutiges Team besteht aus zehn Personen, die sich für ein sinnvolles Projekt engagieren.

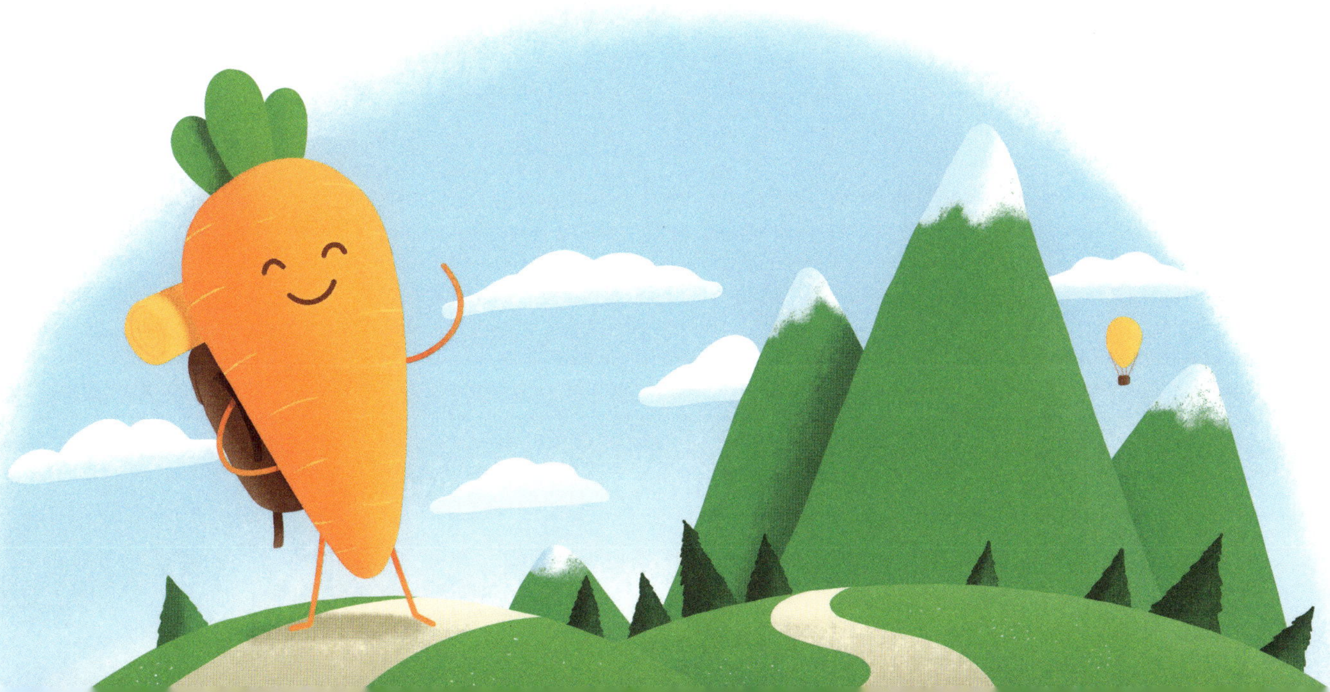

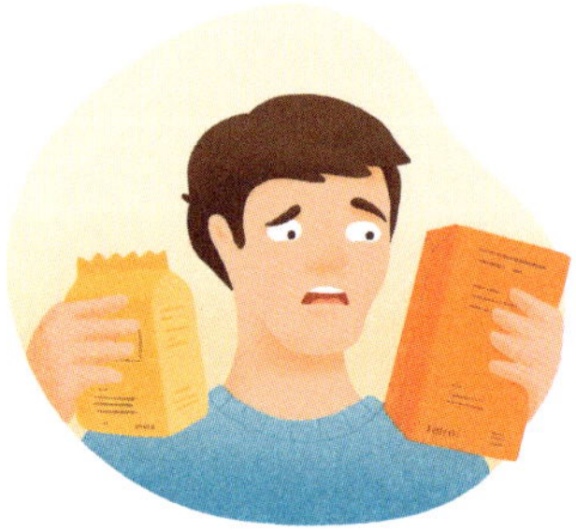

Yukas erste Schritte

Die Idee hatte Benoît 2016. Er wollte mehr darüber erfahren, was er eigentlich seinen kleinen Kindern täglich zu essen gab. Er begann also, Packungsangaben zu studieren und zu entschlüsseln, fühlte sich aber bald verloren mitten in dieser Flut an komplexen Informationen. Da kam ihm der Gedanke, dass man den Verbraucher:innen eine Möglichkeit zur Verfügung stellen sollte, um die Zusammensetzung eines Produkts schnell und einfach analysieren zu können.

Er sprach mit seinem Bruder François und seiner Freundin Julie über diesen Gedanken. Beide fanden die Idee genial, denn auch sie fanden es schwierig, gesunde Lebensmittel zu erkennen und die beste Wahl für ihre Gesundheit zu treffen. Sie gingen gemeinsam die ersten Elemente des Projekts an: Bewertungsmethode, App-Entwicklung und Projektkommunikation. Benoîts Frau stammt aus Yukatan, daher der Name!

Die folgenden Monate schufteten die drei abends und an den Wochenenden am Projekt, und das zusätzlich zu ihren eigentlichen Jobs. François und Benoît arbeiteten an der App, Julie übernahm die Kommunikation. Nach der Teilnahme an einem Gründer:innenprogramm (Ticket for Change), das Leute unterstützt, Neues zu schaffen, waren sie entschlossener als je zuvor: Sie wollten dazu beitragen, die Welt zu verändern, und entwickelten ein Projekt, das als oberstes Ziel die Gesellschaft positiv beeinflussen will.

Die erste Million User:innen

Im Januar 2017 wurde die App nach fast einem Jahr intensiver Arbeit freigeschaltet! Mit ihr kann man Barcodes von Lebensmitteln scannen und mögliche Auswirkungen ihres Verzehrs auf die Gesundheit sehen. Unsere Bewertung besteht aus drei Kriterien: Qualität der Nährstoffe, Zusatzstoffe und der biologische Aspekt. Ein einfacher Farbcode (Grün bis Rot) visualisiert die Auswirkungen. Eine detaillierte Produktinfo hilft bei der Aufschlüsselung des Lebensmittels.

Mit den ersten Medienberichten und vor allem der enormen Mund-zu-Mund-Propaganda wuchsen die Userzahlen enorm. Wir hatten uns vorgenommen, innerhalb eines Jahres 10 000 User:innen zu erreichen; im Januar 2018 überschritten wir stattdessen sogar die symbolische Hürde von einer Million!

Schon bald erhielten wir viele Anfragen, ob die App nicht auch Kosmetika und Hygieneprodukte analysieren könnte, da diese noch schwerer zu durchschauen seien. Einige Monate später wurden diese Produkte in die App integriert, um dem Bedürfnis nach Transparenz auch in diesen Bereichen gerecht zu werden. Nun können neben Lebensmitteln auch Shampoos, Duschgels, Cremes und Zahnpasten gescannt werden.

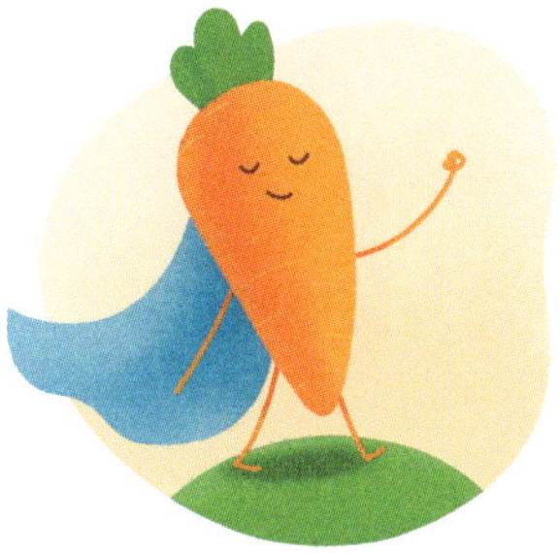

Ein zu 100 % unabhängiges Projekt

Mit dem Wachstum kam auch die Frage nach der Finanzierung auf. Wie sollte sich das Projekt auf lange Sicht tragen? Eines ist sicher: Yuka muss vollständig unabhängig bleiben, darf also keinerlei Finanzierung von Marken oder aus der Industrie annehmen, keinerlei Werbung in der App machen und auch keine Daten der User:innen preisgeben.

Die Finanzierung von Yuka gründet sich heute auf zwei Einkommenssäulen:

– eine Premiumversion der App, bei der zusätzliche Funktionen freigeschaltet sind (Suchleiste, Offline-Modus, personalisierte Warnungen)

– dieses Buch, das in mehrere Sprachen übersetzt und bereits mehr als 100 000 × verkauft wurde

Diese Einkünfte erlauben uns die finanzielle Unabhängigkeit und die Bezahlung von einem Team aus zehn Mitarbeiter:innen.

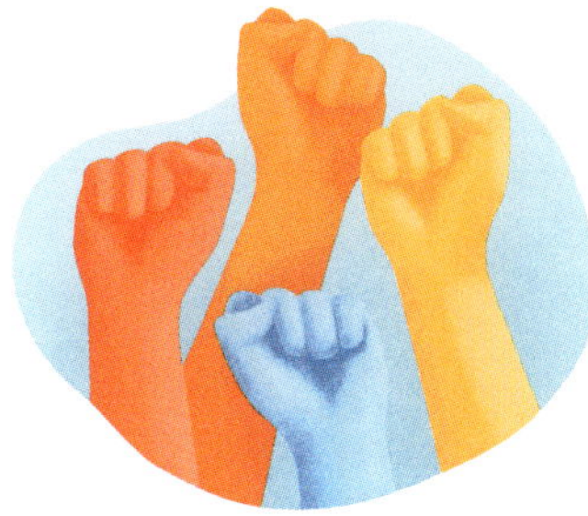

Über Yukas Einfluss

Wir sind stolz darauf, dass die App nicht nur für die Verbraucher:innen, sondern auch für die Industrie von großer Bedeutung ist!

Im September 2019 führte Yuka in Frankreich eine Analyse durch, bei der 230 000 User:innen teilnahmen: Wir wollten herausfinden, wie die App ihre Konsumgewohnheiten veränderte. In dieser Studie kam heraus, dass ganze 92 % das Produkt bei einem roten App-Signal wieder ins Regal zurückstellten. Wir hatten ja keine Ahnung gehabt!

Weiterhin zeigte die Studie, dass Yuka auf breiterer Ebene dazu beiträgt, die Ernährung wieder in den Mittelpunkt zu rücken: 84 % gaben an, häufiger unverarbeitete Lebensmittel zu kaufen, und 83 % erklärten, weniger, aber dafür bessere Produkte zu kaufen.

Im Rahmen dieser Untersuchung wurden auch 21 Unternehmen befragt. Sie berichteten, wie Yuka dazu beitrug, dass sie ihre Produkte schneller verbessern konnten. Sie nannten zahlreiche Artikel, deren Zusammensetzung dank Yuka verändert wurde (umstrittene Zusatzstoffe wurden entfernt, Salz- oder Zuckergehalte wurde reduziert oder mehr Gemüse wurde hinzugefügt …).

Wir verbuchen das als Sieg: Wir haben die Macht der Vielen sichtbar gemacht und den Einfluss gebündelt, den Tausende von Verbraucher:innen haben können, wenn sie sich nur zusammentun!

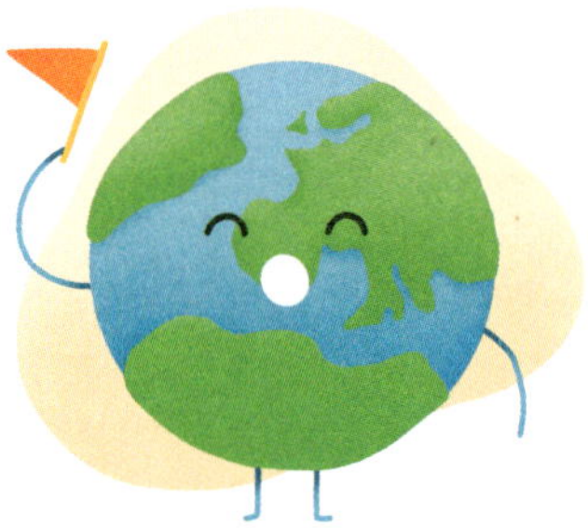

Yuka weltweit

Zwei Jahre nach dem Start haben wir mit der internationalen Entwicklung begonnen, um Yukas Reichweite zu vergrößern. Im März 2019 wurde die App in Belgien eingeführt. Dann erweiterten wir den europäischen Markt, indem wir Yuka in Spanien und dem Vereinigten Königreich launchten. Auch in den neuen Ländern, in denen wir tätig sind, hat sich einiges getan.

Heute ist die App in zwölf Nationen verfügbar, vor allem in Europa, aber auch in den USA! Die App nutzen insgesamt mehr als 30 Millionen Menschen.

In Zukunft sind regelmäßig neue Ländereinführungen geplant. Yukas Ziel ist es, den Verbraucher:innen in der ganzen Welt wieder mehr Macht zu verleihen, damit sie gut informierte Entscheidungen treffen können. So bringen wir die Herstellerunternehmen dazu, gesündere Produkte anzubieten.

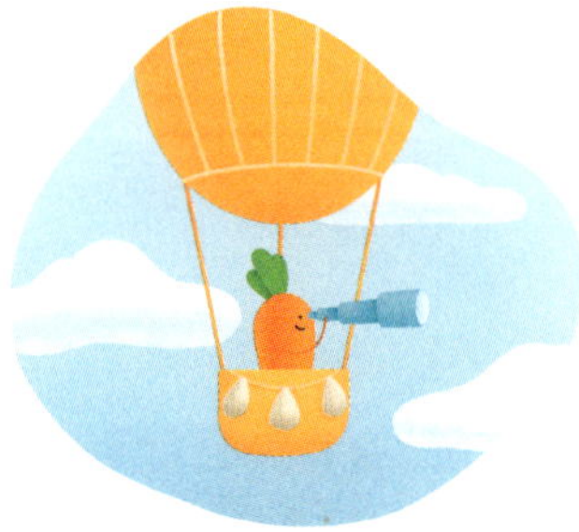

Und in zehn Jahren?

Unser sehnlichster Wunsch? Dass uns eines Tages niemand mehr braucht. Es gibt noch viel zu tun, doch die Verbraucher:innen haben ein starkes Druckmittel gegenüber der Industrie und können dazu beitragen, dass sich Dinge ganz schnell ändern.

Das ganze Team hofft also, dass unsere App in einigen Jahren überflüssig sein wird, da alle Produkte, die im Supermarkt verkauft werden, mit einer gesunden Ernährung vereinbar sind: keine umstrittenen Zusatzstoffe, keine hochprozessierten Lebensmittel, kein übermäßig hoher Salz- oder Zuckergehalt …

Wir hoffen, dass sich die Verbraucher:innen in zehn Jahren mit nostalgischen Gefühlen an die Zeit zurückerinnern werden, als sie die Produkte noch scannen mussten, um zu wissen, was wirklich darin enthalten ist!

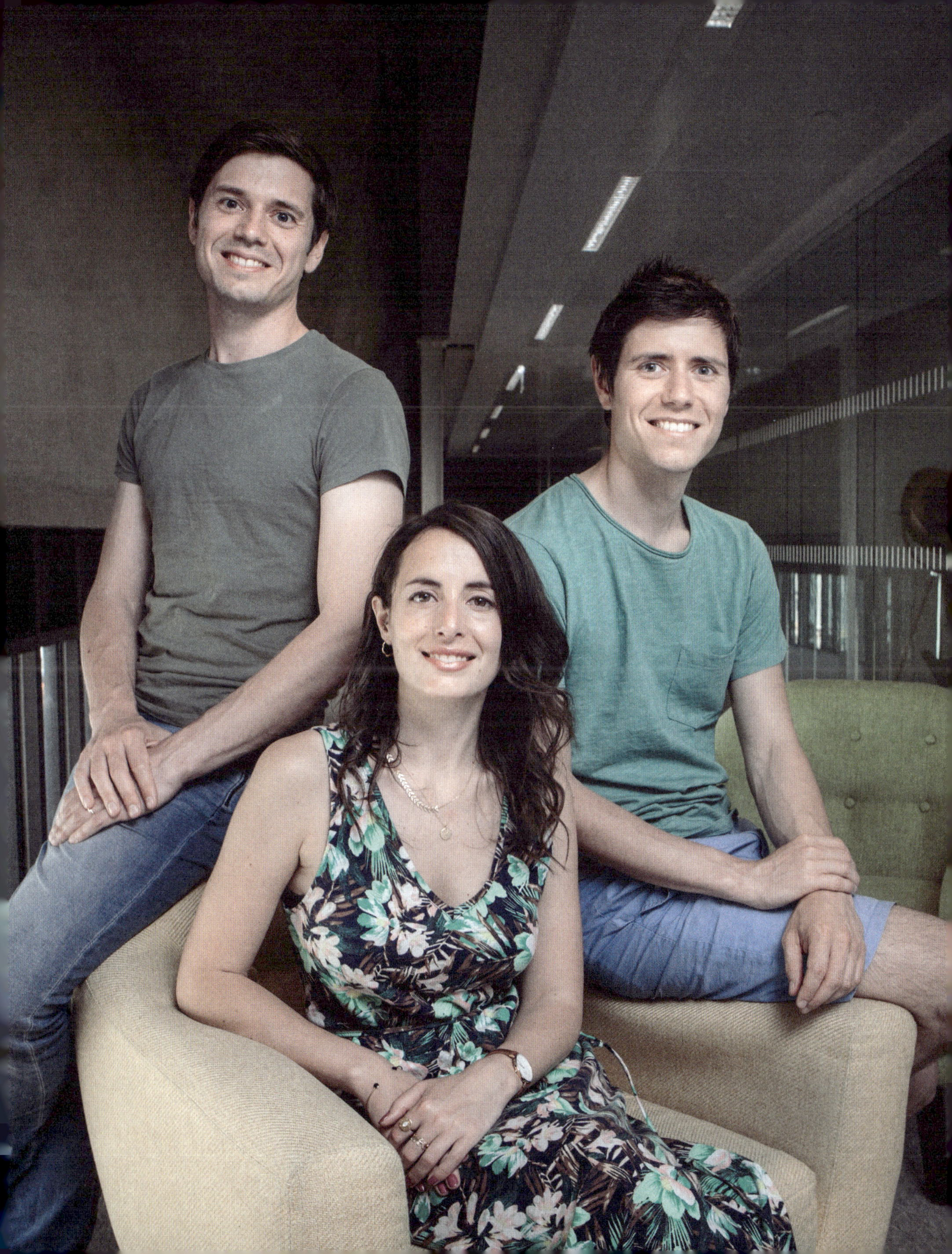

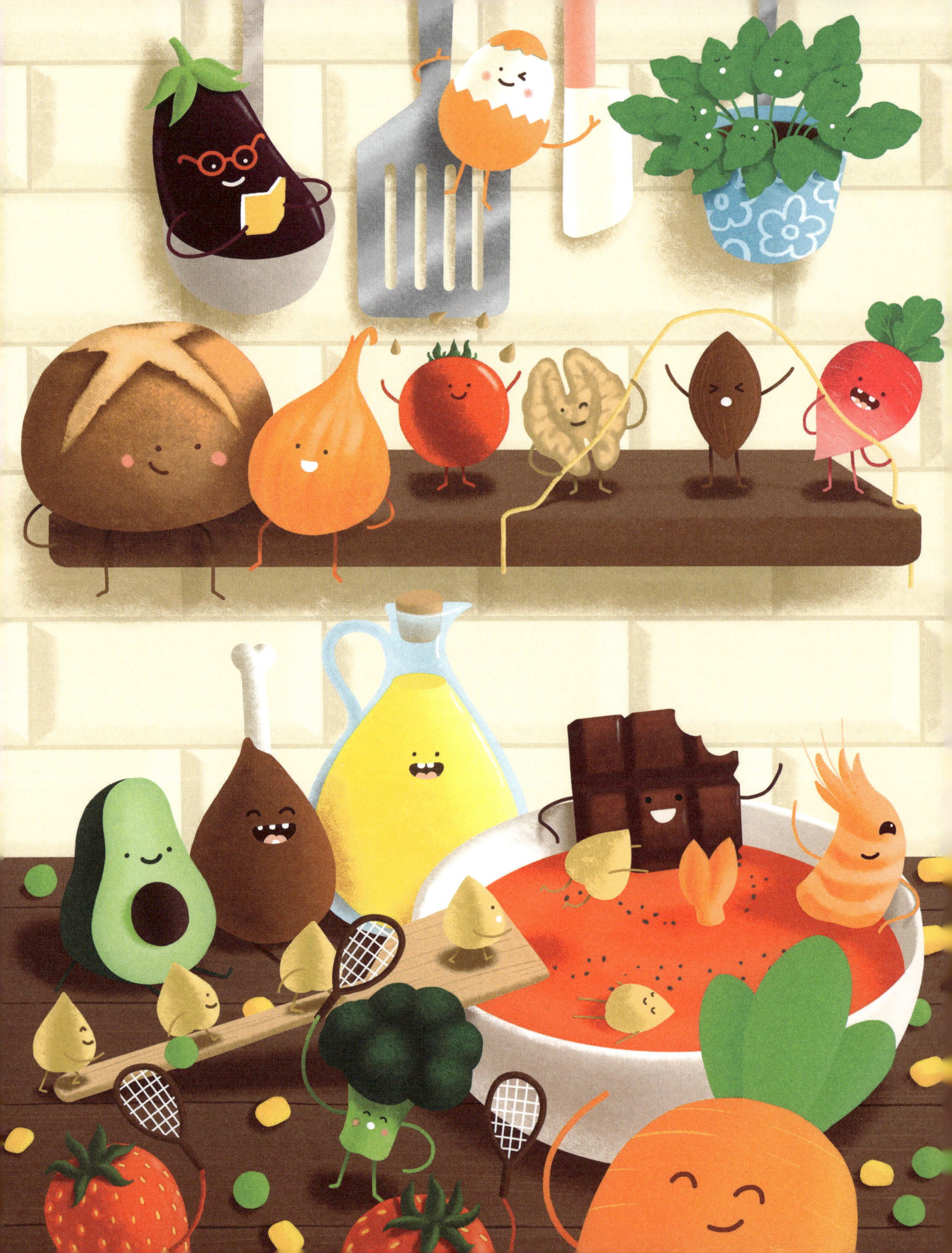

Grundlagen unserer Ernährung

Wer sich dauerhaft besser ernähren will, muss die Grundlagen dafür kennen. Lebensmittel bestehen aus verschiedenen Arten von Nährstoffen, die alle für das reibungslose Funktionieren unseres Körpers unerlässlich sind. Das Wissen um diese Inhaltsstoffe ist essenziell, damit wir unseren Körper mit dem versorgen können, was er benötigt, und zwar zur richtigen Zeit und in der richtigen Menge.

Wenn ihr die folgenden Basiselemente erst einmal verstanden habt, könnt ihr dem Grundgedanken im gesamten Buch viel einfacher folgen und die richtigen Ernährungsentscheidungen für euch treffen. Theorie geht vor Praxis! Keine Angst: Wir erklären alles auf einfache, spielerische und ansprechend gestaltete Art und Weise. Denn: Theorie muss nicht langweilig sein!

Kohlenhydrate

Kohlenhydrate werden auch umgangssprachlich als Zucker bezeichnet. Sie dienen als »Treibstoff«: Ihre Hauptaufgabe besteht darin, die Zellen des Körpers mit Energie zu versorgen, also mit Kalorien.

Einfache und komplexe Kohlenhydrate

Kohlenhydrate unterteilt man meist in zwei Gruppen:

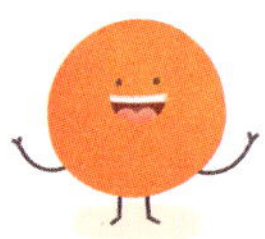

Einfache Kohlenhydrate
Sie bestehen aus Molekülen und schmecken bereits zuckrig-süß. Man findet sie in Haushaltszucker, Honig, Früchten oder auch in Keksen, denen häufig reichlich Zucker zugefügt wird. Laktose (Milchzucker) gehört auch zu der Gruppe der einfachen Kohlenhydrate.

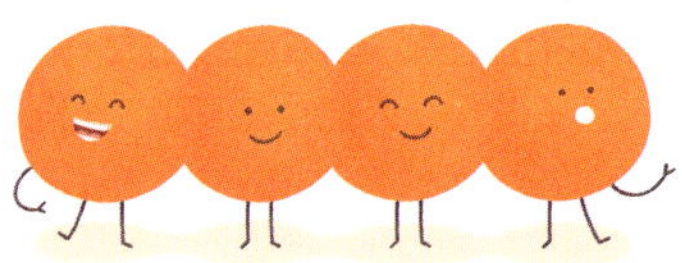

Komplexe Kohlenhydrate
Sie bestehen aus größeren, häufiger zusammenhängenden Molekülen und schmecken nicht süß. Man findet sie meistens in Stärke oder Ballaststoffen in Brot, in Nudeln, in Kartoffeln, Getreideflocken (aus Reis, Weizen, Quinoa, Mais …) und in Hülsenfrüchten (Linsen, Kichererbsen, Dicke Bohnen …).

Wozu dient der glykämische Index?

Man hört häufig, dass einfache Zucker auch schnell wirkten und dass komplexe Kohlenhydrate langsame Zucker seien. Leider ist es nicht ganz so einfach! Alleine der glykämische Index (GI) entscheidet, ob ein Zucker »langsam« oder »schnell« ist.

Mithilfe des GI können wir vergleichen, inwiefern Lebensmittel den Blutzuckerspiegel (also den Glukosegehalt im Blut) ansteigen lassen. Der Index zeigt an, wie schnell sich die Glukose aus einem Nahrungsmittel in unserem Blut wiederfindet. Je höher der GI eines Produkts, desto schneller wird der Blutzuckerspiegel nach Verzehr dieses Lebensmittels steigen.

Bei einer hohen Kohlenhydratzufuhr schüttet unsere Bauchspeicheldrüse Insulin aus. Dieses Hormon reguliert den Blutzuckerspiegel. Je höher der GI eines Lebensmittels ist, desto mehr Insulin wird daher auch ausgeschüttet. Dieses wandelt die Glukose um und speichert sie als Glykogen, wenn sie nicht sofort eingesetzt werden kann. In dieser Form nutzen sie später unsere Muskeln, das Herz oder auch unser Gehirn als Energiequelle.

Jedoch ist unsere körperliche Speicherfähigkeit für Glykogen begrenzt. Gibt es zu viel davon im System, wandelt das Insulin den Überschuss um in … Fett! Das wird in Fettgewebe gelagert, also in Fettschichten, die unterhalb der Haut im Körper verteilt sind.

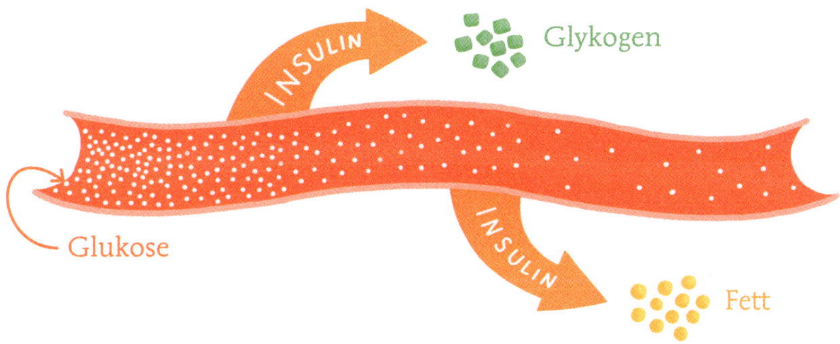

Welche Lebensmittel haben welchen GI?

Mit dieser Übersicht kannst den GI schnell einordnen. Im Allgemeinen haben einfache Kohlenhydrate einen mittleren bis höheren GI und lassen den Blutzucker schnell ansteigen. Bei komplexen Kohlenhydraten variiert das jedoch.

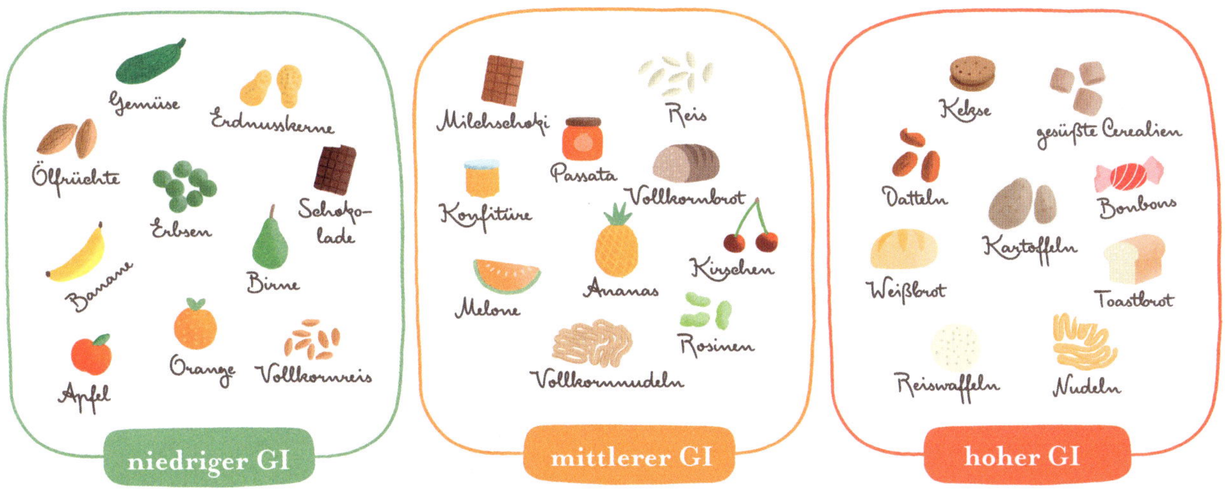
Gemüse
Erdnusskerne
Ölfrüchte
Erbsen
Schokolade
Banane
Birne
Orange
Vollkornreis
Apfel
niedriger GI
Milchschoki
Reis
Passata
Konfitüre
Vollkornbrot
Ananas
Kirschen
Melone
Rosinen
Vollkornnudeln
mittlerer GI
Kekse
gesüßte Cerealien
Datteln
Bonbons
Kartoffeln
Weißbrot
Toastbrot
Reiswaffeln
Nudeln
hoher GI

Diese Faktoren *beeinflussen den GI*

Das Garen
Der GI steigt mit dem Gargrad. Pasta, die al dente gekocht ist, hat also beispielsweise einen niedrigeren GI als ganz weich gekochte Nudeln. Der GI von gedämpften Kartoffeln liegt unter dem von Ofenkartoffeln.

Grad der Verarbeitung
Je stärker ein Lebensmittel verarbeitet ist, desto höher ist sein GI. Haferflocken haben etwa einen GI von 59, während gepufftes Getreide, das gekocht und unter hohem Druck erhitzt wird, einen GI von 82 aufweist.

Ballaststoffe
Ballaststoffe reduzieren den GI eines Lebensmittels. Vollkornreis oder -brot haben aus diesem Grund einen geringeren GI-Wert als weißer Reis oder helles Brot (Seite 94).

Zusammenspiel von Lebensmitteln
In Kombination mit Fett oder auch Eiweiß verringert sich die Geschwindigkeit der Kohlenhydrataufnahme und damit auch der glykämische Index (GI) einer Mahlzeit.

Unsere Ernährung *enthält zu viel Zucker*

Kekse, helles Brot, Nudeln, Reis, Zwieback … Wir nehmen heutzutage viel zu viele Kohlenhydrate zu uns, vor allem solche mit einem hohen glykämischen Index. Dies hat mehrere problematische Folgen.

1) Gewichtszunahme
Wir können nur eine begrenzte Menge an Glukoseüberschuss in Form von Glykogen einlagern (Seite 20). Ist der Sättigungswert erreicht, wandelt Insulin den Rest der Glykose in Fett um, das gespeichert wird.

Eine GI-reiche Ernährung fördert also Gewichtszunahme und damit Fettleibigkeit.

2) Stress und Erschöpfung
Der Verzehr von Lebensmitteln mit hohem GI führt zu Blutzuckerspitzen: Der Blutzucker steigt dabei schnell und stark an. Dein Körper schüttet dann eine große Menge Insulin aus, um den Blutzuckerspiegel wieder zu senken.

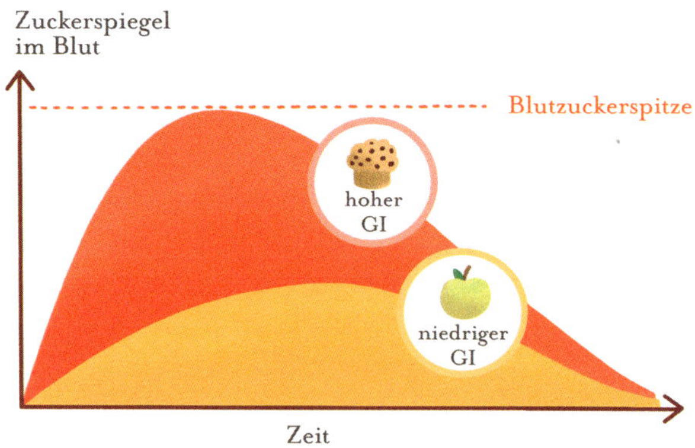

In der Folge fällt dieser rapide ab. Dieser rasante Abfall ruft ein Gefühl von Müdigkeit hervor, was den »Durchhänger« nach einer Mahlzeit erklärt, die sehr viele Einfachzucker enthalten hat. Wiederholte Blutzuckerspitzen können wiederum zu chronischer Müdigkeit und verminderter Aufmerksamkeit im Alltag führen.

Außerdem fördert eine regelmäßige Schwankung des Blutzuckerspiegels im Tagesverlauf auch Stress, der in den letzten Jahren bei immer mehr Menschen zu beobachten ist.

3) Erhöhte Insulinresistenz und größeres Diabetesrisiko
Auf lange Sicht trägt eine zu hohe Kohlenhydratzufuhr zur Entwicklung einer Insulinresistenz bei. Wenn unsere Zellen durch das Insulin überfordert sind, entwickeln sie eine Art Widerstand und reagieren nicht mehr so darauf, wie sie sollten.

Gleichzeitig sind die Zellen unserer Bauchspeicheldrüse durch die massive und stetige Insulinproduktion ermüdet. Sie produzieren deshalb immer weniger davon.

Diese Störungen im Zusammenhang mit dem Hormon Insulin sind die Hauptursache für Typ-2-Diabetes. Etwa 7 Millionen Menschen in Deutschland sind an Diabetes insgesamt erkrankt. Darunter sind etwa 1,3 Millionen unerkannte Betroffene. In Österreich sind es 600 000 (davon geschätzt etwa 20 % nicht diagnostizierte Diabeteserkrankungen). Diese Störungen tragen auch zu einem erhöhten Risiko für Herz-Kreislauf-Erkrankungen und für chronische Entzündungen bei.

Im Alltag

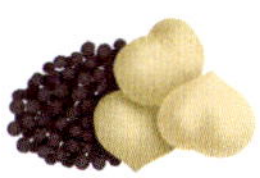

Lebensmittel mit niedrigem glykämischem Index (GI) bevorzugen: rohe oder wenig verarbeitete Produkte wie Vollkorn oder Hülsenfrüchte

Frische Früchte sind besser als Saft, der frei von Ballaststoffen ist und daher einen höheren GI aufweist.

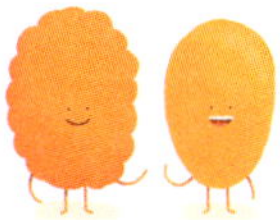

Ballaststoffreiche Lebensmittel vorziehen, da diese eine langsamere Glukoseaufnahme ermöglichen (Seite 32)

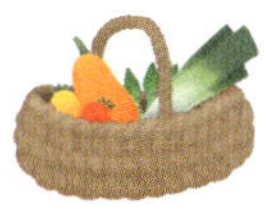

Beilagen sollten lieber aus Gemüse als aus Getreideprodukten bestehen; der Gemüseanteil sollte mindestens die Hälfte des Tellers ausmachen.

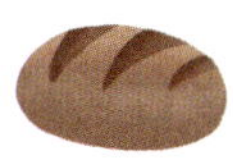

Lieber Vollkornbrot mit Sauerteig statt helle Brote verzehren aufgrund seines höheren Ballaststoffgehalts (Seite 94)

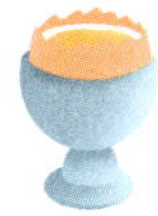

Das Frühstück und das Mittagessen sollten proteinreich sein. Dann verringert sich die Geschwindigkeit der Glukoseaufnahme ebenfalls.

Proteine

Die wichtigste Funktion von Proteinen (also den Eiweißbausteinen) besteht darin, unser Muskelgewebe, unsere Haut und unsere Knochen zu erneuern. Sie sind essenziell für ein gutes Immunsystem, das uns vor Krankheiten schützt.

Worin sind viele *Proteine enthalten?*

Beim Stichwort Protein fällt uns gleich Fleisch ein. Wichtig, doch es gibt auch andere Quellen, darunter auch pflanzliches Eiweiß.

Proteine in Lebensmitteln:

- tierische Produkte: Fleisch, Fisch, Krustentiere, Eier, Milch(-produkte)

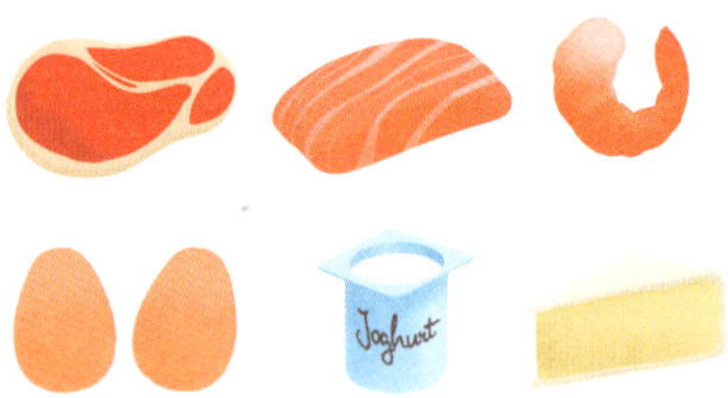

- pflanzliche Produkte: Hülsenfrüchte (Linsen, Kichererbsen …), Pseudogetreide (Quinoa, Buchweizen …), Tofu, Ölfrüchte (Walnuss- und Mandelkerne)

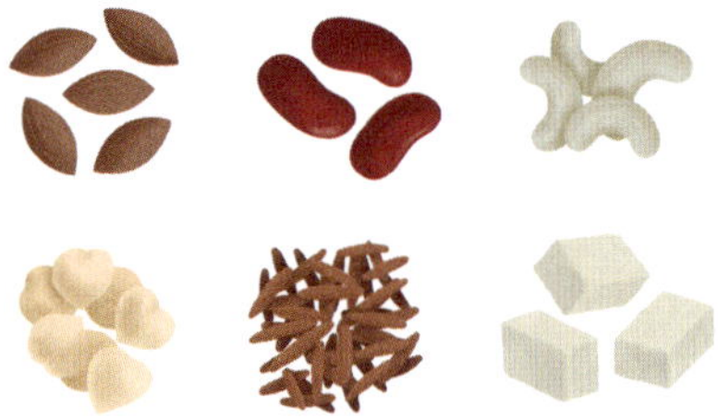

Aminosäuren und *Eiweißbausteine*

Eiweiße bestehen aus Aminosäureketten, die man quasi als Miniproteine bezeichnen kann. Es gibt 22 Aminosäuren:

- Acht von ihnen sind essenziell für den Organismus von Erwachsenen (neun für Kinder), unser Körper kann sie jedoch nicht selbst herstellen. Wir müssen sie also über unsere Nahrung aufnehmen, in Form von Proteinen.

- Die restlichen Aminosäuren werden von unserem Organismus aus abgebauten, recycelten Proteinen oder essenziellen Aminosäuren hergestellt.

Aminosäuren-Superstar ist ganz klar das Ei: Es beinhaltet alle acht essenziellen Aminosäuren in einem idealen Verhältnis. Außer Eiern enthält keine tierische oder pflanzliche Eiweißquelle alle Aminosäuren in einem derart optimalen Verhältnis.

Die Kombination unterschiedlicher Proteinarten ist also ganz wichtig.

Ist eine vegetarische Ernährung überhaupt gesund?

Ebenso wie tierische Proteine (mit Ausnahme von Eiern) enthalten auch einige pflanzliche Proteine eine (begrenzte) Menge an essenziellen Aminosäuren; oder nur einige davon. Dies ist im Rahmen einer vegetarischen Ernährung jedoch kein Problem, kombiniert man verschiedene pflanzliche Proteinquellen miteinander, für eine optimale Versorgung mit essenziellen Aminosäuren. Das kann im Laufe des Tages erfolgen und muss nicht in nur einer Mahlzeit passieren. Eine Kombi aus Getreide und Hülsenfrüchten kann in der Regel eine vollständige Versorgung darstellen (z. B. Couscous und Kichererbsen, Reis und Linsen, Mais und Kidneybohnen ...).

Häufig wird behauptet, eine vegetarische Ernährung würde Eisenmangel hervorrufen, weil dieses hauptsächlich in Fleisch enthalten sei. Das Spurenelement kommt aber auch in vielen Pflanzen vor (Linsen, Kichererbsen, Mandelkernen ...). Die pflanzliche Form des Eisens ist jedoch weniger gut verwertbar, sodass seine Aufnahme gefördert werden sollte.

Wir verzehren zu viel tierisches Eiweiß

Wir nehmen heute reichlich Proteine zu uns: Quantitativ mangelt es uns an nichts. Wir konsumieren jedoch zu viel tierisches Eiweiß auf Kosten von pflanzlichem Proteinen.

Daher fehlt es uns häufig an einer oder mehreren essenziellen Aminosäuren. Schon ein Mangel an einer einzigen kann zu Müdigkeit, Konzentrationsschwäche und Schlafstörungen führen.

Rotes Fleisch ist sehr reich an gesättigten Fettsäuren und Omega-6-Fettsäuren, die wir zwar brauchen, aber heutzutage im Übermaß zu uns nehmen. Das trägt zum Risiko bei, an Herz-Kreislauf-Krankheiten und Krebs zu erkranken (Seite 114).

Die WHO (Weltgesundheitsorganisation) hat rotes Fleisch 2015 als »wahrscheinlich krebserregend für den Menschen« eingestuft. Der Verzehr sollte demnach auf maximal einmal pro Woche beschränkt werden.

Verarbeitetes Fleisch (Schinken, Wurstwaren, Pasteten ...) wurde als »krebserregend für den Menschen« eingestuft, vor allem wegen der enthaltenen Nitrite (Konservierungsmittel). Man sollte den Verzehr also möglichst vermeiden.

Idealerweise sollte man mindestens die Hälfte der täglich zugeführten Proteine aus pflanzlichen Quellen zu sich nehmen.

Fette

Es herrscht manchmal Verwirrung bezüglich der Fette aus unserer Nahrung und Körperfett, was zu dem (falschen) Schluss führen kann, dass Lipide eine Gewichtszunahme verursachten. Dabei sind sie unabdinglich für den reibungslosen Ablauf von Körperfunktionen. Dagegen spielen sie bei der Gewichtszunahme nur eine geringe Rolle, wenn sie von guter Qualität sind. Aber Fett ist nicht gleich Fett!

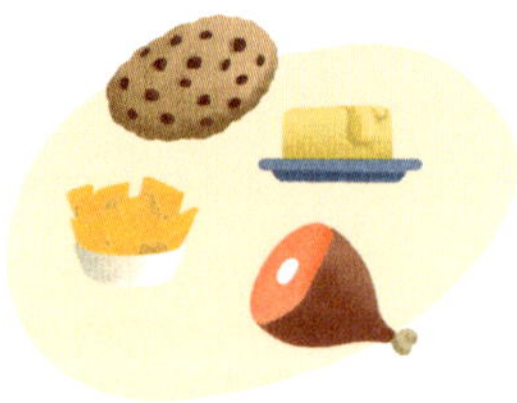

Gesättigte Fettsäuren: meiden

Worum geht's?
Das sind Fette, die bei Raumtemperatur fest und außerdem hitzebeständig sind.

Worin enthalten?
Gesättigte Fettsäuren kommen in folgenden Formen von Fett vor:
- in tierischem Fett (Butter, Sahne, Käse, fettes Fleisch ...)
- in pflanzlichem Fett (Palm-, Kokosöl); sie werden häufig für die Herstellung von Keksen oder Chips verwendet.

Gut oder nicht?
Gesättigte Fettsäuren galten lange als Verantwortliche für das »böse/schädliche« Cholesterin und waren damit ein erhöhtes Risiko für Herz-Kreislauf-Erkrankungen. Dabei sind sie für unseren Körper unentbehrlich: Gesättigte Fettsäuren liefern Energie, Vitamine und spielen eine Rolle bei der Bildung unserer Zellmembranen. Gesättigte Fettsäuren allein sind nicht problematisch.

Jedoch erhöht ein Überschuss an gesättigten Fetten tatsächlich das Risiko für Herz-Kreislauf-Erkrankungen, wenn er einhergeht mit:

- kohlenhydratreicher Ernährung; ein hoher Verzehr von gesättigten Fetten und Kohlenhydraten (Seite 22), wie er in der traditionellen westlichen Ernährung üblich ist, fördert Herz-Kreislauf-Erkrankungen.
- der unausgewogenen Aufnahme von Fetten; wir nehmen heutzutage zu viele gesättigte Fettsäuren und Omega-6-Fettsäuren im Vergleich zu Omega-3-Fettsäuren zu uns. Dieses Ungleichgewicht trägt zum erhöhten Risiko für Herz-Kreislauf-Erkrankungen bei.

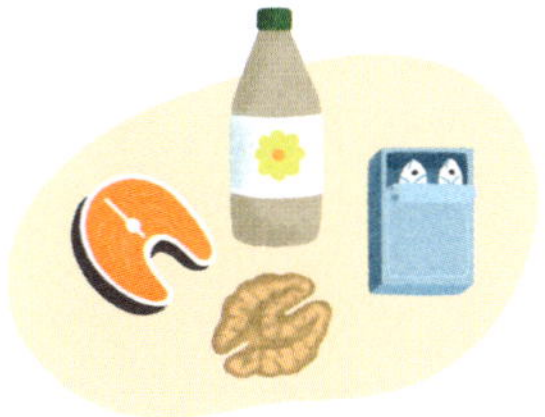

Omega-3: gern und mehr

Worum geht's?
Das sind sogenannte essenzielle Fettsäuren, die zwingend über unsere Nahrung aufgenommen werden müssen, da der Körper sie nicht selbst herstellen kann.

Worin enthalten?
In fettreichen Fischarten (Thunfisch, Lachs, Makrelen, Sardinen …), einigen Ölen (Raps-, Leinsamen-, Hanföl), Körnern (Chia-, Leinsamen, Hafer) und einigen Gemüsesorten (Kresse, Feldsalat, Kohl)

Gut oder nicht?
Omega-3-Fettsäuren haben zahlreiche Vorteile, sie spielen eine entscheidende Rolle für unsere Gesundheit: Beitrag zur Entwicklung von Gehirn, Muskeln und Knochen, sie sind ein wichtiger Verbündeter bei der Verringerung des Risikos für Herz-Kreislauf-Erkrankungen und schützen unser Immunsystem. Leider nehmen wir durchschnittlich nur etwa 30 % der empfohlenen Tagesmenge an Omega-3-Fettsäuren zu uns.

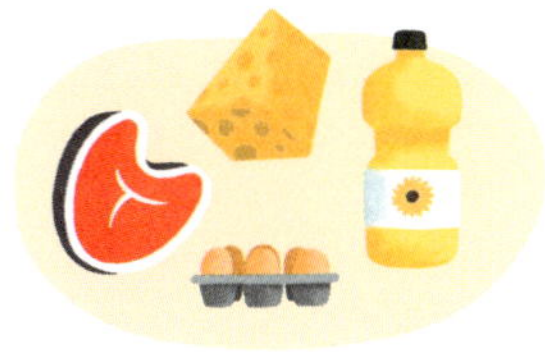

Omega-6: begrenzen

Worum geht's?
Wie Omega-3-Fettsäuren sind sie essenzielle Fettsäuren, die unser Organismus nicht selbst aus anderen Fetten herstellen kann, die wir zu uns nehmen.

Worin enthalten?
In Fleisch, Eiern, Butter, Käse, Nüssen und manchen Ölen (aus Sonnenblumen-, Traubenkernen, Hanf, Soja, Mais, Baumwolle) und in vielen industriell verarbeiteten Produkten (etwa Kekse, Chips …)

Gut oder nicht?
Omega-6-Fettsäuren sind unentbehrlich für eine Vielzahl wichtiger Körperfunktionen, darunter auch für die Fortpflanzung, Immunabwehr und Gehirnentwicklung. Jedoch nehmen wir im Schnitt zu viel von ihnen zu uns, was unser Risiko für eine Erkrankung an Herz-Kreislauf-Leiden erhöht. Unsere tägliche und durchschnittliche Aufnahme von Omega-6-Fettsäuren im Vergleich zu Omega-3-Fettsäuren ist sehr unausgewogen.

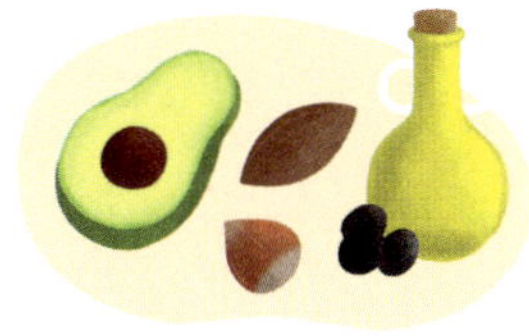

Omega-9: gern und mehr

Worum geht's?
Das sind Fette, die wir aus gesättigten Fettsäuren, die wir zu uns nehmen, selbst herstellen können. Omega-9-Fettsäuren kommen auch in einigen Lebensmitteln vor.

Worin enthalten?
In Ölen (aus Oliven, Haselnuss-, Mandelkernen, Avocados) und tierischen Fetten (Fleisch, Käse, Butter). Letztere sind eher zu meiden, denn sie enthalten auch viele gesättigte und Omega-6-Fettsäuren.

Gut oder nicht?
Omega-9-Fettsäuren spielen eine wichtige Rolle bei der Vorbeugung von Diabeteserkrankungen sowie von Herz-Kreislauf-Leiden. Glücklicherweise haben wir selten einen wirklichen Mangel an Omega-9-Fettsäuren, da sie in zahlreichen Lebensmitteln enthalten sind. Außerdem kann der menschliche Organismus sie mithilfe von anderen Lipiden (Fetten) herstellen, sodass wir nicht auf die tägliche Aufnahme in der Ernährung angewiesen sind.

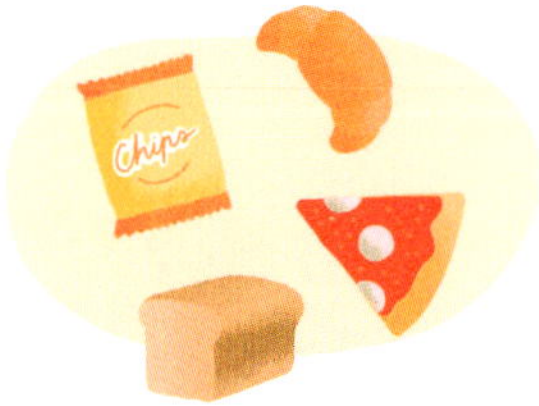

Transfette: besser vermeiden

Worum geht's?

Der Großteil an Transfettsäuren in unserer Nahrung entsteht durch einen industriellen Prozess, der »Hydrierung« genannt wird. Dabei werden ungesättigte Fettsäuren hergestellt; eigentlich eine chemische Reaktion. Der ursprünglichen Verbindung werden Wasserstoffteilchen hinzugefügt, wodurch die gesamte Struktur der Fettsäuren verändert wird, sodass eine festere Konsistenz und eine längere Haltbarkeit entsteht.

Worin enthalten?

Transfette kommen in Produkten vor, die einem Hydrierungsverfahren unterzogen wurden, um pflanzliche Fette zu verfestigen: Fertiggerichte, Backwaren, Kuchenteige, manche Margarinen, Quiches, Pizzas, Chips, Aufstriche, Müsliriegel … Auch wenn der Gehalt an Transfetten durch industrielle Verfahren gesenkt werden konnte, bleibt es schwierig, den genauen Anteil von Transfetten in einem Lebensmittel zu erfahren, da er nach EU-Recht nicht angegeben werden muss. Jedoch gibt es eine Obergrenze von 2 % an Transfetten in Bezug auf den Gesamtfettgehalt, die nicht überschritten werden darf.

Gut oder nicht?

Transfette sollten möglichst vermieden werden. Ihre Auswirkungen auf die Gesundheit sind beunruhigend, auch bei einem Konsum von geringen Mengen: Sie erhöhen das Risiko für Herz-Kreislauf-Erkrankungen stark.

Ein Ungleichgewicht: Omega-3 und Omega-6

Ein gesundes Verhältnis zwischen Omega-6 und Omega-3 läge bei 5:1. Doch wir nehmen bis zu 15 × so viel Omega-6- wie Omega-3-Fettsäuren zu uns. Dieser Überschuss schadet der Verstoffwechslung von Omega-3-Fetten: Sie konkurrieren untereinander und die Omega-3-Fettsäuren können ihre Rolle nicht mehr richtig spielen. Dieses Ungleichgewicht trägt zur Entwicklung von Herz-Kreislauf-Erkrankungen bei.

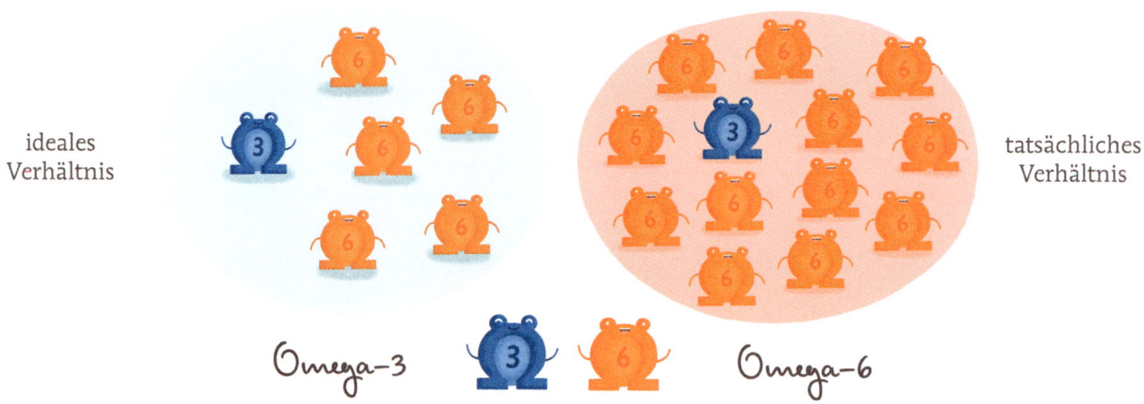

Synthese von Fettsäuren

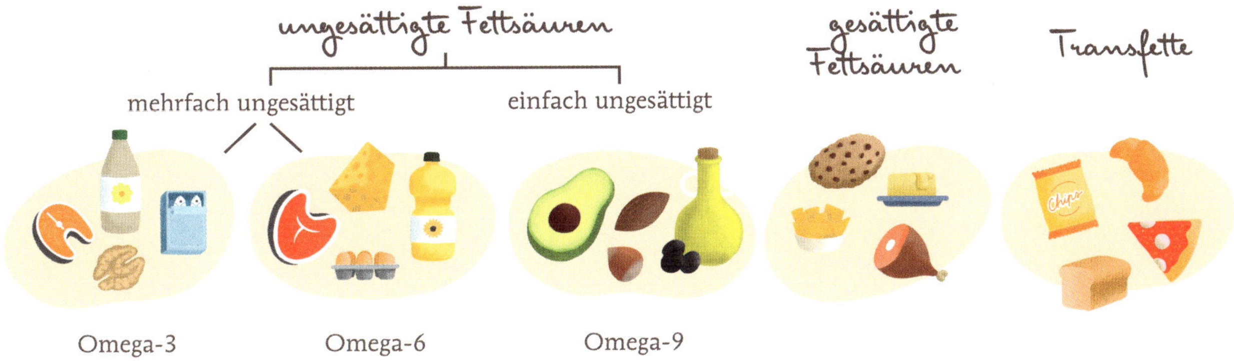

Im Alltag

Wir essen heutzutage zwar nicht zu viel Fett, aber zu schlechtes! Hier kommen ein paar Tipps zu Produkten, mit denen du deine Fettzufuhr wieder in ein gesundes Gleichgewicht bringst.

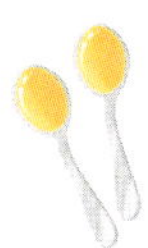

Täglich 2 EL kalt gepresstes Raps- oder Walnussöl verzehren, einfach als Salatdressing oder zum Würzen verwenden

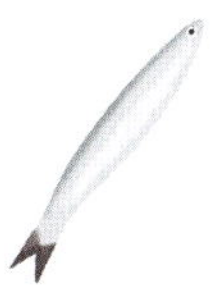

Fettreichen Fisch 1–2 × wöchentlich, kleinere Arten (Sardinen, Makrelen, Sardellen) essen, da weniger Schwermetalle enthalten

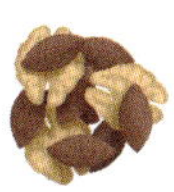

Täglich 1 Handvoll Walnuss- und Mandelkerne, zum Frühstück oder als Snack

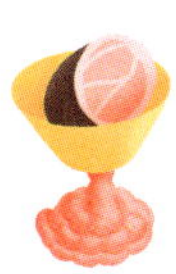

Verarbeitete Lebensmittel meiden, insbesondere solche mit den Angaben »gehärtete« oder »hydrierte« Fette

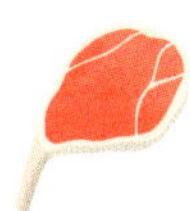

Fettreiches Fleisch höchstens 1 × wöchentlich, sodass auch insgesamt weniger Fleisch aus Massentierzucht verbraucht wird

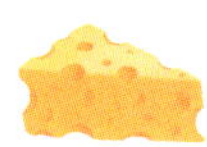

Weniger fettreiche Milchprodukte (Käse, Butter, Sahne …) und lieber morgens oder abends essen

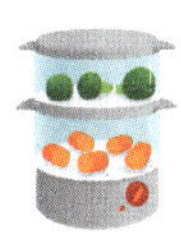

Produkte eher dämpfen, damit die Omega-Fettsäuren (3+6) vor Oxidation geschützt bleiben

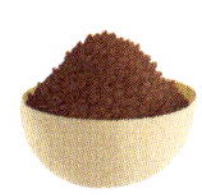

Solche Produkte vorziehen, die ein besseres Verhältnis von Omega-3- zu Omega-6-Fettsäuren bieten

BALLASTSTOFFE

Ballaststoffe spielen für unsere Gesundheit eine wichtige Rolle. In Deutschland nehmen Männer 19 g davon täglich zu sich, Frauen nur 18 g, obwohl die Deutsche Gesellschaft für Ernährung (DGE) eine Tagesration von 30 g und die Europäische Lebensmittelbehörde (EFSA) 25 g empfehlen.

Was sind eigentlich *Ballaststoffe?*

Ballaststoffe gehören zur Familie der Kohlenhydrate. Im Gegensatz zu Stärke oder Einfachzucker werden sie vom Körper weder aufgenommen noch verdaut. Sie haben daher keinen Nährwert. Dennoch spielen sie eine wichtige Rolle bei der Verdauung und für unsere Gesundheit. Die zwei Hauptarten:

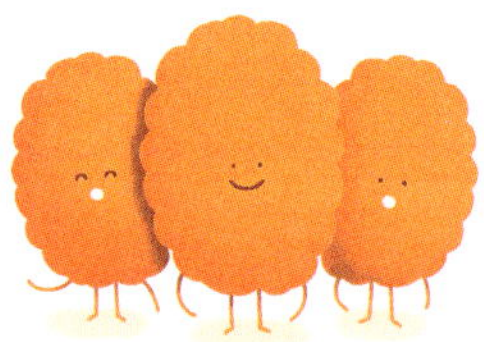

Lösliche Ballaststoffe
Bei Kontakt mit Wasser im Körper ergeben sie eine Art Gel.

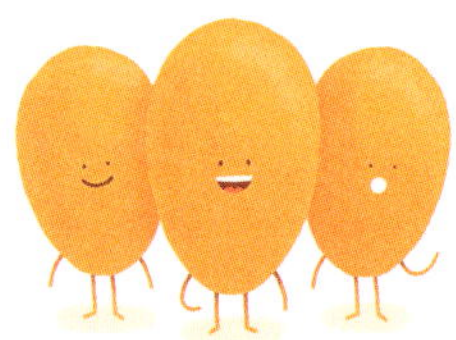

Unlösliche Ballaststoffe
Sie lösen sich nicht auf, saugen Wasser aber auf, ähnlich wie ein Schwamm. Sie haben eine hohe Quellfähigkeit.

Die Mehrheit der Lebensmittel, die Ballaststoffe enthalten, hat lösliche und unlösliche Anteile davon. Beide Arten bringen unterschiedliche Vorteile mit sich.

Während etwa das Fruchtfleisch von Obst und Gemüse vor allem reich an löslichen Ballaststoffen ist, enthält die Schale hauptsächlich unlösliche Ballaststoffe.

Ballaststoffe sind *wichtig und gesund*

Ballaststoffe bieten uns viele Vorteile, und ihre ausreichende Menge im Speiseplan ist unerlässlich für unsere Gesundheit. Dennoch verzehren wir heutzutage im Durchschnitt nicht genug von ihnen.

Ballaststoffe sorgen dafür, dass unsere Darmflora genährt wird. Sie sind auch unentbehrlich bei der Regelung des Blutzuckerspiegels und erleichtern unsere Verdauung. Außerdem fördern sie ein Sättigungsgefühl.

Sie spielen ebenso eine wichtige Rolle beim Schutz vor Giftstoffen.

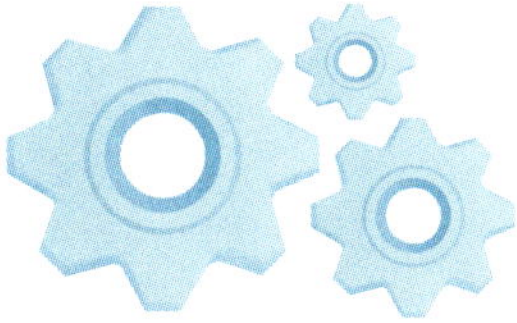

Regelung des Blutzuckers

Ballaststoffe helfen, den Blutzuckerspiegel zu regulieren: Sie bilden im Darm ein zähflüssiges Gel, das die Aufnahme von Glukose verlangsamt. Wer genügend Ballaststoffe zu sich nimmt, hat einen weniger rasanten Anstieg des Blutzuckerspiegels nach einer Mahlzeit zu verzeichnen.

Ballaststoffe helfen also, intensive Schwankungen des Blutzuckerspiegels zu vermeiden, die zu Müdigkeit, zu Gewichtszunahme und zu einer Insulinresistenz führen können (Seite 23). Sie sind ein wichtiger Verbündeter bei der Vorbeugung von Diabetes.

Die bessere Regulierung unseres Blutzuckerspiegels spielt darüber hinaus eine wichtige Rolle bei der Vorbeugung von Herz-Kreislauf-Erkrankungen.

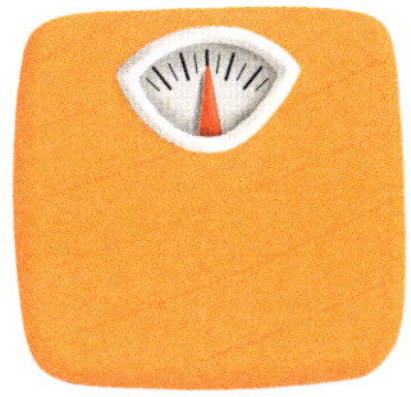

Gewichtskontrolle

Ballaststoffe nehmen auch eine wichtige Rolle bei der Sättigung ein und sind damit für unser individuelles Körpergewicht mitverantwortlich. Nach dem Verzehr saugen sie sich mit Wasser voll; sie wirken dann sättigend und helfen, den Appetit zu regulieren.

Außerdem muss man ballaststoffreiche Lebensmittel länger kauen. Dies ist für das Sättigungsgefühl unerlässlich (Seite 64).

Bestimmte Ballaststoffe werden als »Präbiotika« bezeichnet. Dabei handelt es sich um solche Ballaststoffe, die unsere Darmflora gezielt nähren sollen. Sie kommen zum Beispiel in Schwarzwurzeln, Zwiebeln, Kürbissen oder auch in Spargel vor. Eine gesunde Darmflora ist für ein gesundes Körpergewicht unerlässlich.

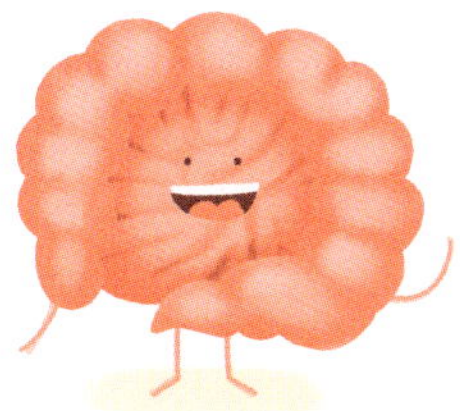

Hilfe bei der Verdauung und der Passage durch den Darm

Außerdem sind Ballaststoffe wichtig, um einen gesunden Stuhlgang zu gewährleisten. Unlösliche Ballaststoffe quellen bei Kontakt mit Wasser auf und vergrößern das Volumen des Nahrungsbreis, sodass er leichter ausgeschieden werden kann.

Der Verzehr von ausreichend Ballaststoffen hilft somit gegen Verstopfung.

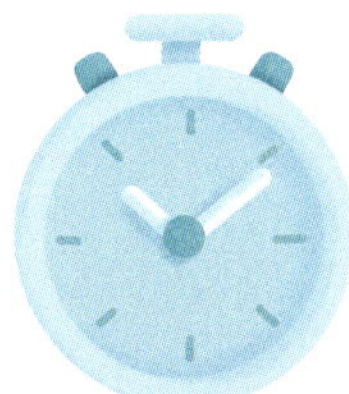

Schutz vor Kontakt mit Giftstoffen

Schließlich helfen uns Ballaststoffe, die Kontaktzeit zwischen der Darmschleimhaut und Toxinen, die wir über die Nahrung oder anderweitig aufnehmen (Pestizide, Lebensmittelzusatzstoffe, Alkohol …), zu begrenzen.

So senken sie das Risiko von Darmkrebs, da der Verdauungstrakt kürzer und dadurch weniger Giftstoffen ausgesetzt ist.

Ballaststoffreiche *Lebensmittel*

Ballaststoffe befinden sich in allen pflanzlichen Lebensmitteln, besonders hier:

- Früchten: Bananen, Äpfeln, Birnen, Erdbeeren, Feigen, Nektarinen …
- Gemüse: Artischocken, Spinat, grünen Bohnen, Brokkoli, Blumenkohl …
- Hülsenfrüchten: Linsen, Dicken Bohnen, Kichererbsen, weißen Bohnen …
- Ölfrüchten: Mandel-, Pistazien-, Cashew-, Walnuss-, Haselnusskernen …
- Getreide: Hafer, Roggen, Quinoa, Vollkornreis, Vollkornbrot …

Ballaststoffgehalt einiger Lebensmittel

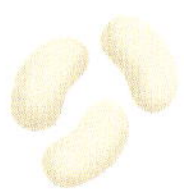

100 g gekochte weiße Bohnen: 13,8 g

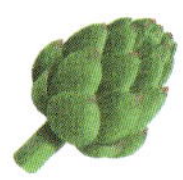

½ gekochte Artischocke (etwa 150 g): 12,45 g

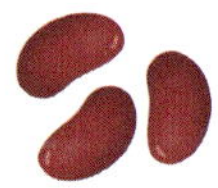

100 g Kidneybohnen: 11,6 g

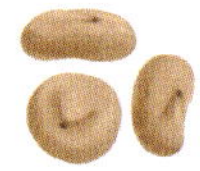

100 g gekochte Linsen: 8,45 g

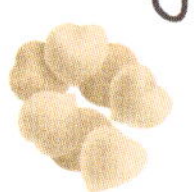

100 g gekochte Kichererbsen: 8,2 g

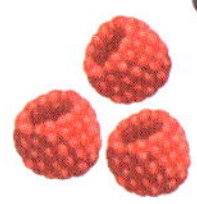

100 g frische Himbeeren: 6 g

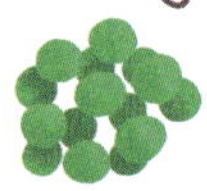

100 g gekochte Erbsen: 6 g

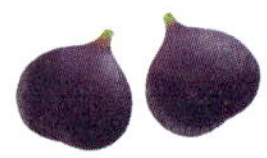

35 g Trockenfeigen (etwa 4 Stück): 4 g

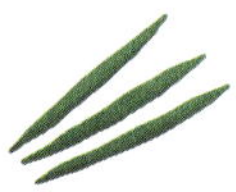

100 g gekochte grüne Bohnen: 4 g

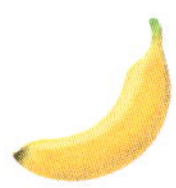

1 Banane (etwa 120 g): 3,7 g

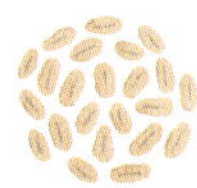

30 g Haferflocken: 3,3 g

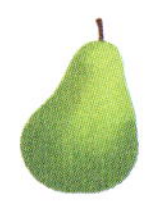

1 mittelgroße Birne (etwa 100 g): 3 g

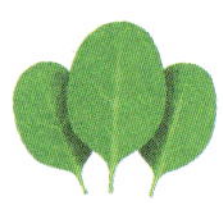

100 g gegarter Spinat: 2,7 g

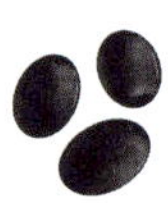

20 g schwarze Oliven: 2,5 g

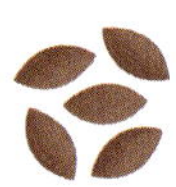

20 g ungeschälte Mandeln: 2,5 g

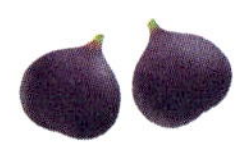

2 frische Feigen (etwa 100 g): 2,3 g

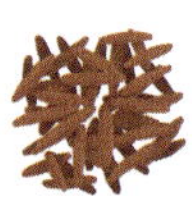

100 g gekochter Vollkornreis: 2,2 g

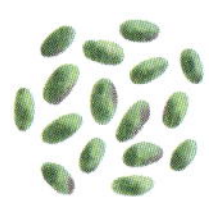

20 g Pistazienkerne: 2,1 g

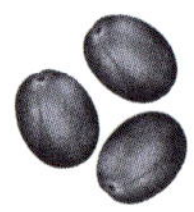

4 Trockenpflaumen (etwa 35 g): 2 g

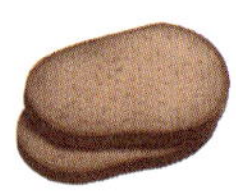

30 g Vollkornbrot (1–2 Scheiben): 1,7 g

Wie ernähren wir uns *ballaststoffreicher?*

Die Ballaststoffzufuhr solltest du unbedingt nur allmählich erhöhen. Eine höhere Aufnahme kann nämlich anfangs den Darm stressen. Es ist notwendig, dem Verdauungssystem Zeit zu geben, sich anzupassen. Außerdem solltest du den ganzen Tag über ausreichend trinken, damit die Ballaststoffe besser durch das Verdauungssystem wandern können.

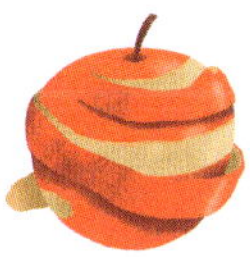

Obst und Gemüse samt Schale verzehren (Bio-Produkte wählen, denn Pestizide konzentrieren sich in der Schale)

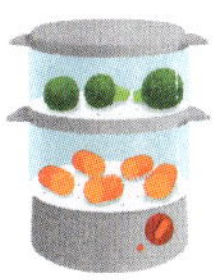

Wer einen sensiblen Darm hat, sollte Gemüse nur gegart verzehren, denn das erleichtert die Verdauung von Ballaststoffen.

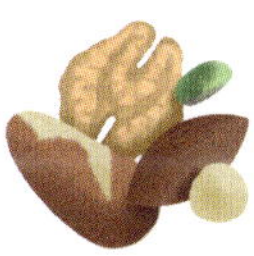

Ölfrüchte als Snack genießen, in den Joghurt oder über den Salat geben (Mandel-, Haselnuss-, Walnusskerne …)

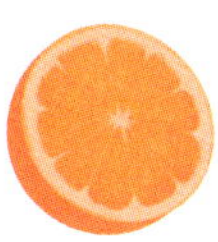

Zum Frühstück lieber ganze Früchte essen als nur einen Fruchtsaft trinken

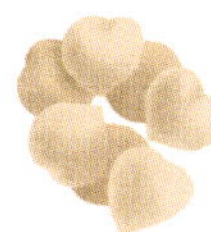

Hülsenfrüchte, die ballaststoff- und proteinreich sind, nicht vergessen; sie können in einigen Mahlzeiten das Fleisch ersetzen.

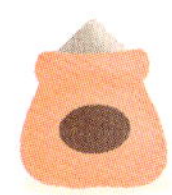

Zumindest einen Teil des üblichen weißen Mehls durch weniger raffiniertes oder Vollkornmehl ersetzen

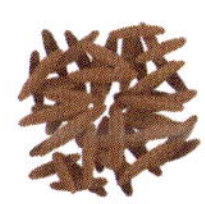

Die Vollkornvariante, also Getreide mit Schale, vorziehen bei Reis, Brot, Nudeln, Buchweizen, Quinoa …

Mindestens drei bis vier Portionen (à 100 g) Gemüse und zwei Früchte täglich verzehren

Vitamine

Vitamine sind Stoffe, die selbst keinen Energiewert haben, die der Körper nicht herstellen kann und die wir über unsere Nahrung zuführen müssen. Sie kommen in vielen Lebensmitteln in geringen Mengen vor, sind aber selbst dann sehr aktiv. Ihre Zufuhr ist unerlässlich, da Vitamine an zahlreichen Funktionen unseres Körpers beteiligt sind.

Unser Vitaminbedarf variiert je nach Alter, Geschlecht, Körperbau, körperlicher Aktivität und/oder dem Gesundheitszustand. Manche Menschen haben einen erhöhten Vitaminbedarf: Sportler:innen, Jugendliche, Ältere, Schwangere oder Menschen mit Erkrankungen. Auch verschiedene Faktoren wie die Umweltverschmutzung erhöhen unseren Bedarf an Vitaminen.

Es gibt insgesamt 13 Vitamine, die alle eine wichtige Rolle in unserem Organismus spielen: A, C, D, E, K, B1, B2, B3, B5, B6, B8, B9, B12.

Vitamin A

Rolle
Wesentlich für die Sehkraft, trägt zu gesunder Haut und gesundem Haar bei, Synthese von Melanin, das die Haut vor der Sonnenstrahlung schützt, grundlegend für das Immunsystem, antioxidative Kraft

Worin enthalten?
Lebertran, Leber (von Kalb, Geflügel), Eigelb, Milchprodukte, Gemüse (Möhren, Kürbisse, Süßkartoffeln, Tomaten, Spinat, Brokkoli, Mais, Salat), Obst (Aprikosen, Honigmelonen, Mangos, Grapefruits, Wassermelonen, Blaubeeren, Brombeeren, Himbeeren); der Verzehr von Leber sollte jedoch eingeschränkt werden, da sie Xenobiotika (nicht natürliche chemische Stoffe) enthält.

Mangel(-erscheinungen)
In Industrieländern selten; erhöhter Bedarf bei Personen, die großem oxidativem Stress ausgesetzt sind (z. B. starke Raucher:innen) oder eine Immunschwäche haben

Überschuss
Es kann ein Überschuss von Betacarotin, der Vorstufe von Vitamin A, eintreten, was das Lungenkrebsrisiko bei Risikopersonen erhöht (Raucher:innen, Personen, die Asbest ausgesetzt sind), etwa bei hoch dosierter Supplementierung in Form von Nahrungsergänzungsmitteln.

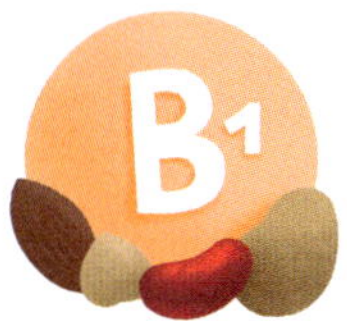

Vitamin B1

Rolle

Zur Energiegewinnung für den Körper (insbesondere fürs Gehirn) aus Kohlenhydraten, die wir zu uns nehmen, gute Funktion aller Muskeln (einschließlich des Herzmuskels), kontrolliert den Abbau von Alkohol

Worin enthalten?

Pflanzliche Lebensmittel (Vollkornprodukte, Hülsenfrüchte, Ölsaaten), Schweinefleisch

Mangel(-erscheinungen)

Nicht häufig, aber dennoch möglich, da unser Körper über keine Speicherkapazität für dieses spezielle Vitamin verfügt. Anzeichen eines Mangels sind Müdigkeit, Appetitlosigkeit und Gewichtsverlust.

Am meisten gefährdet sind Menschen, die an Diabetes/Alkoholsucht leiden oder intensiv Sport treiben.

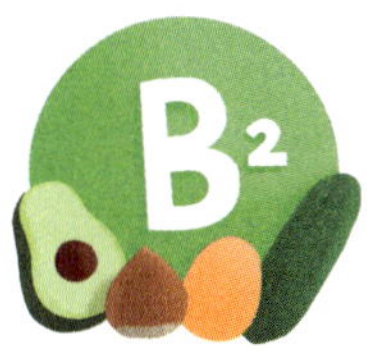

Vitamin B2

Rolle

Ist an der Energieproduktion und der Verwertung der verschiedenen Nährstoffe (Proteine, Kohlenhydrate, Fette) durch den Körper beteiligt, spielt eine wichtige Rolle für das Sehvermögen und für die Produktion von Keratin (Protein für gesunde Haut, Haare und Schleimhäute)

Worin enthalten?

Avocados, Mandel-, Walnusskerne, Vollkorngetreideprodukte, Tintenfische, grünes Gemüse (roher Spinat, Blattsalat, Gurken, Linsen), Eier, Weichkäse

Mangel(-erscheinungen)

Kann (selten) auftreten: bei veganer Ernährung, hohem Alkoholkonsum, intensiver sportlicher Betätigung

Vitamin B3

Rolle

Ist an der Energieproduktion und der Verwertung der verschiedenen Nährstoffe durch den Körper beteiligt, unterstützt den Leberstoffwechsel, um die Ausscheidung toxischer Moleküle zu gewährleisten, beeinflusst die Funktion des Nervensystems

Worin enthalten?

Fleisch, Fisch, Vollkornflocken, Hülsenfrüchte, Cashew- und Mandelkerne, Vollkornreis, Schokolade

Mangel(-erscheinungen)

Höheres Risiko bei Alkoholsüchtigen und bei hoher Aufnahme von Xenobiotika (Medikamente, Pestizide, Lebensmittelzusatzstoffe, Nikotin, Alkohol …)

Mangelerscheinungen können sich in Form von Kribbeln in den Händen und Füßen, Appetitlosigkeit, Müdigkeit, Kopfschmerzen, Schwindel und Lichtempfindlichkeit äußern.

Vitamin B5

Rolle

Verstoffwechselung der Nährstoffe (Kohlenhydrate, Lipide, Proteine), reibungslose Hirntätigkeit, Erneuerung der Zellen von Haut und Schleimhäuten, Wundheilung, Haarwuchs, Verbesserung der Lern- und Gedächtnisprozesse

Worin enthalten?

Fleisch, Fisch, Eier, Milchprodukte, Hülsenfrüchte, Pilze, Mais

Mangel(-erscheinungen)

Selten, da es allgegenwärtig in unserer Nahrung ist; möglich bei Personen, die große Mengen stark verarbeiteter Produkte verzehren, bei Alkoholsucht, Vitamin-B12-Mangel, Einnahme bestimmter Medikamente (insbesondere Kortikoide). Diabetes und manche Krebsarten erhöhen das Risiko eines Mangels. Anzeichen: Krämpfe, Kribbeln in den Füßen und Händen, Müdigkeit

Vitamin B6

Rolle

Proteinsynthese, Herstellung verschiedener Neurotransmitter und reibungslose Gehirnfunktion, Bindung von Magnesium

Worin enthalten?

Fettreicher Fisch, Fleisch (Innereien), Gemüse (Lauch, Brokkoli, Möhren, Spinat), Hülsenfrüchte, Bananen, Kartoffeln, Sesamsamen, Sonnenblumenkerne, Pflaumen

Mangel(-erscheinungen)

Selten; kann sich äußern durch Entzündungen (Mundwinkel/Zunge), Reizbarkeit/Depressionen, geistige Verwirrung, Dermatitis

Diese Faktoren erhöhen den Bedarf an Vitamin B6: Diabetes, Verwendung von oralen Verhütungsmitteln, Alkohol- und Tabakkonsum sowie intensive sportliche Betätigung.

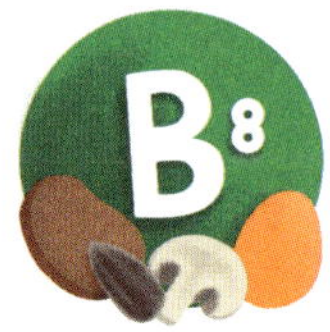

Vitamin B8

Rolle

Verstoffwechselung von Nährstoffen (Kohlenhydrate, Fette, Proteine), gute Funktion des Immunsystems, Erneuerung der Zellen von Haut, Haaren und Nägeln

Worin enthalten?

Innereien (Leber, Nieren), Eier, Hülsenfrüchte, Pilze, Bohnen, Vollkornbrot

Mangel(-erscheinungen)

Nicht sehr häufig, kann aber bei Menschen mit einer schlechten Aufnahme von Nährstoffen im Darm oder mit Anorexie auftreten

Verschiedene Symptome: Müdigkeit, Übelkeit, Koordinations- und Schlafstörungen, Hautläsionen, Kribbeln in den Extremitäten, Appetitlosigkeit, Depressionen mit Halluzinationen, Muskelschmerzen

Erhöhter Bedarf an Vitamin B8 besteht bei Schwangerschaft, Diabetes, Alkoholsucht, intensiver sportliche Betätigung und während der Stillzeit.

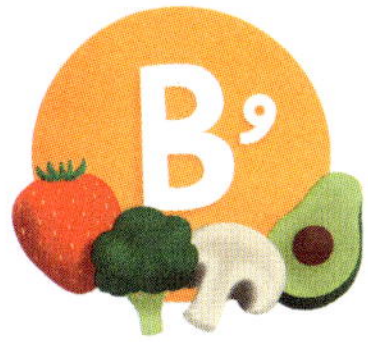

Vitamin B9

Rolle

Zellerneuerung, gute Ausprägung der genetischen Information (Exprimierung), Vorbeugung von Herz-Kreislauf-Erkrankungen, besonders wichtig in der Frühschwangerschaft für die Entwicklung des Fötus (vor allem bei Raucher:innen, Alkoholsüchtigen oder bei einer obst- und gemüsearmen Ernährung)

Worin enthalten?

Leber, Gemüse (Spinat, Salat, Brokkoli, Spargel, Möhren), Pilze, Avocados, Soja, Blauschimmelkäse, Walnusskerne, Eigelb, Kichererbsen, getrocknete Bohnen, grüne Linsen, rote Früchte

Da Vitamin B6 besonders hitzeempfindlich ist, sollte man Gemüse so roh wie möglich verzehren, also höchstens leicht gedämpft.

Mangel(-erscheinungen)

Ein Mangel kann in Zeiten intensiver Stoffwechselaktivität auftreten (in der Kindheit, Jugend, Schwangerschaft, Stillzeit). Während der Schwangerschaft kann er auch erhebliche Auswirkungen auf den Fötus haben, daher ist eine optimale Versorgung äußerst wichtig, etwa durch Nahrungsergänzungsmittel.

Gegebenenfalls erhöhter Bedarf an Vitamin B9: Rauchen, Einnahme der Antibabypille, Alkoholsucht (aktuell oder in der Vergangenheit), Schlankheitskuren, fortgeschrittenes Alter, schlechte Nährstoffaufnahme im Darm (Malabsorption)

Anzeichen können sein: Anämie, Schädigung der Darmschleimhaut und des Zahnfleischs, degenerative Störungen, Beeinträchtigung der Synthese der für Proteine verantwortlichen Gene, erhöhtes Risiko für Herz-Kreislauf-Probleme.

Vitamin B12

Rolle

DNS-Synthese und korrekte Exprimierung der Gene, Sauerstofftransport im Blut, reibungslose Funktion des Nervensystems sowie der Neuronen, harmonische Entwicklung des Fötus in der Schwangerschaft, wertvoller Verbündeter im Rahmen der Prävention von Herz-Kreislauf-Erkrankungen

Worin enthalten?

Vitamin B12 kommt in einer für den Menschen gut aufnehmbaren Form besonders häufig in tierischen Produkten vor: alle Fleischsorten, Schalen- und Krustentiere (vor allem Austern und Muscheln), alle Fischsorten, vor allem die fettreichen (Makrele, Sardine, Forelle, Thunfisch), Käse.

Es gibt einige pflanzliche Quellen für Vitamin B12 wie Sauerkraut oder Algen. Für die empfohlene Tagesdosis reicht diese Zufuhr jedoch nicht.

Vitamin B12 ist sehr hitzeempfindlich: Lebensmittel lieber bei niedrigen Temperaturen garen.

Mangel(-erscheinungen)

Erhöhtes Risiko bei vegetarischer Ernährung, bei veganer ist ein Mangel ohne gegensteuernde Nahrungsergänzung fast systematisch, da B12 in tierischen Produkten enthalten ist.

Andere Situationen können einen Vitamin-B12-Mangel begünstigen: Alkoholsucht, Rauchen, Schwangerschaft und Stillzeit, Probleme bei der Nährstoffaufnahme im Darm, intensive und regelmäßige körperliche Belastungen.

Mögliche Symptome: Anämie, Nervenstörungen, Kribbeln in den Extremitäten, Darmbeschwerden

Vitamin C

Rolle

Starke antioxidative Wirkung, ist beteiligt an der Herstellung von Kollagen (wichtiges Protein für die Elastizität und Widerstandsfähigkeit von Haut, Knochen, Muskeln, Knorpeln und Bändern), trägt zur Immunabwehr bei, indem es die weißen Blutkörperchen unterstützt

Vitamin C erleichtert darüber hinaus auch die Eisenaufnahme, insbesondere die Aufnahme von Eisen aus pflanzlichen Quellen, das im Darm erst umgewandelt werden muss und somit schlechter aufgenommen wird als tierisches.

Worin enthalten?

Früchte (Kiwis, Orangen, Mangos, Ananas, Schwarze Johannisbeeren, Erdbeeren, Litschis, Guaven), Gemüse (rote Paprikaschoten, Kohl, Brokkoli, roher Spinat)

Achtung: Vitamin C zerfällt an der Luft und bei Hitze sehr schnell, daher Obst und Gemüse so frisch wie möglich verzehren und schonende Garmethoden bevorzugen.

Mangel(-erscheinungen)

Symptome: Müdigkeit, Verlust von Appetit oder Gewicht, häufigere Infektionen wie z. B. Erkältungen, eine mangelhafte Wundheilung, eine beschleunigte Alterung

Menschen, die oxidativem Stress ausgesetzt sind, sind anfälliger: Alkohol- und Tabakkonsum, Umweltverschmutzung, chronischer Stress … Diese Situationen führen zu einem erhöhten Verbrauch von Vitamin C durch den Körper.

Vitamin D

Rolle

Gesunde Knochen (wichtig für das Knochenwachstum bei Kindern und zur Vorbeugung von Osteoporose), gutes Immunsystem, Verringerung des Risikos für Diabetes, Autoimmunkrankheiten und neurodegenerative Erkrankungen

Worin enthalten?

Vor allem die Sonneneinstrahlung ermöglicht unserem Körper die Herstellung von Vitamin D. Ein Sonnenbad von etwa 15 Minuten pro Tag (Gesicht, Unterarme und Hände) von Frühjahr bis Herbst deckt den Bedarf der meisten Menschen. Außerhalb dieses Zeitraums ist die Möglichkeit eines Defizits größer, je nachdem, welche Reserven während des Sommers angelegt wurden.

In der Ernährung sind fette Fische die besten Quellen für Vitamin D: Lachs, Thunfisch, Sardinen, Hering, Makrele, Regenbogenforelle, Aal und Sardelle.

Mangel(-erscheinungen)

Relativ häufig, betrifft vor allem Menschen, die wenig Sonne sehen. Über-60-Jährige können ebenfalls betroffen sein, da die Fähigkeit, Vitamin D herzustellen, mit zunehmendem Alter abnimmt. Menschen mit dunkler Haut benötigen eine höhere Vitamin-D-Zufuhr, weil die stärkere Pigmentierung eine Barriere für die körpereigene Vitamin-D-Synthese darstellt.

Vielfältige Auswirkungen eines Vitamin-D-Mangels: Demineralisierung der Knochen, erhöhtes Risiko für Diabetes, Herz-Kreislauf-Erkrankungen sowie kognitiven Verfall, erhöhte Infektionsanfälligkeit …

Vitamin E

Rolle

Als Antioxidans zum Schutz des Körpers vor freien Radikalen (Seite 40), Vorbeugung von Herz-Kreislauf-Erkrankungen, Schutz vor der Oxidation von Cholesterin

Es gibt acht Verbindungen von Vitamin E:
- vier Tocopherole (Alpha-, Beta-, Gamma- und Delta-Tocopherol)
- vier Tocotrienole (Alpha-, Beta-, Gamma- und Delta-Tocotrienol)

Vitamin E können wir wegen seiner diversen Unterformen sehr gut über die Nahrung aufnehmen.

Worin enthalten?

Pflanzenöle (Weizenkeimöl, Sonnenblumenöl, Avocadoöl, Öl aus Haselnuss- und Walnusskernen), Ölfrüchte (Walnuss-, Mandel- und Haselnusskerne), Eier

Mangel(-erscheinungen)

Relativ selten; vor allem tritt ein Mangel bei Betroffenen einer Störung der Nährstoffaufnahme (Zöliakie, Morbus Crohn) oder bei Menschen auf, die unter viel oxidativem Stress leiden.

Wer Vitamin E als Nahrungsergänzungsmittel zu sich nimmt, sollte ein Produkt wählen, das den Zusatz »natürliches Vitamin E« trägt. Die meisten Hersteller bieten Vitamin E nämlich nur in Form von Alpha-Tocopherolen an. Wir benötigen jedoch alle acht Vitamin-E-Verbindungen.

Vitamin K

Rolle

Es gibt zwei Formen: K1 und K2.

Vitamin K1 mischt bei der Blutgerinnung mit und stillt Blutungen. Es ist unerlässlich für das reibungslose Funktionieren der Zellen, da es insbesondere an deren Wachstum und Überleben beteiligt ist.

Vitamin K2 spielt eine wichtige Rolle für die Knochengesundheit, da es an der Bindung von Kalzium an die Knochen mitwirkt.

Worin enthalten?

Vitamin K1 kommt in pflanzlichen Lebensmitteln vor, insbesondere in Gemüse: Kohl, Brokkoli, Blattsalat, roher Spinat, Chicorée, Spargel, grüne Bohnen.

Vitamin K2 kommt in tierischen Lebensmitteln vor:
- Milchprodukte (Milch, Butter, Joghurt, Käse)
- Lebertran von Kabeljau und Geflügelleber
- fermentierte pflanzliche Produkte: Käse, Natto …

Mangel(-erscheinungen)

Treten selten auf, manchmal gleichzeitig bei Erkrankungen von Leber, der Gallenwege oder des Darms

Bei Neugeborenen kann ein Mangel an Vitamin K potenziell schwerwiegende gesundheitliche Folgen haben.

Antioxidantien

Antioxidantien sind wichtige Moleküle für unsere Zellen. Die gute Nachricht: Man findet die Wunderverbindungen überall in unseren Nahrungsmitteln!

Was sind eigentlich *Antioxidantien?*

Um das zu verstehen, müssen wir erst über freie Radikale sprechen. Das sind Moleküle, die unser Körper natürlicherweise in geringen Mengen herstellt. Doch äußere Faktoren führen zu einer Überproduktion: UV-Strahlung, Umweltverschmutzung, Tabak-/Alkoholkonsum, Stress, schlechte Ernährung …

Nehmen sie überhand, greifen freie Radikale unsere Zellen an, insbesondere die Membranen und den genetischen Code. So sind sie an einer vorzeitigen Hautalterung, Krebs, degenerativen Erkrankungen (Multiple Sklerose, Alzheimer …) ebenso beteiligt wie an grauem Star, Arthritis oder auch Herz-Kreislauf-Erkrankungen.

Glücklicherweise haben wir ein starkes Mittel im Kampf gegen freie Radikale: Antioxidantien. Diese Moleküle befinden sich in unserer Nahrung. Sie können freie Radikale daran hindern, unsere Zellen zu oxidieren, also zu schädigen. Das Problem: Bei unserem Lebensstil (der westlichen Industrieländer) ist die Produktion von freien Radikalen durch den Körper im Vergleich zur Zufuhr von Antioxidantien zu hoch. Unser Organismus ist dann nicht mehr in der Lage, sich zu verteidigen: Er leidet unter oxidativem Stress samt genannter Folgen. Eine optimale Zufuhr von Antioxidantien ist daher immens wichtig.

Antioxidantien können u. a. auftreten als:

- Vitamine C, D, E, A
- Spurenelemente: Kupfer, Selen, Zink
- Carotinoide: Pigmente (vor allem in gelben und orangefarbenen Lebensmitteln)
- Polyphenole: Substanzen in pflanzlichen Lebensmitteln (Obst und Gemüse, Tee …)

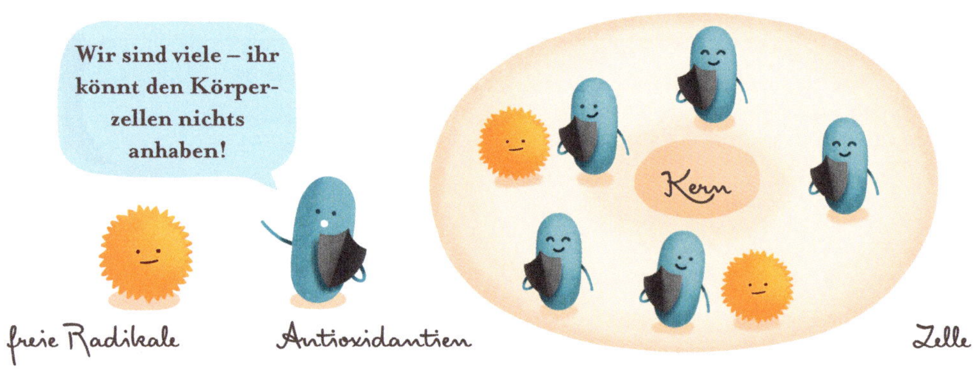

Wo findet man *Antioxidantien?*

Reichlich und täglich Obst und Gemüse zu essen, deckt in der Regel unseren Bedarf an Antioxidantien. Die Produkte sollten hochwertig sein (aus biologischem Anbau und so frisch wie möglich). Hier kommt eine Übersicht über Lebensmittel, die einen hohen Gehalt an Antioxidantien aufweisen:

Beeren und rote Früchte
Heidel-, Brom- und Goji-Beeren, Açai-, Him- und Erdbeeren

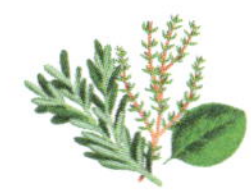

Kräuter
Thymian, Basilikum, Petersilie, Dill, Schnittlauch, Minze, Rosmarin

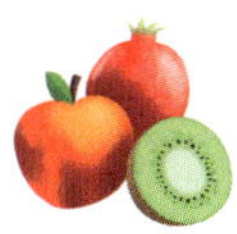

Früchte und Obst
Äpfel, Pflaumen, Granatäpfel, Orangen, Kiwis, Weintrauben, Feigen

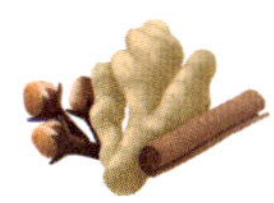

Gewürze
Gewürznelken, Ingwer, Kurkuma, Zimt

Gemüse
Artischocken, Kohl, Brokkoli, Spinat, Paprikaschoten

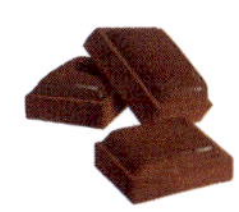

Kakao und Schokolade
Kakaopulver ohne Zusätze, Zartbitterschokolade (mind. 70 % Kakaogehalt)

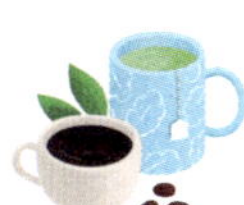

Heißgetränke
Tee und Kaffee

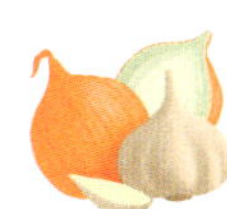

Aromaten
Zwiebeln, Knoblauch, Schalotten

All diese Lebensmittel sollten idealerweise aus biologischem Anbau stammen, denn dann haben sie einen zu 20–70 % höheren Gehalt an den wertvollen Antioxidantien. Das liegt daran, dass Pflanzen von Natur aus Antioxidantien (Polyphenole) produzieren, um sich gegen Insektenangriffe zu wehren und sich vor klimatischen Bedingungen zu schützen. Wenn sie jedoch mit Chemikalien besprüht werden, um die Abwehr gegen Insekten zu unterstützen, müssen sie nicht mehr so viele Antioxidantien produzieren.

Mineralstoffe

Mineralstoffe sind aus der Erde gewonnene Elemente und unverzichtbar für die reibungslose Funktion unseres Körpers. Sie sind an vielen chemischen Zellreaktionen beteiligt.

Es gibt zwei Kategorien von Mineralstoffen:

- Mengenelemente sind in großer Menge in uns vorhanden. Wir stellen hier die vier wichtigsten davon vor.
- Spurenelemente (Seite 44) sind Mineralien, die in unserem Organismus in viel geringerer Menge vorkommen.

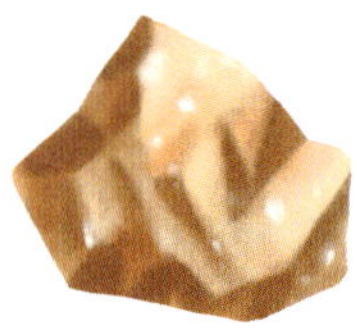

Magnesium

Rolle

Trägt zur Knochengesundheit bei, für ein gutes Abwehrsystem, Herzgesundheit, Blutdruck, Muskelkraft, wirkt stressmindernd und regulierend auf den Blutzuckerspiegel

Mangel(-erscheinungen)

Ein Großteil der Bevölkerung soll zu wenig Magnesium zu sich nehmen, was sich in Müdigkeit, Angstzuständen, Krämpfen, Taubheitsgefühlen, Augenlidkrämpfen, Kopfschmerzen, Verstopfung sowie einem erhöhten Risiko für Herz-Kreislauf-Probleme äußern kann.

Worin enthalten?

Kakao, Ölfrüchte (Paranuss-, Mandel-, Erdnuss-, Cashew-, Haselnusskerne), Hülsenfrüchte (Linsen, Kichererbsen, weiße Bohnen …), Vollkorn (Buchweizen, Hafer, Roggen, brauner Reis), Sardinen in Öl, Meeresfrüchte, Spinat, Feigen, Bananen

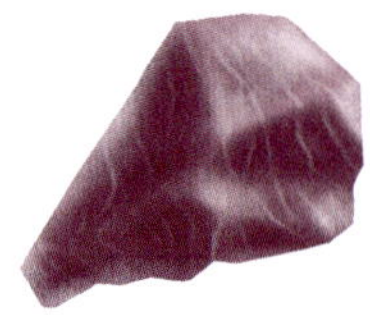

Kalium

Rolle

Erleichtert die Kontraktion der Muskeln (u. a. des Herzens), ist an der Nervenübertragung beteiligt, trägt zur normalen Funktion der Nieren bei, spielt eine wichtige Rolle bei der Aufrechterhaltung des Säure-Basen-Gleichgewichts (Seite 46)

Mangel(-erscheinungen)

Ein Kaliummangel ist selten. Er äußert sich durch Müdigkeit, Muskelkrämpfe oder auch Darmprobleme (Blähungen, Verstopfung).

Worin enthalten?

Hülsenfrüchte, Bananen, Trockenobst (getrocknete Aprikosen, getrocknete Feigen, Rosinen, getrocknete Bananen …), Gemüse (Kürbisse, Spinat, Artischocken, Schalotten) oder Avocados, Pilze, Ölfrüchte (Mandel-, Pistazien-, Haselnusskerne), bestimmte Fischsorten (Sardinen, Heilbuttfilet, Stockfisch), Algen

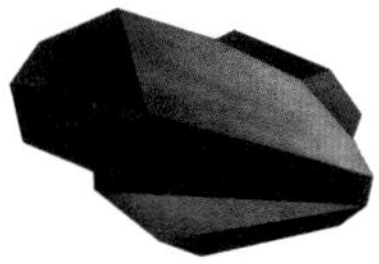

Kalzium

Rolle

Sorgt für gesunde Knochen (99 % des Kalziums befinden sich in den Knochen), ist an vielen lebenswichtigen Aktionen beteiligt, z. B. an der Muskelkontraktion, der Nervenleitung und der Blutgerinnung

Mangel(-erscheinungen)

Ein Kalziummangel kann Knochenprobleme (Brüche, Osteoporose bei älteren Frauen, Rachitis bei Kindern …) verursachen.

Worin enthalten?

Milchprodukte (auch wenn Milch nicht die beste Kalziumquelle ist – siehe folgender Absatz), Kreuzblütlergemüse (Kohl, Brokkoli, Petersilie, Kresse, Rucola, Spinat), Algen, Lauch, Sardinen (samt Gräten), Tofu, Hülsenfrüchte, Ölfrüchte (Mandel-, Paranuss-, Haselnusskerne)

Kalzium und die Milch

Im Gegensatz zur landläufigen Meinung ist Milch nicht etwa die beste Kalziumquelle und damit auch nicht unersetzlich für unsere Knochengesundheit. Derzeit gibt es keine unabhängigen Studien, die einen signifikanten Zusammenhang zwischen dem Verzehr von Milchprodukten und der Verringerung des Risikos für Knochenbrüche bzw. Osteoporose nachweisen.

Kalzium aus Pflanzen können wir anscheinend besser verwerten als das aus Milchprodukten. Voraussetzung ist, dass die Nahrung gründlich gekaut wird. Außerdem fördert der Verzehr von Obst und Gemüse das Säure-Basen-Gleichgewicht (Seite 46) und damit den Erhalt des Kalziums im Knochengerüst. Das Problem ist heute im Grunde nicht die Menge an Kalzium, die wir zu uns nehmen, sondern seine Ausscheidung. Unsere heutige Ernährung (sehr salz- und fleischreich, dabei zu wenig Obst und Gemüse) führt zu einem Überschuss an Säure im Körper.

Dies veranlasst den Körper, auf Kalziumreserven zurückzugreifen, um den Säurehaushalt zu regulieren. Bei einer ausgewogeneren Ernährung würde das aufgenommene Kalzium somit viel weniger ausgeschieden werden.

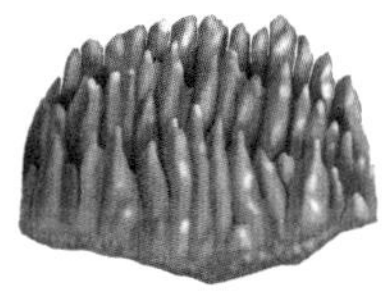

Natrium

Rolle

Hauptbestandteil von Salz (macht 40 % aus), unerlässlich für das reibungslose Funktionieren des Nervensystems, die Kontraktion von Muskeln und Herz, den Wasserhaushalt des Körpers oder auch für die Regulierung des Blutdrucks (Seite 164)

Überschuss

Derzeit wird 4–5 × so viel Natrium konsumiert wie empfohlen, was Bluthochdruck fördert und das Risiko für Magengeschwüre und -krebs erhöht.

Worin enthalten?

Natrium ist von Natur aus in Speisesalz enthalten, das man Gerichten oder dem Kochwasser zusetzt.

Es versteckt sich aber auch in vielen weiteren Lebensmitteln: Brot und Zwieback, Wurstwaren (Schinken, Wurst, Speck …), Käse, Industrieprodukte (Fertiggerichte, Pizzas, Saucen, Suppen, Sandwiches …).

Spurenelemente

Spurenelemente sind auch Mineralien, sie werden also aus der Erde gewonnen, kommen aber in unserem Körper in viel geringeren Mengen vor als die anderen Mineralstoffe.

Es gibt mehr als 80 Spurenelemente: Wismut, Kupfer, Jod, Eisen, Lithium, Mangan, Molybdän, Zink, Schwefel, Fluor, Nickel … Nur ein Teil von ihnen ist unentbehrlich, die anderen verbessern lediglich deren Wirkung. Wir stellen hier vier besonders wichtige Spurenelemente vor.

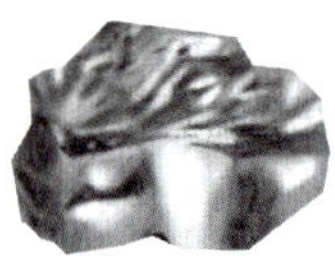

Silizium

Rolle

Wichtig für das Immunsystem, da es zur Bildung von Antikörpern sowie zur Erhaltung gesunder Knochen und eines gesunden Bindegewebes beiträgt

Mangel(-erscheinungen)

Nicht häufig, kann aber führen zu: Immunschwäche, angereichertem Aluminium, einer erschwerten Wundheilung oder beschädigtem Bindegewebe (Haut, Nägel, Haare und Sehnen …)

Worin enthalten?

Silizium ist in vielen Pflanzen enthalten, darunter: Brennnessel, Schachtelhalm, Getreide (Vollkornweizen, Gerste, Hafer, Dinkel), Hülsenfrüchte (Linsen, weiße Bohnen), Gemüse (grüne Bohnen, Salat, Kartoffeln) und Obst (Weintrauben, Bananen)

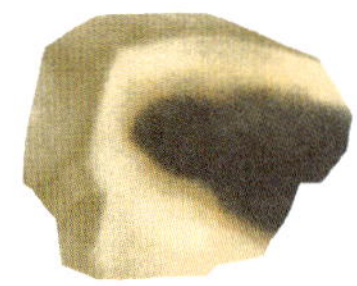

Selen

Rolle

Bedeutende antioxidative Wirkung, trägt auch zu einer guten Funktion des Immunsystems und der Schilddrüse bei, wirkt entgiftend, da es die Ausscheidung von Schwermetallen wie Quecksilber unterstützt

Mangel(-erscheinungen)

Kann bei Personen auftreten, die Lebensmittel aus Regionen mit selenarmen Böden zu sich nehmen, bei denen kein Obst und Gemüse auf dem Speiseplan steht oder die vermehrt oxidativem Stress ausgesetzt sind

Worin enthalten?

Fisch, Meeresfrüchte, Walnuss- und Paranusskerne, Fleisch, Innereien, Eier, bestimmte Gemüsesorten (Pilze, rote Paprikaschoten, Grünkohl), Vollkorngetreide, Hülsenfrüchte (Linsen, Kichererbsen …)

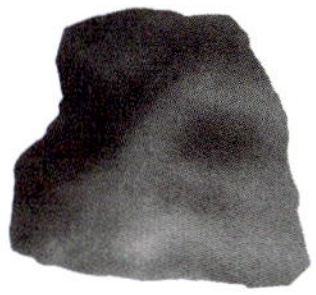

Eisen

Rolle

Transport und Speicherung von Sauerstoff, Bildung von roten Blutkörperchen, DNS-Synthese; es gibt zwei Formen von Eisen:
- Hämeisen: in Produkten tierischen Ursprungs (besonders in rotem Fleisch)
- Nicht-Hämeisen: in Pflanzen und Eiern

Mangel(-erscheinungen)

Relativ häufig, insbesondere bei Frauen vor den Wechseljahren, da der Menstruationszyklus zu einem Eisenverlust führt. Folge können eine Anämie und damit einhergehende Erschöpfungserscheinungen sein, was den Körper anfälliger für Infektionen macht.

Eisenüberschuss

Auch ein Eisenüberschuss ist häufig, vor allem bei Menschen, die reichlich rotes Fleisch essen, das viel Hämeisen enthält. Diese Form des Eisens ist jedoch schädlich für den Körper und führt zur Bildung von freien Radikalen (Seite 40).

Nicht-Hämeisen wird weniger leicht vom Körper aufgenommen. Um seine Aufnahme zu fördern, ist Folgendes notwendig:
- optimale Versorgung mit Vitamin C, das die Aufnahme von Eisen steigert
- Kaffee und Tee während und zeitnah zu Mahlzeiten vermeiden, denn sie enthalten Polyphenole, die eine Aufnahme von Eisen stören

Worin enthalten?

- Hämeisen: Innereien, Blutwurst, (rotes und weißes) Fleisch
- Nicht-Hämeisen: Eigelb, Linsen, Kichererbsen, Spinat, Mandeln, Spirulina (Cyanobakterien, im Handel als »Mikroalge« bezeichnet), Tofu

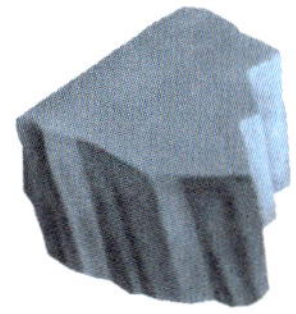

Zink

Rolle

Beitrag zur Entwicklung des Organismus, Stärkung des Immunsystems, guter Zustand von Haut und Haaren, Stabilisierung der Hormone, antioxidative Wirkung (greift in die Aktivität eines Enzyms ein, das im Kampf gegen das Altern sehr wichtig ist)

Mangel(-erscheinungen)

Recht häufig, kann sich äußern durch erhöhte Müdigkeit, Infektionsanfälligkeit, Wundheilungsstörungen, Hautprobleme (z. B. Akne), Appetitlosigkeit oder Haarausfall

Bestimmte Personengruppen leiden eher an Zinkmangel: Betroffene von Diabetes, Personen mit einer veganen oder vegetarischen Lebensweise, Menschen mit einer gestörten Nährstoffaufnahme, Alkoholkranke und ältere Menschen.

Worin enthalten?

- Zink tierischen Ursprungs: Meeresfrüchte (insbesondere Austern), Innereien, rotes Fleisch, Käse
- Zink pflanzlichen Ursprungs: Linsen, Pekannuss- und Cashewkerne, Roggenbrot, Sesam- und Chiasamen

Tierisches Zink kann vom Körper besser aufgenommen werden als pflanzliches, da Letzteres mit sogenannten Anti-Nährstoffen (Phytaten) Verbindungen eingeht, wodurch die Zinkaufnahme gehemmt wird.

Um die Aufnahme des enthaltenen Zinks zu erleichtern, sollten Hülsenfrüchte mindestens zwölf Stunden vor dem Kochen eingeweicht werden und lange garen.

Säure-Basen-Gleichgewicht

Der Säure-Basen-Haushalt steht in enger Verbindung mit dem pH-Wert unseres Körpers. Dieser sollte ausgeglichen sein, was wiederum unerlässlich für eine optimale Gesundheit ist.

Grundlagen für eine *gute Balance*

Damit unser menschlicher Organismus reibungslos funktioniert, braucht einen »neutralen« pH-Wert. Der darf weder zu sauer noch zu basisch (oder alkalisch) sein. Er wird auf einer Skala berechnet, die von 0 (sauer) bis 14 (basisch) reicht. Zur Orientierung: Der pH-Wert im menschlichen Blut liegt in der Regel zwischen 7,3 und 7,5.

Für einen neutralen pH-Wert muss auch die Ernährung ausgewogen sein (mit basisch wirkenden und säurebildenden Produkten).

- Lebensmittel, die stark säurebildend sind: Salz, Wurstwaren, Fleisch, Käse, Brot, Limonade, salzreiche Fertiggerichte
- Lebensmittel, die stark alkalisch sind: Obst und Gemüse

Achtung, es geht nicht um die Geschmacksnote »sauer«, wenn von »säurebildend« die Rede ist. Zitronen wirken stark alkalisch, schmecken aber sauer.

Ist die Zufuhr von säurebildenden und basischen Elementen nicht ausgewogen, verfügt unser Körper über recht leistungsfähige Mechanismen zum Ausgleich dieser Disharmonie. Ein sehr großes Ungleichgewicht kann auf Dauer jedoch zu erheblichen gesundheitlichen Problemen führen.

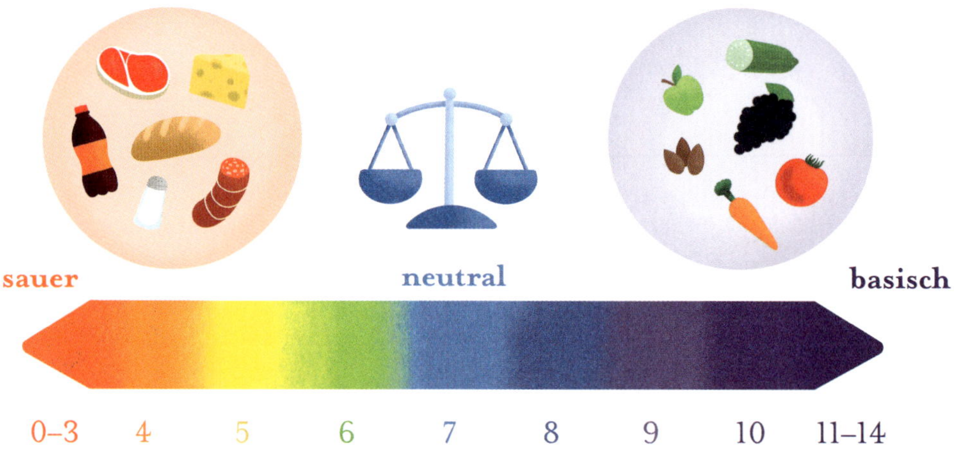

Salz: Hauptschuldiger an zu viel Säure

Unsere derzeitige westliche Ernährung ist oft zu säurebildend, was größtenteils auf unseren übermäßigen Salzkonsum zurückzuführen ist. Salz besteht zu 60 % aus Natriumchlorid, das zur Übersäuerung des Körpers beiträgt und das Säure-Basen-Gleichgewicht stört. Auch andere Ernährungsfaktoren können die Übersäuerung fördern: Limonaden und tierische Proteine, wenn sie in sehr großen Mengen verzehrt werden.

Um einer Übersäuerung entgegenzuwirken, stehen dem Körper verschiedene Mechanismen zur Verfügung: Ein Teil der Säuren (sogenannte flüchtige Säuren) wird über die Lunge ausgeschieden, ein anderer Teil (nicht flüchtige Säuren) über die Nieren und die im Körper vorhandenen Puffersysteme. Ist der Säuregehalt dann immer noch zu hoch, wird der Körper auf die einzige eigene alkalische Reserve, das Knochengewebe, zurückgreifen, um die Säurebelastung zu neutralisieren.

In der Folge kommt es zu einem Abgang von Mineralstoffen über den Urin, darunter auch Kalzium und Magnesium. Langfristig kann das zu einer Demineralisation führen, was Osteoporose hervorruft oder eine chronische Erschöpfung sowie Nierensteine.

Obst und Gemüse dagegen enthalten basische Verbindungen wie Citrate und Malate.

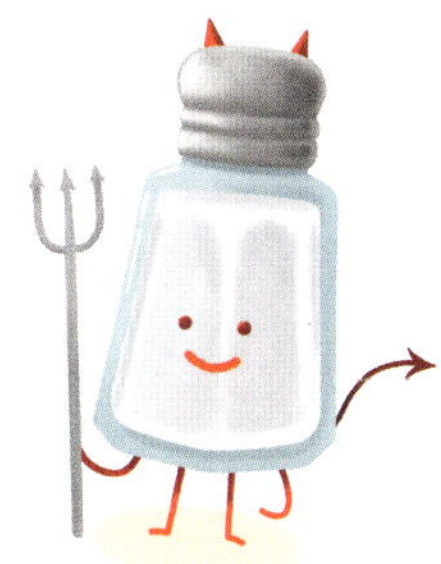

Wie Säuren und Basen in Balance bringen?

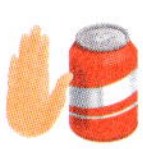 Keine Limonaden trinken, denn sie wirken säurebildend

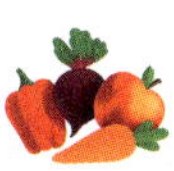 Mindestens 7–8 × täglich Obst und Gemüse essen

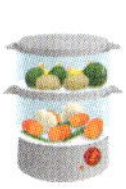 Gemüse lieber sanft dämpfen, statt zu kochen

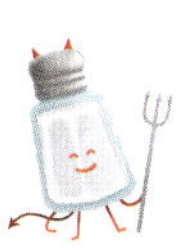 Weniger Tafelsalz verwenden und sehr salzhaltige Lebensmittel vermeiden (Seite 164)

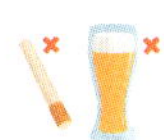 Aussetzung ggü. Giftstoffen verringern (Pestizide, Alkohol, Nikotin)

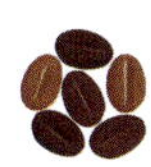 Nicht mehr als 2 Tassen Kaffee täglich (Seite 84)

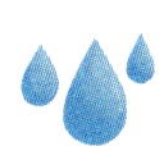 Reichlich Wasser trinken: also mindestens 1,5 l täglich

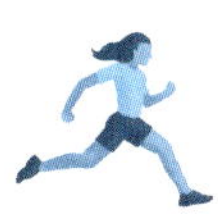 Einen Sport ausüben, der die Lungenbelüftung und damit den Ausstoß flüchtiger Säuren fördert

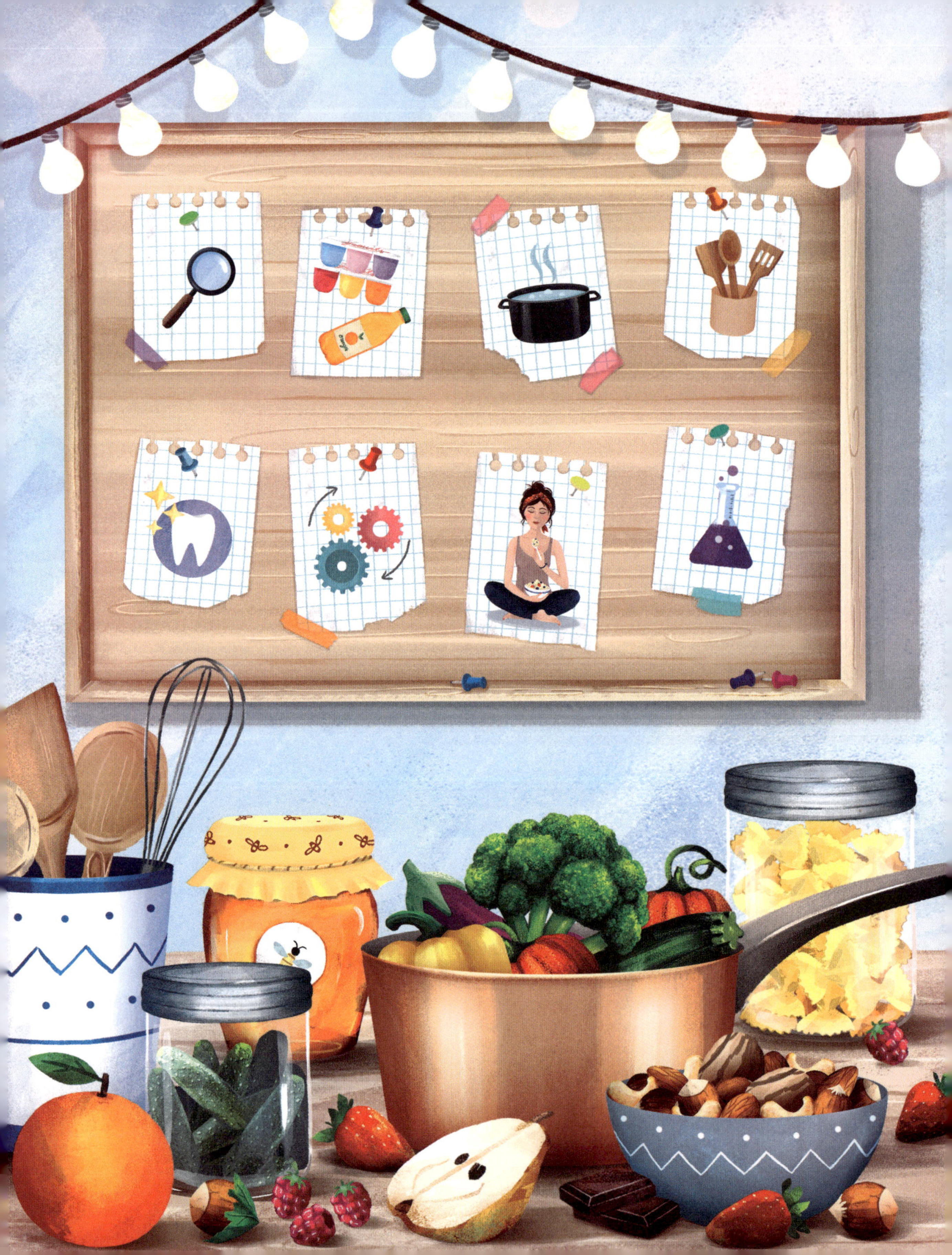

Perfekter Start in acht Schritten

Nun kennt ihr schon die Grundlagen unserer Ernährung. Doch es gibt noch einige Schlüsselfaktoren, die wichtig für eine gesunde und nachhaltige Alltagskost sind. So ist unter anderem die Verpackungsfrage zu beachten, und ihr solltet eure Küchenutensilien und die richtige Garmethode mit Bedacht wählen.

Nehmt euch die Zeit zum gründlichen Kauen und Genießen eurer Mahlzeit – das mag simpel und unbedeutend klingen, weswegen man selten darauf achtet. Aber es spielt eine große Rolle für unsere Gesundheit. Entdeckt also nun die acht Schritte für einen perfekten Start!

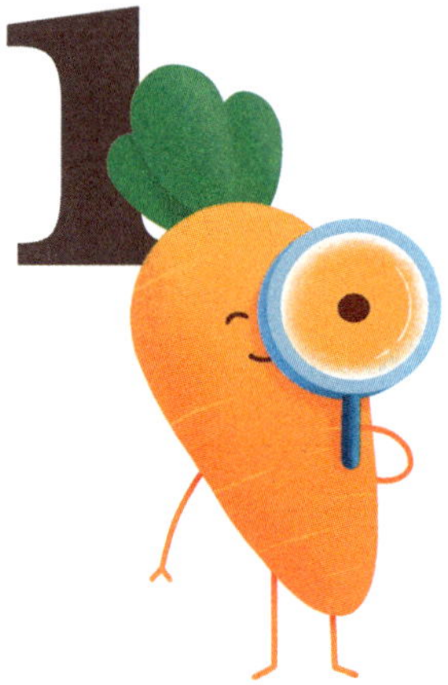

1 Geheimcode auf Verpackungen

Sich im Supermarkt im Dschungel der Packungsangaben zurechtzufinden, ist nicht einfach. Zwar sollen sie den Verbraucher:innen Informationen liefern, gleichzeitig sie sind zu komplex, um sie zu verstehen. Dazu werden sie häufig sehr klein gedruckt und sind damit noch schlechter lesbar.

Die Zutatenliste

Die Reihenfolge der Zutaten wird bestimmt durch ihren Anteil am Produkt. Wenn bei deinen Keksen also an erster Stelle Zucker genannt ist, solltest du dich nach einem anderen Produkt umsehen!

Sämtliche Komponenten, die bei der Herstellung in das Produkt gelangen, müssen gelistet werden … fast! Denn wenn eine Zutat aus mehreren Komponenten besteht (z. B. Schokolade, Konfitüre, Margarine) und die Zutat weniger als 2 % der Produktmasse ausmacht, dann muss die Zusammensetzung nicht detailliert genannt werden.

Dass zusammengesetzte Zutaten gemeinsam genannt werden können, hat einen weiteren Haken: Sie werden möglicherweise nicht in der Reihenfolge entsprechend ihres Anteils gelistet. Beispielsweise kann Zucker in großen Mengen im Produkt enthalten sein, wird aber als Bestandteil mehrerer zusammengesetzter Zutaten genannt. Er erscheint daher nicht unter den ersten Zutaten der Auflistung.

Außerdem besteht keine Verpflichtung, den genauen Prozentsatz jeder Zutat vom Endprodukt anzugeben, außer in einigen sehr speziellen Ausnahmefällen.

Halte dich an Produkte mit möglichst kurzen Zutatenlisten. In der Regel sind Produkte stärker industriell verarbeitet, je länger die Packungsangabe wird. In der Zutatenliste werden übrigens auch die Zusatzstoffe genannt (Seite 54).

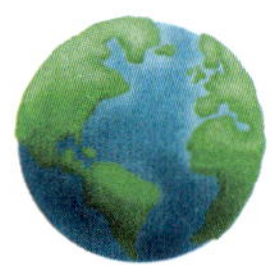

Herkunft

Leider gibt es heute keine generelle Verpflichtung, die Herkunft von Produkten zu kennzeichnen. Ausgenommen sind einige Artikel wie Obst, Gemüse und Rindfleisch sowie verpackte Bio-Lebensmittel, bei denen angegeben werden muss, ob ihre landwirtschaftlichen Zutaten aus der EU stammen.

Für alle anderen Lebensmittel ist die Nennung nicht verpflichtend, weshalb sie auch nur selten erfolgt.

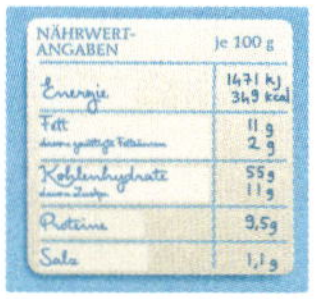
NÄHRWERT-ANGABEN
je 100 g
Energie
1471 kJ
349 kcal
Fett
11 g
2 g
Kohlenhydrate
55 g
11 g
Proteine
9,5 g
Salz
1,1 g

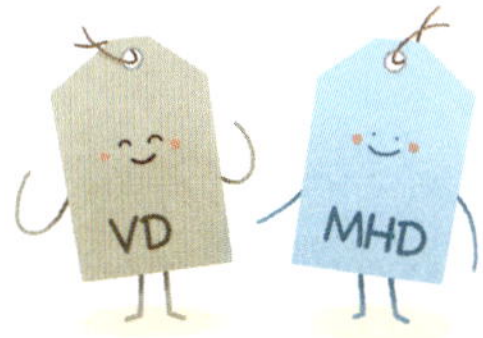
VD
MHD

Nährwertangaben

Lebensmittelhersteller sind dazu verpflichtet, auf jedem Produkt die Nährwerte pro 100 g anzugeben, dazu gehören: Kalorien, Fettgehalt, gesättigte Fettsäuren, Kohlenhydrate, Zucker, Proteine, Salz. Diese Informationen werden üblicherweise in Form einer Tabelle aufgedruckt.

Sie sind insofern nützlich, da man mit ihrer Hilfe die ernährungsphysiologische Qualität eines Produkts beurteilen kann. Dennoch sind andere ebenso wichtige Angaben derzeit nicht vorgeschrieben: Gehalt an Omega-3-Fettsäuren, Omega-6-Fettsäuren, Omega-9-Fettsäuren, an Transfetten, Ballaststoffen, Vitaminen und Mineralstoffen (außer wenn sich eine Angabe auf den betreffenden Inhaltsstoff bezieht). Der glykämische Index ist ebenfalls keine vorgeschriebene Info auf der Produktverpackung.

Verfallsdaten

Es gibt zwei verschiedene Daten, die häufig falsch verstanden werden:

- Das **Verbrauchsdatum** nennt einen »Verbrauch bis«. Nach diesem Datum sollte das Produkt nicht mehr verzehrt werden, weil sich sonst ein Gesundheitsrisiko ergeben kann. Häufig bei frischen Produkten (Hackfleisch, Rohmilch, Fertiggerichte aus der Kühltheke).

- Das **Mindesthaltbarkeitsdatum (MHD)** bedeutet dagegen »mindestens haltbar bis«; nach diesem Datum kann sich das Produkt also verändern (Konsistenz, Farbe), doch das ist in der Regel nicht gesundheitsgefährdend. Die Angabe sorgt für unnötige Verschwendung, denn die meisten Produkte können durchaus noch weit nach diesem Datum genießbar sein.

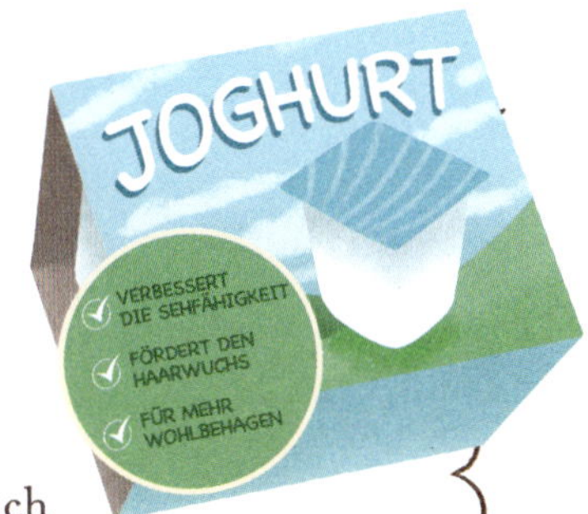
JOGHURT
VERBESSERT DIE SEHFÄHIGKEIT
FÖRDERT DEN HAARWUCHS
FÜR MEHR WOHLBEHAGEN

Vorsicht: Behauptungen!

Lebensmittelproduzenten arbeiten gern mit aufgedruckten »Infos« über den Nährwert oder die gesunde Wirkung, um ihre Produkte besser verkaufen zu können. So finden sich Dutzende Angaben wie »zuckerreduziert«, »Vitaminquelle« oder auch »verdauungsfördernd« auf den Packungen.

Diese Botschaften verwirren nicht nur Verbraucher:innen und überfluten sie mit Informationen, sie können auch irreführend sein. Während einige Angaben eine Zulassung durch die Europäische Behörde für Lebensmittelsicherheit (EFSA) erfordern, gibt es einen »gemeinsamen Topf« zulässiger Allgemeinheiten, etwa: »Magnesium trägt zur Verringerung von Müdigkeit und Stress bei«. Dabei kann man sich müde oder gestresst fühlen, ohne dass dies mit Magnesiummangel in Verbindung steht!

Zurechtfinden bei den Gütesiegeln

Mithilfe von Siegeln wollen Vereine und Verbände sowie die EU den Verbraucher:innen Güte und regelmäßige, unabhängige Kontrollen signalisieren. An sich sinnvoll, doch die Menge an Vorgaben macht eine Übersicht nicht gerade einfacher …

Herkunftsschutz

geschützte Ursprungsbezeichnung

Eine g. U. garantiert, dass ein Erzeugnis vollständig in einem bestimmten geografischen Gebiet nach einem festgelegten und auch allseits anerkannten Verfahren hergestellt wurde. Sämtliche Schritte zur Herstellung müssen auch in diesem Gebiet erfolgt sein. Produkt und Herkunft müssen objektiv in einem engen Zusammenhang stehen. Ein Beispiel: Allgäuer Bergkäse g. U., für dessen Herstellung ausschließlich Milch aus dem Allgäu verwendet werden darf. Ihre Rohstoffqualität und die langjährige Käse-Traditionen der Region bilden die Grundlage für die geschützte Ursprungsbezeichnung.

geschützte geografische Angabe

Die geschützte geografische Angabe (g. g. A.) dagegen soll nur (mindestens) einen Schritt von Erzeugung, Verarbeitung oder Zubereitung im Herkunftsgebiet dokumentieren. Das Rohmaterial kann demnach auch aus einer andere Region stammen. Beispiel: Nürnberger Lebkuchen g. g. A. Ein solches Qualitätserzeugnis darf also ausschließlich in Nürnberg hergestellt werden. Die Zutaten dürfen aus anderen Orten stammen.

garantiert traditionelle Spezialität

Eine garantiert traditionelle Spezialität wie etwa Heumilch g. t. S. wird mit diesem Siegel nicht wegen eines besonderen geografischen Ursprungs ausgezeichnet, sondern hebt die traditionelle Zusammensetzung des Produkts oder ein traditionelles Herstellungs- und/ oder Verarbeitungsverfahren hervor. Das Siegel bezieht sich allein darauf, dass einem traditionellen Rezept oder Herstellungsverfahren gefolgt wird.

Bio-Siegel

Bio-Siegel der EU

Das EU-Bio-Logo garantiert, dass der Anbau der damit markierten Produkte ohne Einsatz von Pestiziden und chemischen Behandlungen erfolgt. Es ist seit dem 1. Juli 2010 EU-weit verpflichtend für Bio-Produkte. Auch das Futter für die Tiere darf keine Pestizide enthalten. Ein verarbeitetes Bio-Produkt darf jedoch bis zu 5 % nicht-biologische Zutaten enthalten. Der Einsatz von GVO (genveränderte Organismen) ist bei Produkten mit diesem Siegel verboten. Ein zufälliger Grenzwert von bis zu 0,9 % wird jedoch toleriert. Es dürfen biologische sowie auch nichtbiologische Kulturen nebeneinander angebaut werden. Die Vorgaben des EU-Siegels sind recht rudimentär; andere Bio-Siegel sind anspruchsvoller.
www.bmel.de: Themen/Landwirtschaft/Ökologischer Landbau

Deutsches Bio-Siegel

Dieses Siegel kann zusätzlich aufgedruckt sein, Voraussetzung ist dabei jedoch immer, dass die Vorgaben für das Bio-Siegel der EU erfüllt wurden. Dementsprechend: Kein deutsches Bio-Siegel ohne EU-Siegel. Die Verwendung ist kostenlos, aber anmeldepflichtig. **www.oekolandbau.de**

AMA-Bio-Siegel

Das AMA-Bio-Siegel ist ein staatliches, unabhängiges österreichisches Siegel für Bio-Lebensmittel. Die Anforderungen dieses Siegels gehen über jene der EU-Bio-Verordnungen hinaus, sie garantieren hohe Lebensmittelqualität, zusätzliche Umweltstandards und gesicherte Herkunft. Es ist neben dem EU-Bio-Logo das einzige behördliche Siegel für Bio-Lebensmittel in Österreich, steht für 100 % biologische Zutaten, ausgezeichnete Qualität, österreichische und transparente Herkunft der Rohstoffe und unabhängige Kontrollen. **www.bioinfo.at**

Demeter-Siegel

In Demeter-Betrieben ist die Verwendung von Chemikalien verboten. Die Böden werden mit natürlichen biodynamischen Mischungen (Hornmist oder -kiesel nach biodynamischen Vorgaben) vorbereitet und gedüngt. Produkte mit einem Demeter-Siegel enthalten 0 % GVO (gentechnisch veränderte Organismen). Die Größe der Betriebe ist begrenzt, und das Wohlbefinden der Tiere ist von zentraler Bedeutung. Unter dem Namen Biodynamic Federation – Demeter-International e. V. haben sich Landwirtschaftsbetriebe aus aller Welt zusammengeschlossen.
www.demeter.de

2

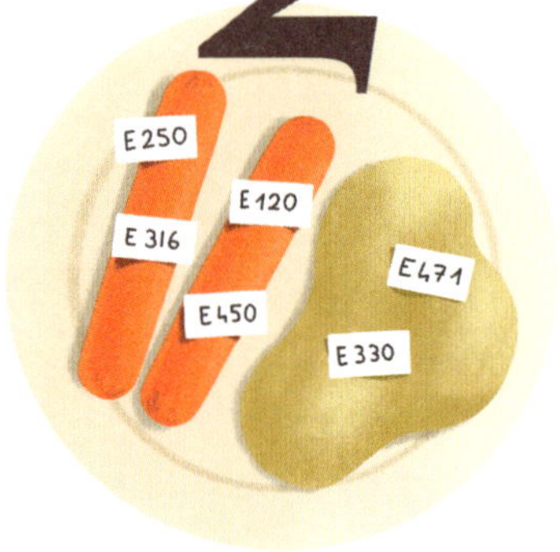

Zusatzstoffe erkennen lernen

Ein Lebensmittelzusatzstoff ist eine Substanz, die Produkten zugesetzt wird, um ihnen Geschmack, Textur oder eine bessere Haltbarkeit zu verleihen. Sie sind in der Regel in geringen Mengen vorhanden.

Zusatzstoffe in Lebensmitteln

Man teilt diese Zusatzstoffe in sogenannte Klassen ein, je nach ihrer prinzipiellen Verwendung.

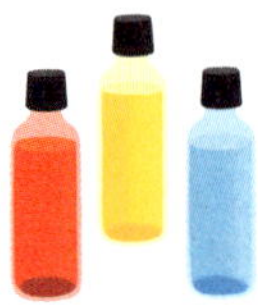

Farbstoffe (E 1xx)

Verleihen Produkten eine schöne Farbe. Dank ihnen wird der Waldmeistersirup grün oder eine koffeinhaltige Limonade karamellfarben.

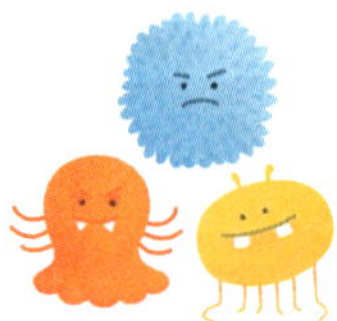

Konservierungsstoffe (E 2xx)

Sorgen dafür, dass Lebensmittel länger haltbar sind, indem das Wachstum von Mikroben und Pilzen gehemmt wird

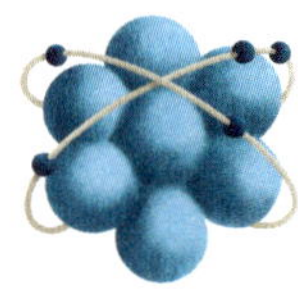

Antioxidationsmittel (E 3xx)

Verringern die Oxidation, also die Auswirkung von Sauerstoff auf Lebensmittel, sodass diese sich nicht mit der Zeit verfärben

Konsistenz (E 4xx)

Beschaffenheit: Emulgatoren, Verdickungs-/Geliermittel

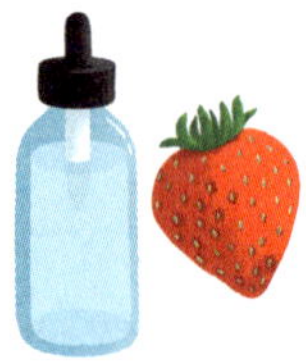

Geschmacksverstärker (E 5xx)

Sorgt für intensiveren Geschmack, steigert Aromen

Süßungsmittel (E 9xx)

Zuckerersatz, sorgt für Süße in einem Lebensmittel

Nicht immer sind Lebensmittelzusatzstoffe auf den ersten Blick in der Zutatenliste der Produkte zu erkennen. Manchmal werden sie mit ihrer E-Nummer genannt, ein europaweit gültiger Code (»E« gefolgt von drei Ziffern), manchmal mit ihrem vollen Namen. Die Yuka-App hilft dir ganz unkompliziert bei der Erkennung!

Übrigens können die Zusätze natürlichen Ursprungs sein (Pflanzenextrakte oder tierische Stoffe, die in der Natur vorkommen) oder sie sind synthetisch (chemisch hergestellt). Doch ein Zusatzstoff natürlicher Herkunft ist nicht zwingend besser: Auch einige natürliche Substanzen können giftig für uns Menschen sein.

Und warum *sind sie bedenklich?*

Man vermutet, dass Zusatzstoffe gesundheitliche Probleme hervorrufen, als Auslöser von Krebs, Unverträglichkeiten oder Allergien, Verdauungsproblemen, Erkrankungen des Nervensystems, Aufmerksamkeitsstörungen bei Kindern … Sorge bereiten uns heute:

E 133
Brillantblau FCF
Ein chemisch hergestellter blauer Farbstoff. Es wird vermutet, dass sein regelmäßiger Konsum zu einem Aufmerksamkeitsdefizit (ADHS) beiträgt. Er soll außerdem potenziell giftig auf menschliche Gene (genotoxisch) und Zellen (zytotoxisch) wirken.

E 150c
Ammoniak-Zuckercouleur
Sorgt für eine bräunliche oder gelbe Farbe in Lebensmitteln

Bei der Herstellung von Zuckercouleur entstehen zwei bedenkliche Komponenten: einerseits 4-MEI (als »vielleicht krebserregend für Menschen« eingestuft von der Internationalen Agentur für Krebsforschung, IARC) andererseits THI (potenziell schädlich für das Immunsystem).

Beide Stoffe entstehen als Nebenprodukt bei der Herstellung von E 150 und können sich auch in kleinen Mengen darin befinden.

E 150d
Ammoniumsulfit-Zuckercouleur
Wie bei der Herstellung von E 150c bildet sich auch hier das bedenkliche 4-MEI. Rückstände können nach der Herstellung in der Zuckercouleur verbleiben.

Außerdem werden Sulfite bei der Herstellung verwendet. Sie können Allergien oder Unverträglichkeiten hervorrufen.

E 171
Titandioxid
Hauptsächlich als weißer Farbstoff (bisher häufig in Backwaren) verwendet. Wird verdächtigt, Krebsrisiken zu erhöhen. Deshalb ist der Lebensmittelzusatz seit 2022 EU-weit verboten. Das betrifft jedoch nicht die Verwendung in Kosmetika und Medikamenten.

E 202
Kaliumsorbat
Kaliumsorbat ist ein Derivat der Sorbinsäure (E 200); Sorbinsäure könnte mit Nitriten (z. B. in Pökelsalzen) und Ascorbinsäure (Vitamin C) reagieren und Mutagene bilden, die genetische Veränderungen anstoßen können.

E 250 (Natriumnitrit) und E 252 (Kaliumnitrat)

Im Magen und in Kombination mit anderen Komponenten können Nitrite zu Nitrosaminen werden, die krebserregend sein könnten. Von der IARC werden sie deshalb als »wahrscheinlich krebserregend für Menschen« geführt.

Sie können auch und besonders bei gefährdeten Personen den Sauerstofftransport im Blut behindern.

E 338 bis E 343 und E 450 bis E 452 (Phosphate)

Phosphate enthalten das für den menschlichen Organismus essenzielle Phosphor, ein chemisches Element. Doch heutzutage schätzt man die Tageszufuhr zwei- bis dreifach höher als unseren Bedarf ein.

Ein Überschuss an Phosphat im Blut kann das Risiko von Herz-Kreislauf-Erkrankungen erhöhen, den Kalziumstoffwechsel und die Knochenmineralisierung stören sowie die Nieren schädigen.

E 621 Mononatriumglutamat

Der Verzehr von Glutamat kann verschiedene negative Auswirkungen auf uns haben. Darunter: Übelkeit, Migräne, Hautrötungen, Hitzewallungen …

Die regelmäßige Einnahme von Glutamat fördert möglicherweise außerdem Gewichtszunahme bis hin zu Adipositas (krankhaftes Übergewicht), und der Konsum steigert das Risiko einer Diabeteserkrankung.

Man vermutet, dass E 621 eine Rolle bei der Entwicklung von Erkrankungen des zentralen Nervensystems spielt sowie bei Autoimmunerkrankungen.

E 950 Acesulfam-K

Das ist ein intensives Süßungsmittel. Mehrere internationale Studien deuten darauf hin, dass künstliche Süßstoffe keinen Einfluss auf die Gewichtskontrolle haben.

Darüber hinaus sollen Süßstoffe auch Verdauungsprobleme fördern, besonders Glukoseintoleranz.

Von einigen Forschenden wurde die Zulassung infrage gestellt. Seit 2019 läuft daher eine Neubewertung der Sicherheit durch die Europäische Lebensmittelbehörde EFSA (siehe rechte Seite).

E 951 Aspartam

Analog zu E 950 bietet auch dieses Süßungsmittel keine Vorteile für eine Gewichtsreduktion, begünstigt aber Verdauungsprobleme.

Aspartam stand schon einige Male im Verdacht, das Risiko einer Krebserkrankung und von Frühgeburten zu erhöhen, doch dies konnten Studien bis heute nicht beweisen.

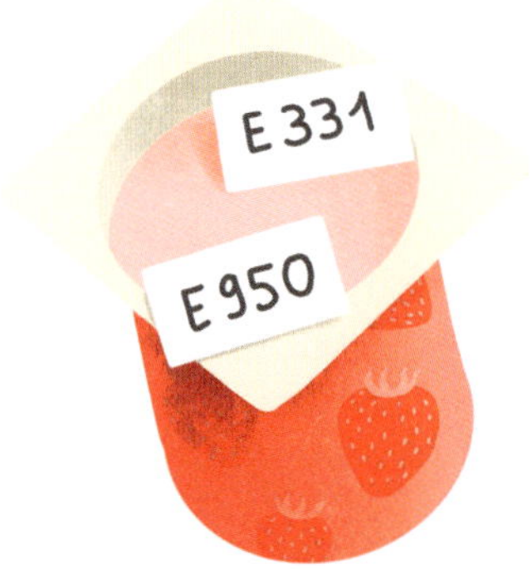

Wer reguliert die *Zusatzstoffe?*

Die EFSA (European Food Safety Authority) ist die europäische Lebensmittelbehörde und als solche kann sie bei Bedarf eine sogenannte ADI (Acceptable Daily Intake, also eine zulässige tägliche Aufnahmemenge) für Zusätze definieren und festlegen, ab welcher Menge ein Konsum als bedenklich eingestuft wird.

In Deutschland überwacht das Bundesinstitut für Risikobewertung (BfR) im Sinne der Verbraucher:innen neue Entwicklungen; wegen des föderalen Systems sind die Behörden der einzelnen Bundesländer für die Lebensmittelüberwachung zuständig. In anderen europäischen Ländern wird teils landesintern geregelt, ob es noch stärkere Auslegungen des EU-Rechts geben soll. So hat Frankreich die Verwendung von Titandioxid schon 2020 in neuen Lebensmittelprodukten verboten, während der Zusatz in der gesamten EU erst ab 2022 für Lebensmittel untersagt wurde.

Dennoch bleiben viele bedenkliche Lebensmittelzusatzstoffe unbehelligt von diesen Instanzen. Es fehlen vor allem wissenschaftliche Studien über diese Stoffe, deren Ergebnisse eine Entscheidungsgrundlage bieten würden. Statt Vorsicht walten zu lassen und nur solche Substanzen zuzulassen, deren Unbedenklichkeit nachgewiesen wurde, bleibt die Zugabe von Lebensmittelzusätzen leider grundsätzlich durch die EFSA erlaubt.

Ob die Behörden immer so unabhängig arbeiten, wie sie sollen, sei dahingestellt. Im Jahr 2019 überprüften Forscher:innen der britischen University of Sussex die Neubewertung der EFSA von Aspartam und stellten fest, dass ganze 73 wissenschaftlich fundierte Studien, laut denen die Substanz schädlich wirken könnte, bei der EFSA-Bewertung nicht berücksichtigt worden waren.

Schlussendlich ignoriert die EFSA auch den »Wechselwirkungscocktail«, also die Interaktion mehrerer Zusatzstoffe, wobei sich gegebenenfalls die Toxizität noch steigern kann. Diesen Effekt vorherzusagen ist schwer, wenn nicht unmöglich!

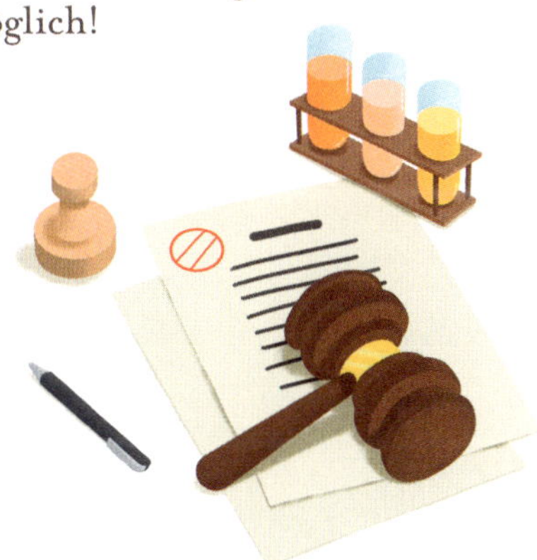

Wie können wir Verbote *unterstützen?*

Viele Firmen verzichten heute noch vor einem offiziellen Verbot bereits auf umstrittene Zusatzstoffe. Yuka hat einen Beitrag dazu geleistet und Einfluss auf diese Entwicklung genommen – Verbrauchende haben eine große Macht, indem sie Produkte mit umstrittenen Inhaltsstoffen erst gar nicht einkaufen. Am effektivsten können wir also die Hersteller beeinflussen, indem wir eben diese Produkte mit bedenklichen Zusatzstoffen überhaupt nicht konsumieren.

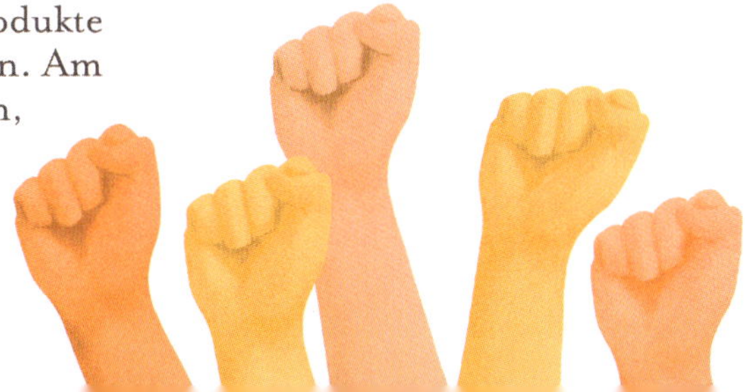

3 Hochprozessierte *Produkte vermeiden*

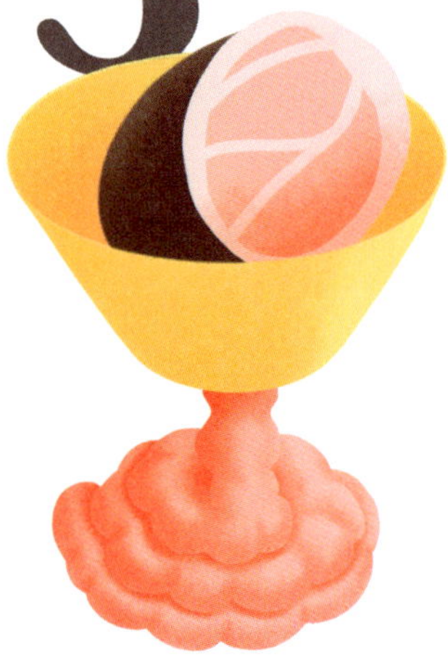

Solche Lebensmittel werden bei ihrer Herstellung mit Zutaten (Salz, Zucker, Fett) und Zusatzstoffen angereichert. Stark verarbeitete Produkte unterlaufen verschiedene Stufen der technologischen Veränderung. Der Ausgangsrohstoff wird aufgeschlüsselt, um die Haltbarkeit zu verlängern, die Textur oder den Geschmack zu verändern.

Beispielsweise wird gepufftes Getreide durch Erhitzen und (je nach Hüllenstärke) Luftabzug hergestellt, helles Mehl wird raffiniert, wobei die Schale komplett entfernt wird. Industriell produziertes Gebäck kann Transfette enthalten, die während des Herstellungsprozesses entstehen.

Problematisch für *die Gesundheit*

—

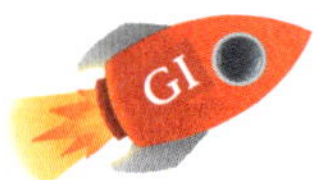

Anstieg des Blutzuckers

Verarbeitete Lebensmittel haben einen erhöhten glykämischen Index (GI). So führt das Raffinieren von Getreide beispielsweise zu einer erheblichen Verringerung des Ballaststoffgehalts. Weißer Reis enthält weniger Ballaststoffe als Vollkornreis und hat daher einen höheren GI.

Ballaststoffe sind jedoch sehr wichtig für die Regulierung unseres Blutzuckerspiegels, da sie die Aufnahme von Glukose verlangsamen. Sie tragen außerdem zu einer gesunden Darmflora bei und beugen so Darmkrebs vor.

Darüber hinaus führen auch andere industrielle Verfahren wie jenes zur Herstellung von gepufftem Getreide (Erhitzung und Druck) zu einem erhöhten GI.

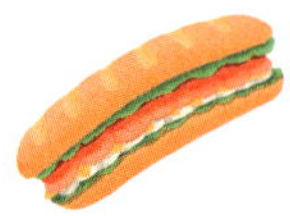

Erst später satt

Stark verarbeitete Lebensmittel mit weniger Ballaststoffen vermitteln ein geringeres Sättigungsgefühl, machen also zu spät satt.

Mehrere Studien haben einen Zusammenhang zwischen Gewichtszunahme und dem Verzehr von stark verarbeiteten Lebensmitteln festgestellt. Deren Textur soll zu einer erhöhten Ausschüttung von Hormonen beitragen, die für das Hungergefühl verantwortlich sind. Solche Produkte sind meist weicher und sättigen daher schlechter als festere Nahrung.

Schließlich enthalten sie auch mehr Salz, Zucker und Fette (Transfettsäuren und gesättigte Fettsäuren). All das führt zu einer Art Abhängigkeit und damit zu (unnötig) erhöhter Nahrungsaufnahme.

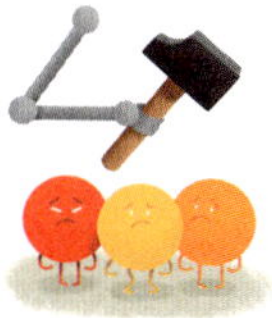

Nährstoffmangel

Industrielle Verarbeitungsprozesse zerstören einen Teil der Vitamine in unseren Lebensmitteln. Fehlende Vitamine können zwar durch synthetische Zusätze ersetzt werden, diese haben aber nicht immer dieselbe Wirkung wie ihre natürlichen Vorbilder.

Wie bereits erwähnt, sind verarbeitete Lebensmittel auch ballaststoffärmer.

In den USA ist die durchschnittliche Aufnahme von Proteinen, Ballaststoffen, den Vitaminen A, C, D und E, Zink, Kalium, Phosphor, Magnesium und Kalzium bei 25 % der Konsumierenden von hochverarbeiteten Lebensmitteln deutlich gesunken.

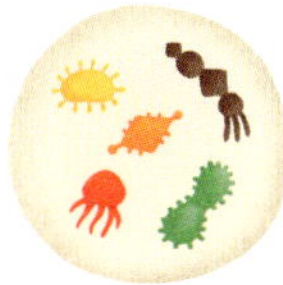

Darmflora-Balance?

Wegen erheblichem Einsatz von Zusatzstoffen und einem niedrigen Ballaststoffgehalt bringt der Verzehr von stark verarbeiteten Lebensmitteln auch die Darmflora in eine Schieflage (Seite 121).

Ihr fehlen dadurch jene hilfreichen Bakterien, die unerlässlich für eine reibungslose Funktion unseres Organismus sind. Sie bekämpfen Krankheitserreger (Parasiten und schädliche Bakterien) und tragen außerdem wesentlich zur Vorbeugung gegen Zivilisationskrankheiten bei.

Dieses Ungleichgewicht könnte sich sogar in die folgenden Generationen fortsetzen, weil die Funktionsweise bestimmter Gene verändert wird.

Hochprozessiertes vermeiden?

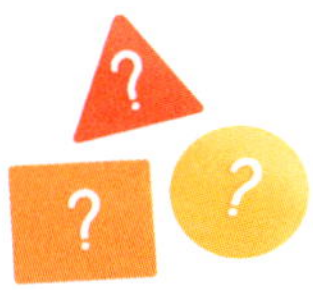

Kauf keine Produkte, deren Zutatenliste mit seltsamen Komponenten bestückt ist, die du niemals im eigenen Vorratsschrank finden würdest (etwa Glukose-Fruktose-Sirup, hydrolysierte Proteine, modifizierte Stärke, Dextrosepulver …).

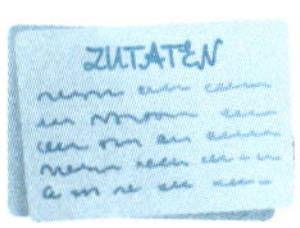

Produkte mit einer langen Liste an Inhaltsstoffen meiden: Ideal sind maximal vier oder fünf Zutaten.

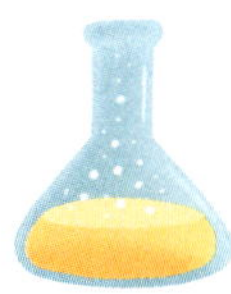

Produkte ohne problematische Zusatzstoffe einkaufen (Seite 54). Letztere werden in der Zutatenliste samt Code (E 250, E 950 …) oder Namen (Natriumnitrit, Acesulfam-K …) aufgeführt.

Am besten sind möglichst viele unverarbeitete, rohe Produkte, die du selbst zubereitest und kochst.

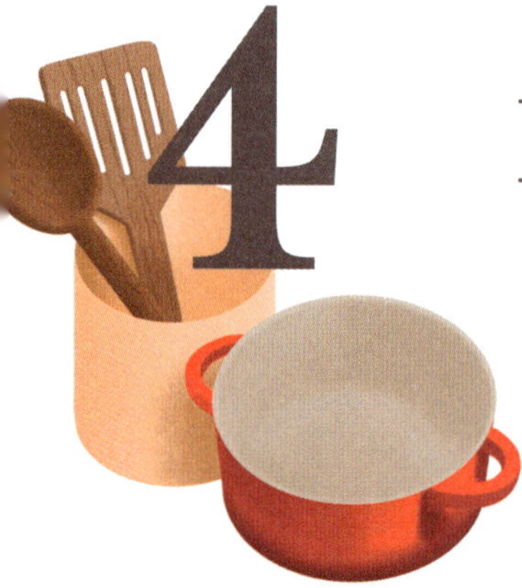

4 Küchenutensilien ohne Schadstoffe

Auch die Hilfsmittel in deiner Küche sind Teil einer gesunden Ernährung! Manche Materialien begünstigen nämlich den Übergang von problematischen Inhaltsstoffen auf das Essen und sollten aus diesem Grund gemieden werden.

Beschränkt nutzen

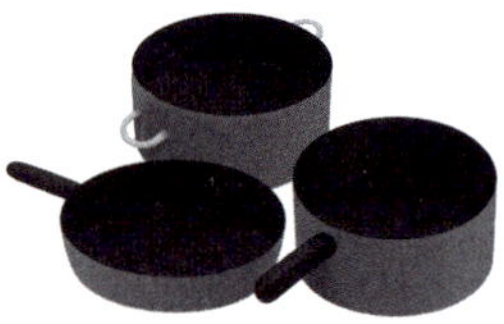

Antihaftbeschichtetes Kochgeschirr

Töpfe und Pfannen mit Antihaftbeschichtung (Teflon™) enthielten früher sehr häufig Perfluoroctansäure (PFOA), eine Verbindung, die von der Internationalen Agentur für Krebsforschung (IARC) als »möglicherweise krebserregend« eingestuft wurde. PFOA ist seit dem 4. Juli 2020 in der EU verboten.

Daher wird PFOA seit einigen Jahren durch andere Materialien wie GenX ersetzt. Bisher gibt es keine Informationen über die potenziellen Risiken dieser neuen Materialien. Einige Studien deuten jedoch auf eine ähnliche Toxizität wie PFOA hin.

Nutzt du dennoch solche Utensilien:

- Kaufe keine Billigprodukte.
- Vermeide das Überhitzen und folge den Herstellerangaben zu diesem Thema.
- Entsorge das Kochgeschirr bei Kratzern.
- Verwende keine Hilfsmittel wie Pfannenwender aus Metall, um Beschädigungen der Beschichtung zu vermeiden.

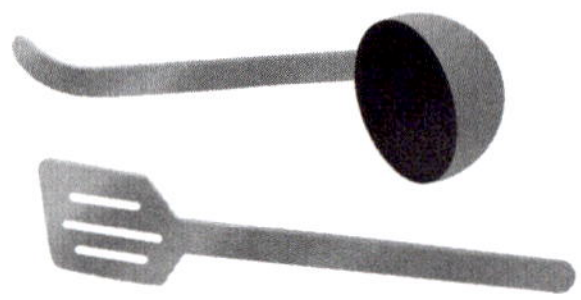

Aluminium

Bei der Verwendung von Utensilien aus Aluminium können Aluminiumpartikel in die Nahrung übergehen, vor allem wenn diese Materialien mit einer Säure in Berührung kommen. Dieses Metall kann im Körper oxidativen Stress und Entzündungen fördern (Seite 70). Vermeide die Verwendung von beschädigten Behältern, da das Aluminium dann leichter migriert (übergeht).

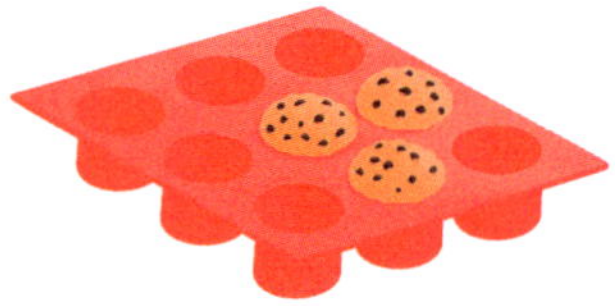

Silikon

Silikonformen werden im Backofen stark erhitzt und könnten dabei giftige Substanzen freisetzen, die möglicherweise ins Essen gelangen. Das ist umso wahrscheinlicher, wenn die Form beschädigt ist. Halte dich an die mitgelieferten Nutzungsbedingungen (bzw. an die angegebene Höchsttemperatur).

Empfohlene Materialien

Holz

Küchenutensilien aus Holz (Salatschüsseln, Pfannenwender, Bretter …) sind eine ideale Option: Holz ist für die Gesundheit unbedenklich. Achte jedoch darauf, unbehandeltes zu wählen, da Bretter, Kochlöffel und Co mit Chemikalien behandelt sein können.

Außerdem solltest du Utensilien nach dem Gebrauch gründlich reinigen und mindestens einmal im Monat zum Beispiel mit einer Mischung aus Wasser und Essig desinfizieren. Holzutensilien können ansonsten durchaus bei schlechter Pflege zu Bakteriennestern werden.

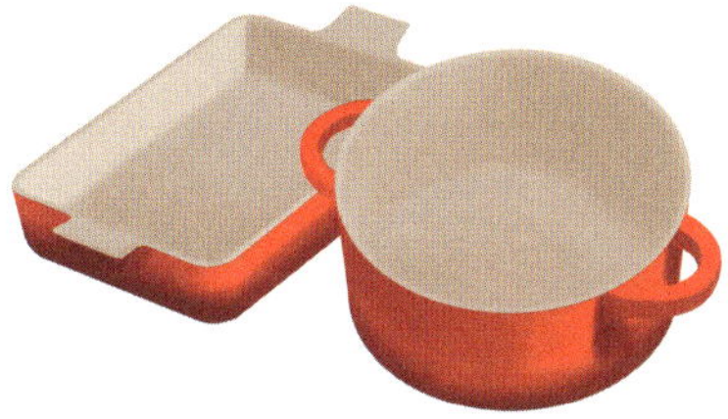

Steingut und Keramik

Eine gute Wahl ist Kochgeschirr aus Steingut oder Keramik (Achtung, nicht zu verwechseln mit keramischen Beschichtungen; die können Schadstoffe enthalten). Steingut und Keramik stellen keine Gefahr für die Gesundheit dar.

Allerdings sind diese Materialien zerbrechlich und zersetzen sich schnell, gerade bei hohen Temperaturen. Risse können schon nach wenigen Benutzungen auftreten. Wähle Kochgeschirr, das nicht mit Lack oder Emaille überzogen ist.

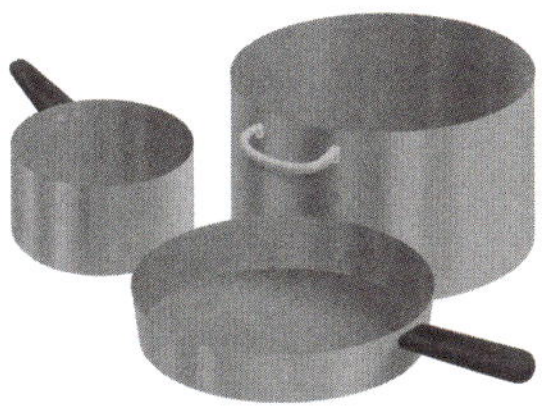

Edelstahl

Edelstahl ist ein rostfreies Metall, das, soweit bisher bekannt, keine Gesundheitsrisiken birgt – also eine ausgezeichnete Wahl. Außerdem verleiht es den darin zubereiteten Speisen keinen unerwünschten Beigeschmack.

Der einzige Nachteil: Manchmal benötigt man große Mengen an Fett, damit das Essen nicht ansetzt. Mit etwas Übung lässt sich diese Art des Kochens leicht beherrschen: die Speisen anfangs scharf anbraten, auf niedriger Hitze weitergaren.

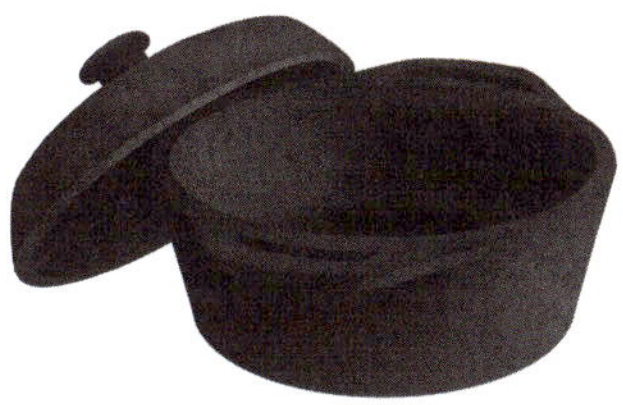

Gusseisen

Die von unseren Großmüttern wohlbekannten Töpfe und Bräter aus natürlichem Gusseisen sind frei von chemischen Substanzen. Der Anschaffungspreis ist recht hoch, aber das Kochgeschirr hat eine lange Lebensdauer. Gusseisernes ist recht schwer und erfordert etwas Erfahrung in der Anwendung.

Dein Geschirr aus Gusseisen sollte unbedingt unbeschichtet sein.

5 Die Wahl der besten Garmethode

Durch das Kochen von Speisen können darin enthaltene Ballaststoffe leichter verdaut und bestimmte Nährstoffe besser aufgenommen werden. Aber das Garen hat auch Nachteile: Es trägt zur Zerstörung von Vitaminen und Mineralstoffen bei. Einige Vitamine (A, C, B1, B2, B3, B6, B9, B12) sind hitzeempfindlich, und so können schnell 50 % ihres ursprünglichen Gehalts verloren gehen.

Doch nicht alle Garmethoden gleichen sich dabei: Einige erhalten Nährstoffe besser. Je länger die Garzeit und je höher die Temperatur, desto weniger Nährstoffe enthält das zubereitete Lebensmittel.

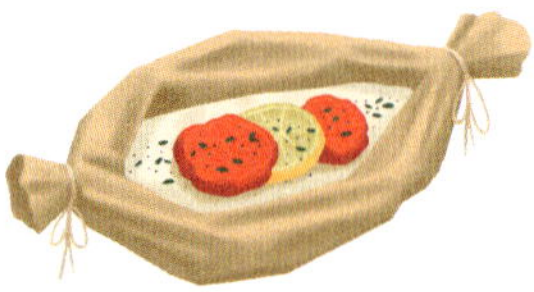

Im Päckchen

– Speisen in eine Hülle (aus Aluminiumfolie oder Backpapier) gewickelt im Ofen oder in der Mikrowelle garen
– Garen bei hohen Temperaturen (180 °C und mehr) beeinträchtigt trotz dieser Schutzhülle jedoch die Nährwertqualität der gegarten Produkte.
– Am besten Backpapier verwenden, damit keine Aluminium-Mikropartikel in die Lebensmittel gelangen
– Niemals säuerliche Lebensmittel (Zitrone, Weißwein, Essig) in Aluminium hüllen, da die Säure eine Migration von Aluminiumpartikeln fördert

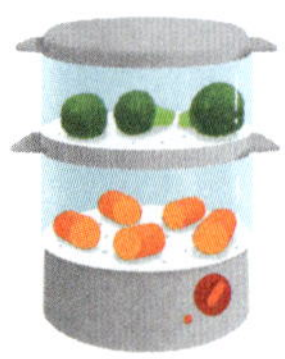

Sanft dämpfen

– In einem Dampfgarer bei niedriger Temperatur (unter 100 °C)
– Gut für Gemüse, aber auch andere Speisen: Hülsenfrüchte, Geflügel, Fisch …
– Ideal, um mehr Nährstoffe, Vitamine und Mineralstoffe in der Nahrung zu erhalten
– Die zubereiteten Lebensmittel behalten ihren Geschmack, aber auch ihre Konsistenz.

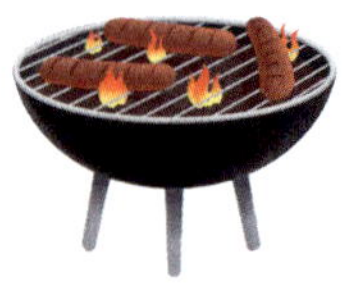

Grillen

– Mindestens 10 cm über der Glut grillen! Tropft Fett auf heiße Kohlen, entsteht Benzopyren (krebserregender Giftstoff) und andere giftige Verbindungen werden freigesetzt, die das Fleisch durchdringen. 100 g Steak vom Grill würden dabei die gleiche Menge Benzopyren wie 120 Zigaretten enthalten.
– Auf einer Heißen Platte (Plancha) grillen oder auf einem Vertikalgrill (Rauch zieht nach oben am Fleisch vorbei ab)
– Lebensmittel marinieren (geringere Aufnahme toxischer Verbindungen; vor dem Grillen aber abtropfen lassen)

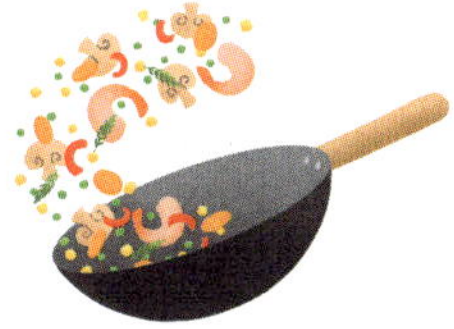

Wok

– Weitverbreitet in der asiatischen Küche: Dabei werden die Speisen meist im Wok geschwenkt.
– Sehr schnelles Garen: Die Speisen werden nur einige Sekunden lang sehr heiß angebraten.
– Erlaubt das Garen mit wenig Fett
– Gute Garmethode, da sie die Nährstoffe kaum angreift

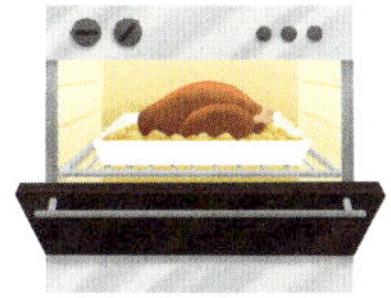

Backofen

– Eine eher lange Garzeit bei meist hohen Temperaturen, was die Nährstoffe stark beeinträchtigt
– Fördert die Maillard-Reaktion: Diese entsteht beim Garen mit hohen Temperaturen, wobei die Lebensmittel eine braune Farbe und Röstaromen annehmen. Sie begünstigt jedoch ebenso oxidativen Stress, der zu einer beschleunigten Zellalterung und einem erhöhten Krebsrisiko führt.

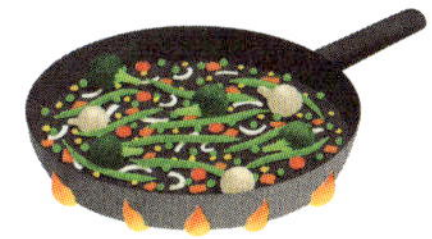

Pfanne

– Diese Garmethode lieber seltener verwenden, da in der Regel bei hohen Temperaturen und über eine eher lange Zeit gegart wird
– Die Wahl des Öls: Olivenöl bei milden Temperaturen verwenden, Kokosöl bei höheren (Seite 112). Nie zum Rauchen bringen, denn dann werden Giftstoffe frei.
– Butter nie dunkel/schwarz werden lassen; Ghee (oder geklärte Butter) für höhere Temperaturen bevorzugen

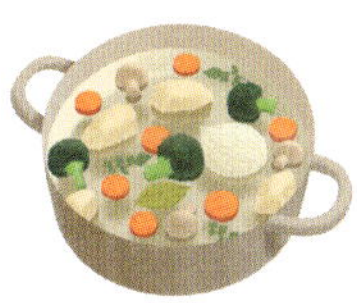

In Wasser

– Lebensmittel werden über einen längeren Zeitraum bei hohen Temperaturen gegart, wodurch ihr Nährwert sinkt.
– Koche vorzugsweise bei niedriger Temperatur, nicht aufkochen lassen.
– Verwende möglichst auch das Kochwasser, in das ein Großteil der Mineralstoffe (und in geringerem Maße auch der Vitamine) übergeht.
– Wähle Bio-Produkte, die (größtenteils) pestizidfrei sind. Anderenfalls können Schadstoffe ins Kochwasser übergehen.

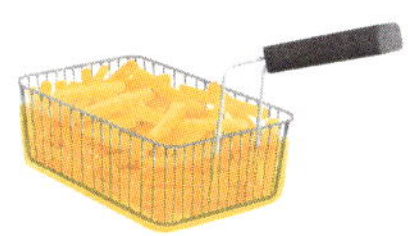

Frittieren

– Garen bei hohen Temperaturen, die eine Maillard-Reaktion begünstigen, wobei problematische Verbindungen und Acrylamid entstehen können. Acrylamid ist ein Molekül, das die Entwicklung von Krebs fördert und sich in hohen Dosen als neurotoxisch erwiesen hat.
– Speisen werden mit Fett angereichert; Frittieröle sind dazu häufig reich an Omega-6-Fettsäuren und gesättigten Fettsäuren.

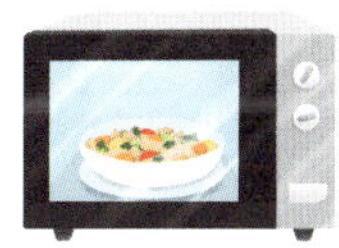

Mikrowelle

– Die Meinungen der Expert:innen zu dieser Garmethode und ihren Risiken gehen weit auseinander.
– Für einige stellt die (unbeschädigte) Mikrowelle als Gargerät keine Gefahr dar.
– Andere sind davon überzeugt, dass die Wellen unnatürliche Veränderungen in der Struktur der Lebensmittel verursachen, mit Folgen, deren potenzielle Auswirkungen nicht absehbar sind.
– Bei dieser ungeklärten Lage sollte man die Verwendung lieber begrenzen.

6 VIEL ZEIT zum richtigen Kauen

Das sorgfältige Zerkauen von Speisen mag uns unbedeutend erscheinen und wird oft vernachlässigt. Dabei spielt es doch eine wesentliche Rolle für unsere Gesundheit.

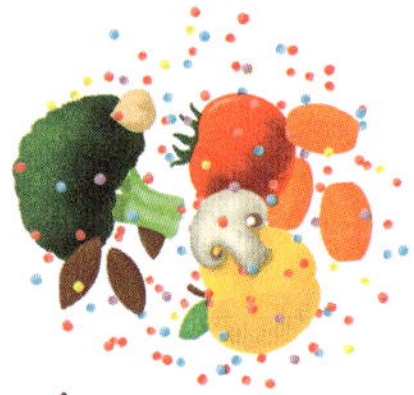

Die Aufnahme der Nährstoffe verbessern

Die aufgenommene Nahrung muss verdaut werden, damit sie in Form von Nährstoffen genutzt werden kann. Dabei kommen mehrere Organe zum Einsatz.

Alles beginnt im Mund: Der Speichel leitet mithilfe der darin enthaltenen Enzyme die chemische Verdauung der Nahrung ein. Im Magen wird die Nahrung dann zu Brei.

Bauchspeicheldrüse und Gallenblase geben Enzyme und Gallensäuren ab, um aus dem Nahrungsbrei im Darm Nährstoffe zu gewinnen. Diese können dann die Darmwand passieren, um über das Blut in Zellen aufgenommen zu werden.

Wird die Nahrung nicht ausreichend zerkaut, produziert der Körper nicht genug Enzyme, die für die Umwandlung der Nahrung in verwertbare Nährstoffe benötigt werden.

Einige Speisereste werden dann von den Bakterien der Darmflora verwertet, statt aufgenommen zu werden, oder sie landen … in der Toilette!

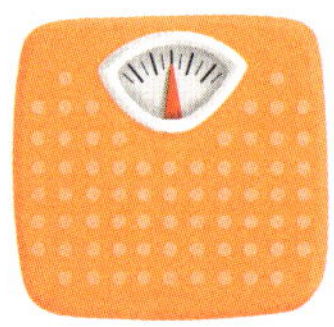

Weniger essen und Gewichtskontrolle

Das Kauen erlaubt es verschiedenen Rezeptoren (auf der Zunge, an den Zähnen und am Gaumen), Signale an das Hirn zu senden, dass gerade Nahrung aufgenommen wird.

Durch das Kauen werden auch verschiedene Hormone ausgeschüttet, die dem Gehirn im Laufe der Mahlzeit ein Sättigungssignal senden. Einige Hormone werden erst 15–20 Minuten nach Beginn des Kauens produziert.

Das ausgiebige Kauen sorgt also dafür, dass man schneller satt wird und weniger überschüssige Kalorien zu sich nimmt. Verschiedene Studien haben gezeigt, dass längeres Kauen die Kalorienaufnahme verringert.

Flüssige Nahrung wie Fruchtsäfte können zur Gewichtszunahme beitragen, weil das Gehirn nicht alle Kalorien richtig erkennt und das Sättigungsgefühl nicht so schnell einsetzt. Auch vor Vorgekochtem – wie z. B. Kartoffelpüree in Flocken – solltest du dich hüten, da dieses die Kauarbeit verringert.

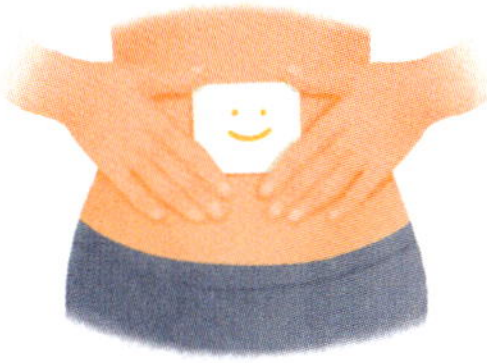

Gut für die Verdauung

Wird nicht genug zerkaut, muss der Magen die Produktion seiner Säfte (ein sehr saures Gemisch) steigern, um die noch zu großen Stücke zu zerkleinern. Diese Überproduktion von Säure kann an Schleimhäuten des Verdauungstrakts zu Reizungen führen und verursacht ein saures Aufstoßen.

Falsches Kauen erhöht auch das Risiko für Blähungen. Wer mehr kaut, zerlegt die Nahrung besser und erleichtert so die Arbeit des Magens und damit die Verdauung insgesamt.

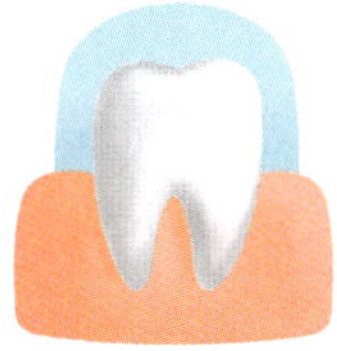

Zum Schutz von Zähnen und Zahnfleisch

Gutes Kauen trägt zur Vorbeugung von Karies bei, indem es die Speichelproduktion fördert, die den Zahnbelag reinigt und den Zahnschmelz vor Säure schützt. Das Kauen stimuliert auch unser Zahnfleisch, was wichtig ist für festsitzende Zähne.

Dass zu wenig gekaut wird, erkennt man in der vorherrschenden Anfälligkeit unserer Zähne und der immer häufigeren Verwendung von Mitteln zu Zahnkorrektur.

Im Alltag

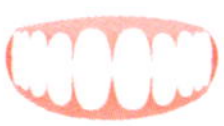

Kaue jeden Bissen mindestens 7 × (ideal: 20 ×). Am besten erst schlucken, wenn alles »fast« flüssig geworden ist.

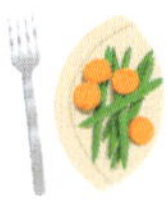

Lege die Gabel zwischen jedem Bissen zur Seite.

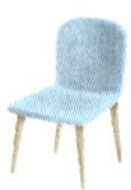

Im Sitzen und immer mit Besteck essen!

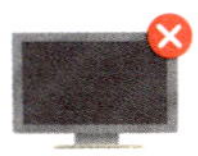

Während des Essens nicht ablenken lassen (vom Fernsehen, einem Buch …) oder sich selbst ablenken

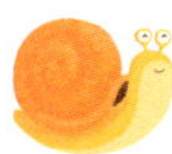

Versuche lieber, von allen am Tisch am längsten mit dem Essen zu brauchen.

Zwischen den Gängen jeweils eine Pause einlegen

Und vor allem: Bleib am Ball! Es dauert drei bis vier Wochen, bis eine neue Gewohnheit verinnerlicht ist.

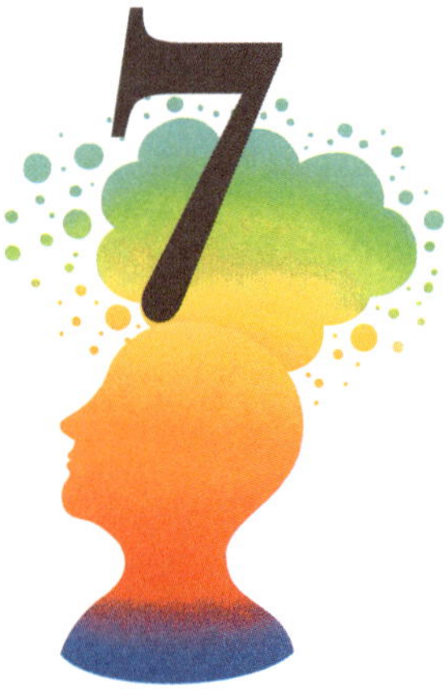

7 Bewusster *essen und genießen*

Die drei Säulen der Gesundheit bestehen aus einer hochwertigen Ernährung, regelmäßiger körperlicher Betätigung sowie einem seelischen Wohlbefinden. Letzteres wird vor allem durch das sogenannte Achtsamkeitstraining erreicht und spielt eine grundlegende Rolle für unsere Gesundheit.

Was bedeutet *Achtsamkeit?*

Unsere Welt bringt in vielen Bereichen des Lebens emotionale Instabilität hervor: Stress, Frustration, Niedergeschlagenheit, Verwirrung, Egoismus, Angstzustände. So verbringen wir viel Zeit damit, in Grübeleien zu versinken und über Vergangenes, Zukünftiges, Situationen, die wir bedauern, oder Ängste nachzudenken.

Achtsamkeit ist eine Form der Meditation. Wenn wir uns die Zeit nehmen, um innezuhalten, treten wir mit unserer inneren Mitte in Verbindung und erleben den Moment. Um unseren Geist in die Gegenwart zu bringen und den stetigen Gedankenfluss zu unterbrechen, konzentrieren wir uns auf unsere Atmung, beobachten körperliche Empfindungen und hören auf Umgebungsgeräusche.

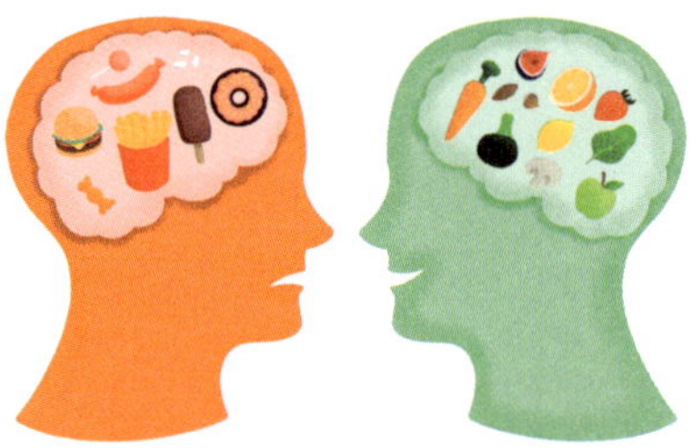

Warum eine achtsame *Ernährung?*

Unser Essen nehmen wir oft mechanisch, hektisch und ohne Genuss zu uns. So ist es für viele üblich, die eine oder andere Mahlzeit vor vor dem Fernseher einzunehmen. Achtsames Essen bringt mehrere Vorteile:

– Verringertes Risiko von Übergewicht oder Fettleibigkeit: Wenn wir beim Essen auf einen Bildschirm blicken oder die Gedanken wälzen, können wir nicht so gut auf unsere körperlichen Signale achten und merken, wann wir satt sind. Unsere Sättigungsschwelle ist dann verschoben: Die Grenze zwischen dem Verlangen zu essen und echtem Hunger wird unscharf. Dies führt oft dazu, mehr zu essen, als wir wirklich brauchen.

Wer bewusst isst, achtet auf Hunger- und Sättigungssignale und nimmt bedarfsgerechte Mengen zu sich. So können wir die Portionsgrößen reduzieren und snacken weniger.

– Lerne gesündere Lebensmittel lieben: Wenn wir nur gefühlsgesteuert essen, ohne auf das zu achten, was unser Körper wirklich braucht, verlieren wir auch das Vergnügen am Essen. Wir werden leichter von fettigen, süßen und salzigen Lebensmitteln verführt.

Mit Achtsamkeit gelingt es uns, wieder eine entspannte Beziehung zum Essen zu entwickeln und den Geschmack bestimmter Produkte wiederzuentdecken. Wenn wir uns die Zeit nehmen, die natürlichen Aromen von Lebensmitteln zu genießen und sie achtsamer zu konsumieren, haben wir nicht mehr das Bedürfnis, so fettig, süß und salzig zu essen.

– Steigerung des seelischen Wohlbefindens: Achtsamkeit wirkt auch gegen unproduktive Gedankenspiralen und impulsive Handlungen. Wer auf seine Gefühle achtet, ohne sie zu be- oder verurteilen, und auf seine Körpersignale hören lernt, kann sowohl sich selbst als auch den eigenen Körper besser akzeptieren.

Das Essen mit einem Fokus auf den gegenwärtigen Moment hilft uns auch, den Geist zu entspannen und Stress oder Ängste abzubauen. Achtsamkeit kann sich außerdem positiv auf Depressionen auswirken.

Wie gelingt *achtsames Essen?*

Es ist eine Frage der Übung, Schritt für Schritt. Beginn mit einem, dann zwei, drei ... Aspekten dieser Liste, und sei vor allem geduldig mit dir und ausdauernd!

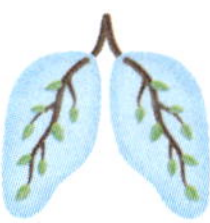

Atme vor jeder Mahlzeit tief durch: mehrmals gut ein- und ausatmen. Konzentriere dich dabei auf die Atembewegungen.

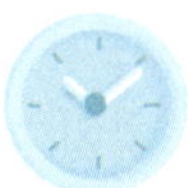

Iss langsam: Nimm dir Zeit, jeden Bissen mindestens 7 × (idealerweise 20 ×) zu kauen; lege dein Besteck zwischen den Bissen ab.

Hör auf deine Bedürfnisse: Mach während des Essens Pausen, um zu erkennen, wann der Magen ausreichend gefüllt ist. Zwinge dich nicht, den Teller leer zu essen.

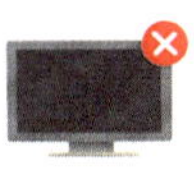

Vermeide Ablenkungen: Schalte den Fernseher und das Radio aus, lege dein Smartphone oder auch die Zeitung beiseite.

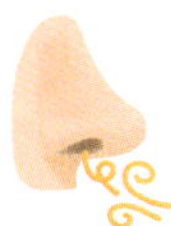

Konzentriere dich auf deine Sinne: Beobachte, was du isst, riech deine Speisen, erkenne ihre Textur und nimm den Geschmack wahr.

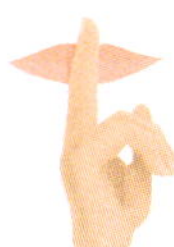

Lege ab und zu eine komplett stille Mahlzeit ein, allein oder mit anderen: Das mag seltsam erscheinen, aber völlige Stille hilft dabei, sich auf seine Sinne zu konzentrieren.

Baue jedoch auch eine Beziehung zu den Menschen auf, die mit dir zusammen essen: Achte darauf, dass du den Gesprächen Aufmerksamkeit und den Personen ein offenes Ohr schenkst.

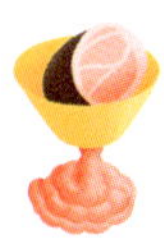

Vermeide Fertiggerichte und stark verarbeitete Produkte: Sie sind sehr fett-, zucker- und salzreich und bringen unsere Sinne durcheinander.

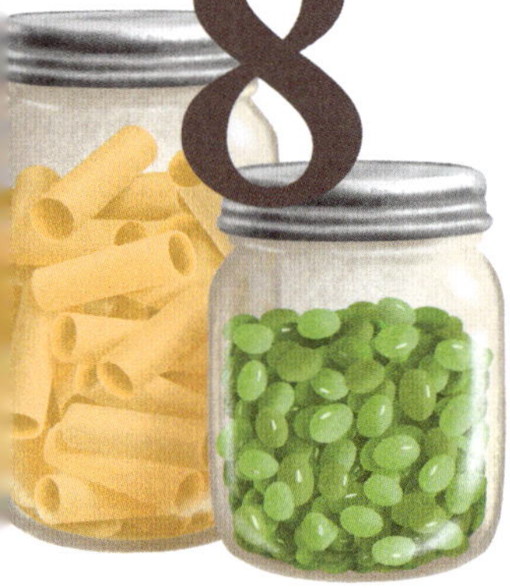

8 Weniger abgepackt, *mehr unverpackt!*

Die Verpackung verdient fast so viel Aufmerksamkeit wie die Zusammensetzung der Produkte. Denn es können problematische Inhaltsstoffe von der Verpackung in die Lebensmittel übergehen.

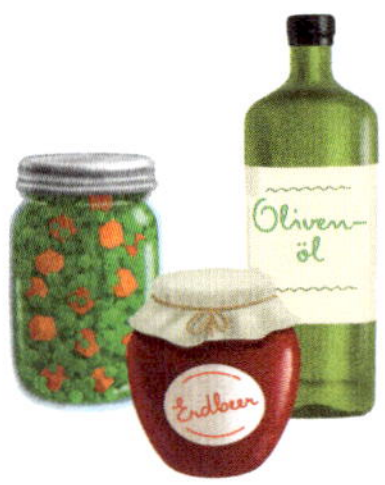

Glas: der gesündeste Verpackungspartner

Ganz oben auf der Liste der unbedenklichen Materialien: Glas besteht aus drei natürlichen Rohstoffen (Sand, Natriumkarbonat und Kalk) und ist zu 100 % wasserundurchlässig.

So verhindert es jegliche Reaktion mit äußeren Einflüssen wie Feuchtigkeit oder Hitze. Es erlaubt eine optimale Konservierung von Vitaminen und Mineralstoffen, abgesehen von jenen, die unter Lichteinfluss leiden.

Darüber hinaus hindert es Fremdstoffe am Eindringen in die enthaltenen Lebensmittel und bewahrt gleichzeitig deren Geschmack.

Es handelt sich dazu um ein umweltfreundliches Behältnis: Zwar ist das Recycling von Glas sehr energieintensiv, doch das Material ist unendlich oft wiederverwertbar und behält seine technischen Eigenschaften nach jedem Recyclinggang bei.

Idealerweise verwendest du Glasbehälter für einen Großeinkauf von Unverpacktem.

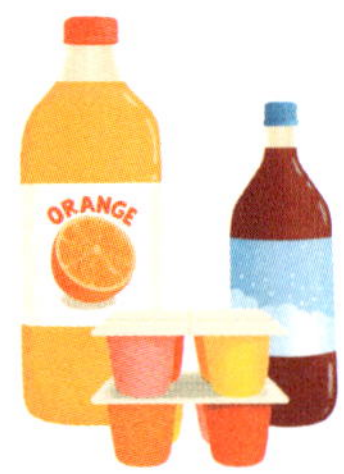

Plastik: Achtung bei Hitze

Der Nachteil von Kunststoffverpackungen: Sie können Substanzen enthalten, die unter bestimmten Voraussetzungen in die Lebensmittel übergehen. Diese sogenannte Migration ist unter Hitzeeinfluss umso größer und wächst mit zunehmender Lagerdauer.

Daher wird empfohlen, in Plastik verpackte Produkte kühl zu lagern und sie schnell nach dem Kauf zu verzehren, um die direkte Kontaktzeit des Lebensmittels mit dem Plastik zu begrenzen.

Deine Speisen solltest du also nicht in Plastikbehältern in der Mikrowelle aufwärmen. Und trinke Tee oder Kaffee nicht aus Kunststoffbechern.

Problematische Partikel gelangen übrigens leichter in Fette: Die Migration ist also potenziell größer, wenn der Kunststoff mit fettigen Lebensmitteln in Berührung kommt (Öle, Fertiggerichte, Käse, Wurstwaren …).

Davon abgesehen ist Plastikmüll ein riesiges Umweltproblem. Von den 2019 angefallenen 6,28 Tonnen an Kunststoffabfällen in Deutschland wurden laut Umweltbundesamt noch gut die Hälfte verbrannt. In der Schweiz werden um die 125 kg Kunststoffe pro Kopf jährlich verbraucht, davon entfallen 45 kg alleine auf Verpackungen. Und laut Greenpeace produzieren wir weltweit im Durchschnitt 300 Millionen Tonnen Plastik pro Jahr. Davon landen 8–12 Millionen Tonnen fatalerweise in den Weltmeeren.

5 Tricks: So gelangen keine schädlichen Stoffe in deine Lebensmittel

– Schaff dir eine Trinkflasche aus Glas oder Edelstahl an. Eine Wiederverwendung von Plastikwasserflaschen ist zwar umweltfreundlich, aber aus hygienischen und gesundheitlichen Gründen nicht empfehlenswert.

– Beschränke die Verwendung von Frischhaltefolie auf ein Minimum. Deine Lebensmittel im Kühlschrank deckst du am besten mit einem Teller ab oder verwendest für unverarbeitetes Gemüse oder Obst Bienenwachstücher. Zum Metzger oder Käsestand kannst du Behälter von zu Hause mitbringen.

– Nimm eigene Becher mit ins Büro, um die Verwendung von Wegwerfbechern aus dem Automaten zu vermeiden. Der für diese Produkte verwendete Kunststoff ist sehr oft von schlechter Qualität.

– Wärme deine Speisen in der Mikrowelle lieber in Glasbehältern statt in solchen aus Kunststoff auf.

– Kaufe Lebensmittel so oft wie möglich unverpackt und bringe dafür eigene Behälter zum Einkauf mit (z. B. Glasgefäße oder wiederverwendbare Stoffbeutel).

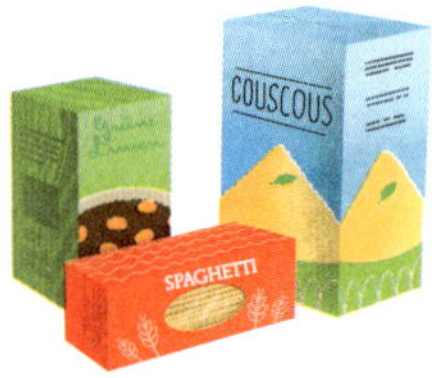

Kartonage: eine falsche gute Idee

Im Jahr 2015 ließ Foodwatch 120 in Karton verpackte Lebensmittel aus Deutschland, den Niederlanden und Frankreich auf ihren Mineralölgehalt untersuchen. Diese Öle stammen insbesondere aus den Druckfarben und Klebstoffen der recycelten Verpackungen und können in die Lebensmittel migrieren.

Das Ergebnis: In 43 % der untersuchten Produkte wurden krebserregende und erbgutverändernde Rückstände von Mineralölen gefunden. In Deutschland waren anteilig zwar weniger Produkte betroffen, aber auch einige von großen Marken.

Am anfälligsten für eine Verunreinigung mit Mineralölen sind trockene Lebensmittel, die ohne Schutzbeutel mit der Verpackung in Berührung kommen und lange aufbewahrt werden können, wie Reis, Linsen, Couscous oder Nudeln.

Bei Papier- und Kartonverpackungen aus recyceltem Material ist die Gefahr einer möglichen Verunreinigung leider noch größer. Um sie wiederzuverwerten, werden die alten Verpackungen mit Wasser vermischt. Aus dem so entstandenen Brei wird dann wieder Zellstoff gewonnen. Die alten Druckfarben und Klebstoffe könnten dabei mit dem Rest vermischt werden und direkt in den Karton gelangen.

Heutzutage gibt es alternative Druckfarben auf der Basis von Pflanzenölen. Aber es bleibt unklar, bei welchem Anteil der Papier- und Kartonverpackungen nun diese neuen Pflanzenöle verwendet werden.

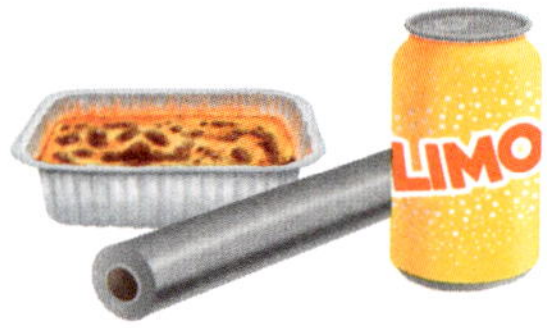

Aluminium: angebrachte Vorsicht

Heutzutage kann die Allgegenwärtigkeit von Aluminium in unserem Alltag (Lebensmittel, Verpackungen, Geräte, Medikamente, Impfstoffe ...) zu erheblichen Belastungsraten führen: Jene für Aluminium hat sich seit 1950 um das Dreißigfache erhöht und wird bis 2050 voraussichtlich noch um das Dreifache ansteigen.

Wenn Lebensmittelverpackungen aus Aluminium bestehen (z. B. Aluminiumpapier oder -schalen), können geringe Partikel dieses Metalls in die Lebensmittel übergehen, insbesondere wenn Hitze mit ins Spiel kommt, bei sauren pH-Werten und bei Fehlen einer schützenden Plastikfolie.

Kommt Aluminium in den Körper, wird es zwar größtenteils über den Stuhlgang wieder ausgeschieden. Ein kleiner Teil davon gelangt jedoch in den Blutkreislauf und wird dann in die Knochen transportiert oder in die Leber, die Lunge oder die Nieren.

Eine Belastung mit Aluminium – egal aus welcher Quelle es stammt (Nahrung, Wasser, Medikamente, Küchenutensilien ...) – kann oxidativen Stress (Seite 40) sowie Entzündungserkrankungen fördern.

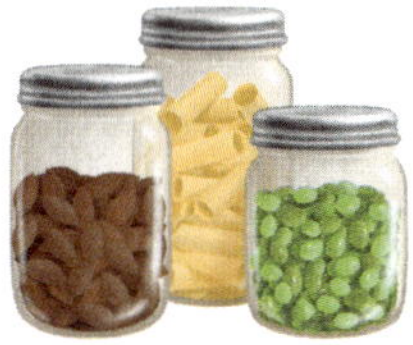

Unverpackt: die beste Lösung!

Der Einkauf ohne Verpackungen ist die ideale Variante, sowohl für unsere Gesundheit als auch für die Umwelt. Denn dabei bringst du von zu Hause (wiederverwendbare) Behälter mit. Manche Lebensmittelgeschäfte bieten ihre Waren teilweise schon als Schütt- oder lose Ware an. Auch viele Supermärkte stellen dafür bereits Flächen zur Verfügung.

Hier einige Tipps zum Start:

– Beginne mit Produkten, die du häufig brauchst. Der Einkauf ohne Verpackungsmüll ist mit ein bisschen Planung und Ausstattung verbunden, also fange klein an.

– Versorge dich mit geeigneten Behältern: Glasgefäße und Stoffbeutel sind ideal.

– Lebensmittelgeschäfte, die auf unverpackte Ware spezialisiert sind, sowie Fachgeschäfte (Käseläden, Metzgereien …) können in der Regel gut mit mitgebrachten (Glas-)Behältern umgehen, indem sie die Waage vor dem Einfüllen der Ware auf null zurücksetzen. Dies ist jedoch noch nicht unbedingt in allen großen Supermärkten möglich. Scheue dich dann nicht, Mitarbeiter:innen oder Filialleiter:innen um Hilfe zu bitten: Auf diese Weise trägst du auch dazu bei, das Bewusstsein für unverpackte Waren zu schärfen.

– Auch Einkaufstaschen und Beutel aus Baumwolle solltest du in verschiedenen Größen besorgen (kaufen oder selbst herstellen). Netze sind für manche Obst- und Gemüsesorten praktisch. Das Gewicht der Beutel und Netze ist minimal, sodass du deine Lebensmittel direkt darin abwiegen kannst.

– Plane deine Mahlzeiten im Voraus: So weißt du am besten, was und wie viel du brauchst.

– Und bringe vor allem Geduld mit: Es braucht immer ein wenig Zeit, um neue Gewohnheiten anzunehmen.

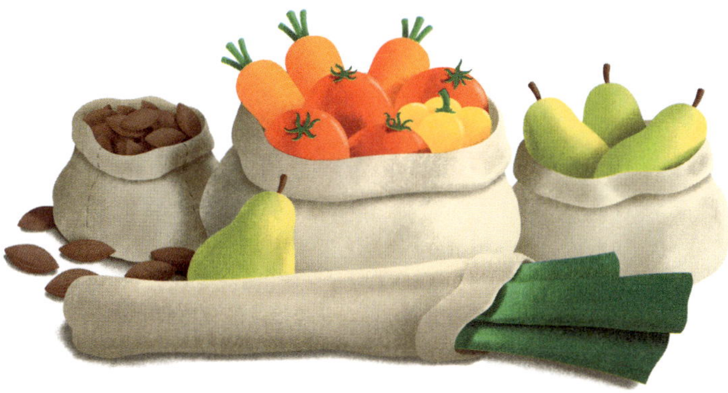

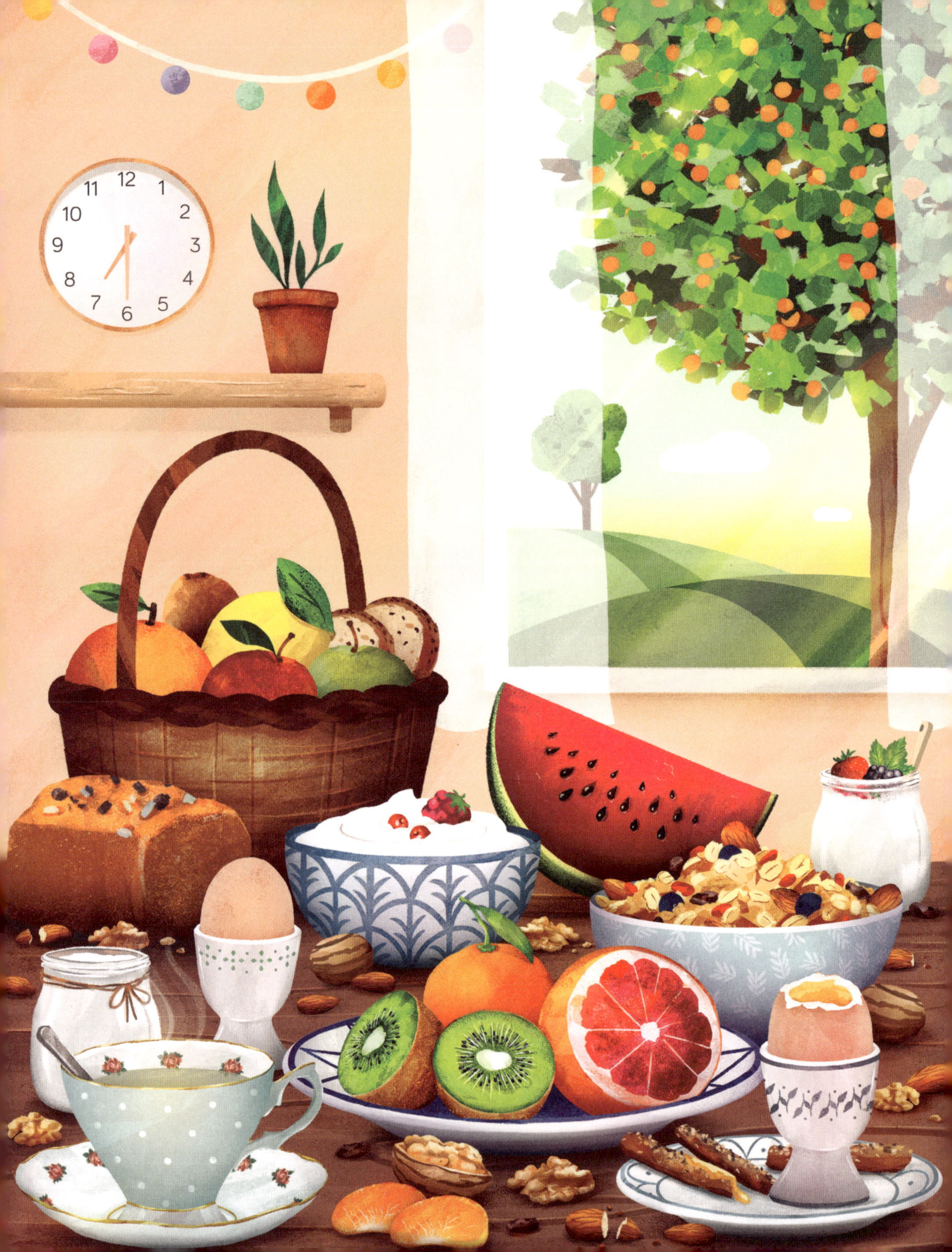

Das ideale Frühstück

Frühstücksflocken mit Milch oder ein Stück Baguette mit Butter und Konfitüre, dazu ein großes Glas Orangensaft: Das essen viele zum Frühstück. Doch das ist aus ernährungswissenschaftlicher Sicht alles andere als eine ideale Kombination. Denn diese sehr süße Mahlzeit fördert die Insulinausschüttung, was immer und besonders morgens verhindert werden sollte.

Immerhin besteht für andere das Frühstück auch aus einem Brötchen mit Käse oder Schinken. Die darin enthaltenen Proteine sind wichtig für einen guten Start in den Tag. Hier kommen also unsere Empfehlungen für euren Energieboost beim Frühstück.

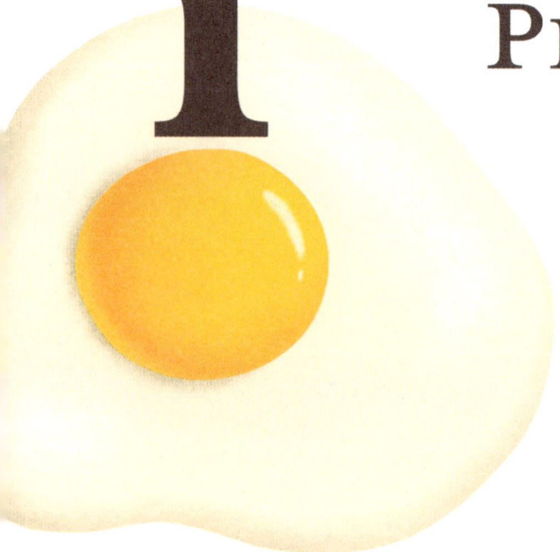

1 PROTEINQUELLE: am besten Eier

Wer morgens tierisches Eiweiß zu sich nimmt (Seite 24), profitiert von einer günstigen Produktion von Dopamin. Das ist ein Neurotransmitter, der uns wach macht und die Motivation steigert. Er steuert unsere Lust und unser Interesse. Ein höherer Spiegel dieses Botenstoffs wird dir helfen, mit einem guten Gefühl in den Tag zu starten!

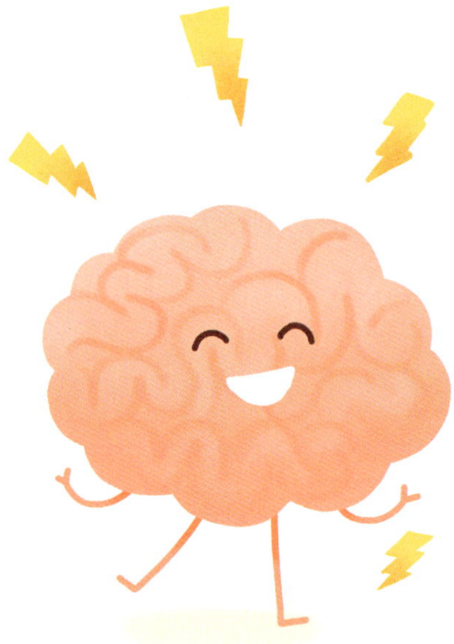

Proteine zum Frühstück steigern nicht nur unsere Motivation und Wachheit, sie sorgen auch dafür, dass wir uns länger satt fühlen und am Vormittag weniger Heißhunger verspüren.

Unser Frühstück ist häufig reich an Kohlenhydraten, aber auch an Käse oder Wurst. Und das ist gut so: Verzehren wir Kohlenhydrate nämlich mit Proteinen, kann das die Geschwindigkeit der Kohlenhydrataufnahme verringern. Eiweiß lässt uns Kohlenhydrate langsamer verdauen. Dadurch wird die Insulinspitze (Seite 20) abgeflacht und der »Durchhänger« um 11 Uhr vermieden.

Eier sind hier die ideale Option, da sie sehr hochwertiges Eiweiß enthalten und reich an Vitaminen und Spurenelementen sind (Seite 90). Es gibt aber auch andere Proteinquellen:

Tierisches Eiweiß

Eine Scheibe guter Kochschinken, 30 g Käse (am besten aus Schafs- oder Ziegenmilch), Joghurt (auch aus Schafs- oder Ziegenmilch), Sardinen

Pflanzliches Eiweiß

Pflanzliche Zubereitung aus Soja, Chiasamen, Ölfrüchten (Mandel-, Walnuss-, Cashewkerne …)

2 Nützliche Fette: (Nuss-)Kerne

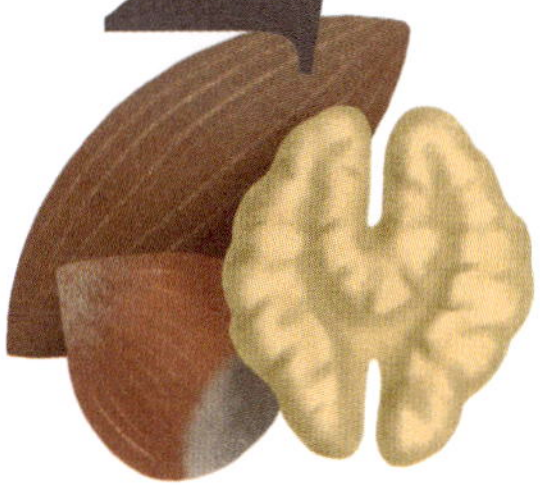

Die Aufnahme von Fett zum Frühstück ist wichtig, aber es muss ein hochwertiges sein! Gute Fettsäuren, besonders Omega-3- und Omega-9-Fettsäuren (Seite 26), braucht unser Organismus unbedingt: Sie helfen bei der Abwehr von Herz-Kreislauf-Krankheiten und Diabetes. Und sie spielen eine Rolle bei der Entwicklung des Gehirns.

Hochwertige Fettsäuren finden sich zuhauf in Ölfrüchten: Mandel-, Walnuss- oder Haselnusskernen. Dabei enthalten Walnusskerne am meisten Omega-3-Fette. So kannst du am Morgen eine Mischung aus Walnuss- und Mandelkernen (30–50 g insgesamt) essen, die dich mit Omega-3-Fettsäuren, Ballaststoffen und Magnesium versorgt. Auch Chiasamen, Kürbiskerne, Avocados oder auch fetter Fisch wie Sardinen bieten eine Zufuhr von hochwertigen Fetten.

Statt morgens eine Konfitüre auf dein Brötchen zu streichen, die meist sehr zuckerhaltig ist, versuche doch einfach mal ein leckeres Mus aus Mandel-, Haselnuss-, Cashew- oder Erdnusskernen.

Keine Zeit für ein Frühstück?

Auch wenn es schnell gehen muss am Morgen: einfach ein Stück Obst und 1 Handvoll Ölfrüchte für später mitnehmen. Walnuss- und Mandelkerne sind ideal.

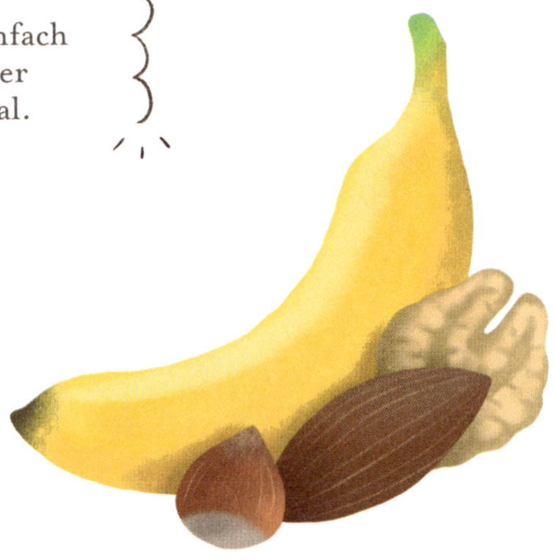

3 Frisches Obst statt Säften

Der Verzehr von Obstsaft ist in keiner Weise mit dem von frischem Obst zu vergleichen! Im Saft sind keine Ballaststoffe mehr enthalten, mit deren Hilfe die Aufnahme des (Frucht-)Zuckers in den Organismus verlangsamt würde. Das erklärt auch, warum der glykämische Index (GI) von Saft höher ist als der der darin enthaltenen Früchte. So beträgt der GI einer Orange beispielsweise 35, während der von Orangensaft ohne Zuckerzusatz bei 45 liegt.

Außerdem muss man das Obst kauen, sodass sich schneller ein Sättigungsgefühl einstellt (Seite 64), anders als beim Saft. Dazu enthält Saft weniger Vitamine.

Also frischem Obst den Vorzug geben, auch wenn der Saft frisch gepresst ist oder die Verpackung »100 % Fruchtgehalt« verspricht!

Muss man frühstücken, auch wenn man keinen Hunger hat?

Zwingt euch zu nichts, wenn ihr keinen Hunger verspürt: Im Gegensatz zur landläufigen Meinung kann das Frühstück sehr wohl mal ausfallen. Wenn ihr den restlichen Tag über eine ausgewogene Ernährung einhaltet, braucht ihr das Frühstück nicht unbedingt. Das nennt man dann Intervallfasten: Da der Körper tagsüber ständig mit Verdauungsarbeiten beschäftigt ist, kann es von Vorteil sein, ihm Ruhezeiten zu gönnen. Allerdings nicht kompensieren, indem ihr den ganzen Vormittag über irgendetwas knabbert. Wenn ihr am Morgen Hunger habt, bereitet euch lieber einen ausgewogenen Snack mit Obst, Joghurt oder einer Handvoll Ölfrüchten zu.

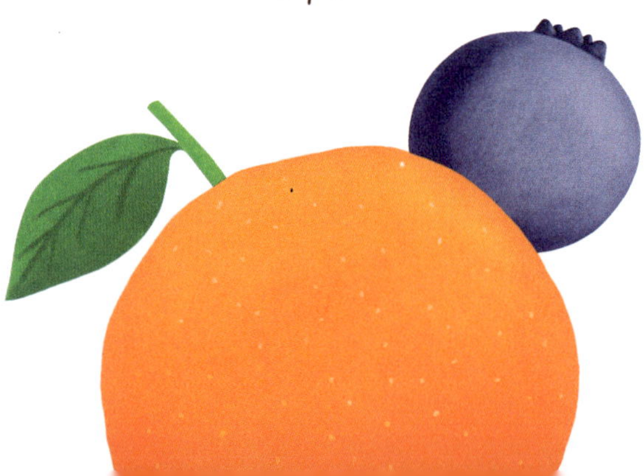

4 Gute Kohlenhydrate (optional)

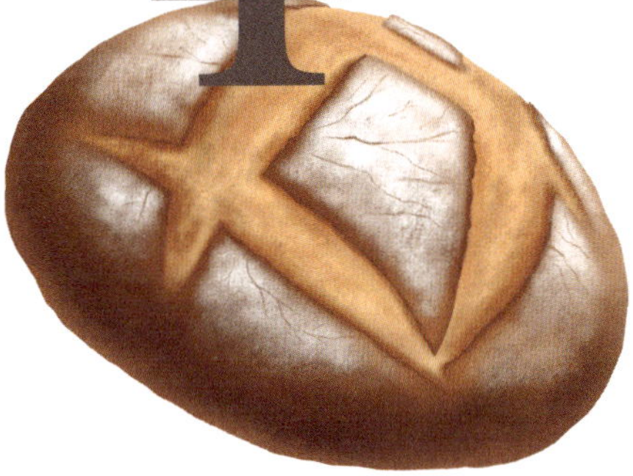

Es ist durchaus möglich, beim Frühstück Getreideprodukte ganz wegzulassen, wenn dafür für ausreichend Proteine und hochwertige Fette gesorgt ist. Fällt es dir dennoch schwer, ganz darauf zu verzichten, achte auf die richtige Auswahl an Kohlenhydraten.

Baguette, helles Brot und helle Brötchen im Allgemeinen, Toastbrot, gepufftes Getreide und Zwieback enthalten alles andere als »langsam« wirkende Zucker. Diese Lebensmittel haben einen erhöhten GI und fördern dadurch die Ausschüttung von Insulin. Daher solltest du Getreideprodukte mit einem mittleren glykämischen Index bevorzugen, wie Sauerteigbrot aus Bio-Vollkorn- oder Halbvollkornmehl oder traditionelles Müsli (etwa eine Mischung aus Hafer- oder Dinkelflocken).

Gibt es einen guten Ersatz für die berühmte Schoko-Haselnuss-Creme?

Leider gibt es geschmacklich gesehen keine echte Alternative. Ihr könnt jedoch selbst einen Brotaufstrich herstellen, bei dem ihr die Menge an Haselnusskernen erhöht und die Zuckermenge so weit wie möglich reduziert, aber das Ganze wird ziemlich teuer. Mus als Brotaufstrich (aus Mandel-, Haselnuss- oder Cashewkernen) ist dagegen ernährungswissenschaftlich gesehen eine sehr gute Option, auch wenn es anders schmeckt als besagte Creme. Mus-Produkte sollten vollwertig und ungesüßt sein. Erdnussbutter kann ebenfalls als Alternative dienen, allerdings nur gelegentlich, da sie reich an gesättigten Fettsäuren ist.

5 Grüner Tee

Nach dem Aufstehen den Körper mit Flüssigkeit zu versorgen, ist ganz wichtig. Grüner Tee ist ideal zum Frühstück. Er ist reich an Antioxidantien, die zur Vorbeugung gegen zahlreiche Erkrankungen wie Krebs und degenerative Krankheiten (Seite 40) dienen. Der Tee sollte idealerweise bei 85 °C einige Minuten ziehen, damit die Antioxidantien ihre Wirkung gut entfalten können.

Übrigens enthält grüner Tee Koffein und hat daher eine aktivierende Wirkung auf unser Gehirn, er fördert die Aufmerksamkeit und die Gedächtnisleistung (Seite 82).

Kaffee ist aufgrund seines Gehalts an Antioxidantien ebenfalls eine gute Option für das Frühstück, er sollte jedoch in Maßen genossen werden.

Aufgepasst beim Zuckerverbrauch in Tee oder Kaffee …

Zucker ist in unsere Ernährung allgegenwärtig, was viele gesundheitliche Probleme mit sich bringt (Seite 142). Besonders von einem Zusatz in Getränken wird abgeraten, denn so wird er sehr schnell aufgenommen.

Es gibt keine Wunderalternative dafür, doch handelt es sich hauptsächlich um eine Frage der Gewohnheit. Am besten reduzierst du Schritt für Schritt die Menge in deinen Heißgetränken, bis du schließlich keinen Zucker mehr benötigst.

Ausnahme-Fälle

Sportliches Frühstück

Entscheidend ist, zu welcher Tageszeit ihr meistens und am liebsten Sport treibt. In jedem Fall solltet ihr vermeiden, direkt vor dem Training etwas zu essen, damit euer Organismus bei der körperlichen Aktivität nicht noch zusätzlich mit der Verdauung beschäftigt ist. Das Frühstück sollte also mindestens 3 Stunden vor dem Training (oder 2, wenn es sich um eine Sportart im Sitzen handelt, wie Fahrradfahren) verzehrt worden sein.

So verdaut ihr besser und eure Muskeln profitieren von dem maximal verfügbaren Volumen an Blut. Das hier empfohlene Frühstück (proteinhaltig) eignet sich auf jeden Fall für Sportler:innen.

Werdet ihr schon frühmorgens körperlich aktiv, könnt ihr nüchtern starten. Dann solltet ihr am Abend zuvor lieber vegetarische Kost bevorzugen. Trinkt nach dem Aufstehen 1 Glas Wasser und auch während des Trainings etwas, wenn dieses länger als 40 Minuten dauert – und je nach Lufttemperatur sowie euren persönlichen Bedürfnissen.

Nehmt nach dem Training am besten ein proteinreiches Frühstück zu euch, damit eure Muskeln regenerieren können: Ihr könnt beispielsweise 1–2 hart gekochte Eier, Ziegen- oder Schafskäse, ein bis zwei Scheiben hochwertigen Rohschinken oder auch Mandelkerne oder Chiasamen frühstücken. Diese Proteinmenge könntet ihr wunderbar mit gutem Brot oder Haferflocken abrunden.

Und glutenfrei?

Getreideprodukte könnt ihr morgens komplett weglassen, solange die kombinierten Elemente eures Frühstücks ausreichend Proteine und hochwertige Fette liefern. Möchtet ihr auf Getreideprodukte nicht verzichten, so gibt es gute Alternativen wie Brot aus Buchweizenmehl (glutenfrei) oder Dinkelmehl (glutenarm) – je nachdem, was ihr vertragen könnt. Auch Hafer-, Buchweizen- oder Quinoaflocken sind gute Alternativen.

Achtung, Hafer kann Gluten enthalten: Garantiert glutenfreie Produkte sind auf den Verpackungen gekennzeichnet.

Morgens lieber süß?

Auch dann gibt es gute Optionen! Ihr könnt Obst essen oder ein Milchprodukt (wenn verträglich). Es kommen auch 1 Handvoll Ölfrüchte (Mandel-, Walnuss-, Haselnusskerne) und sogar 10–15 g Bio-Hanfproteinpulver, aufgelöst in Wasser, Joghurt oder einem veganen Drink, infrage. Ihr könnt Vollkornbrot aus Sauerteig mit (Nuss-)Kernmus bestreichen oder euch für ein traditionelles Müsli aus Dinkel-, Hafer-, Kastanien- oder Einkornflocken entscheiden. Denkt an einige Ölfrüchte (Walnuss-, Haselnuss-, Mandelkerne), wenn diese nicht bereits in der Müslimischung enthalten sind.

Das ideale

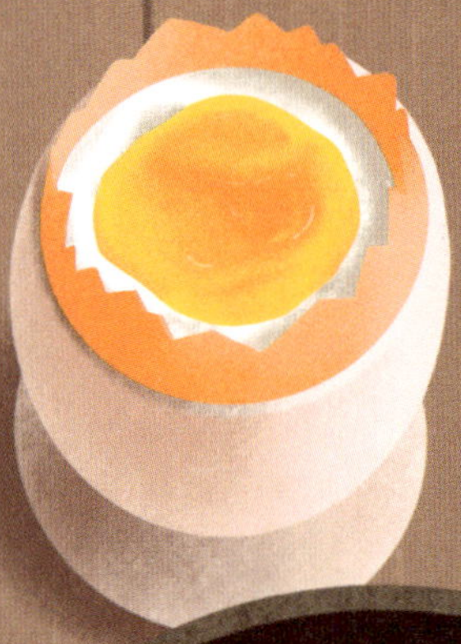

Proteine

Idealerweise 1–2 weich gekochte Eier
- oder 1 Scheibe guter Schinken
- oder Chiasamen
- oder 1 Joghurt (Schaf/Ziege/Soja)
- oder 30 g Käse

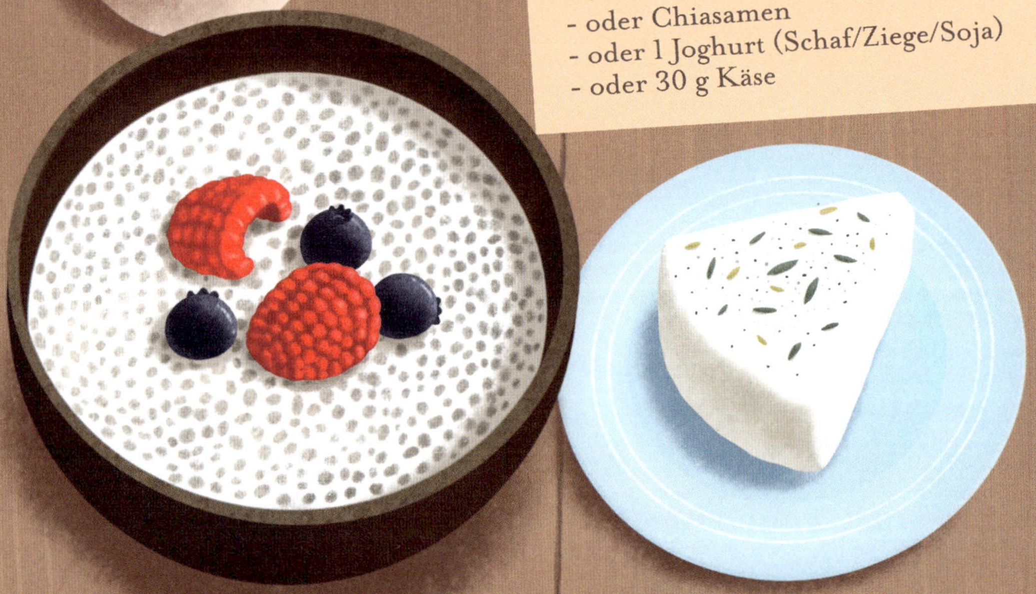

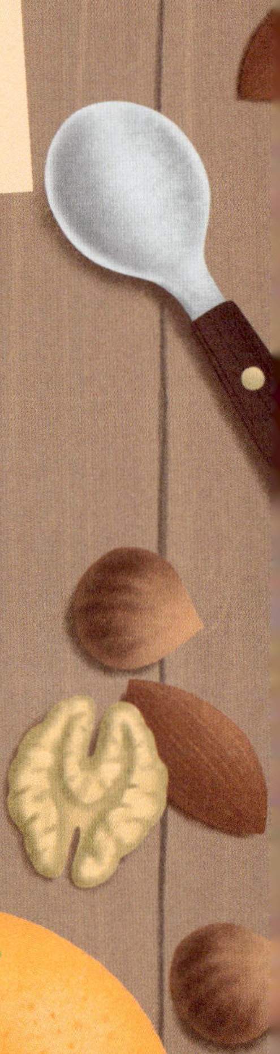

Frisches Obst
(und kein Saft)

Frisches Obst bietet Ballaststoffe und muss gekaut werden, was zu einem Sättigungsgefühl führt, im Gegensatz zum Verzehr von Fruchtsäften.

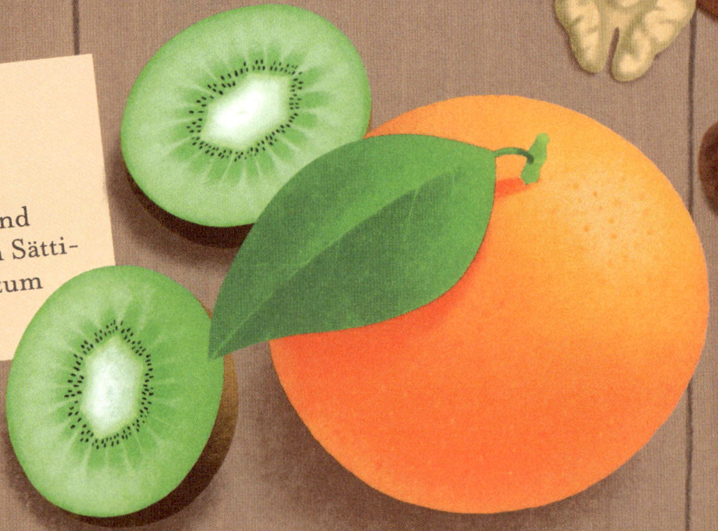

Frühstück

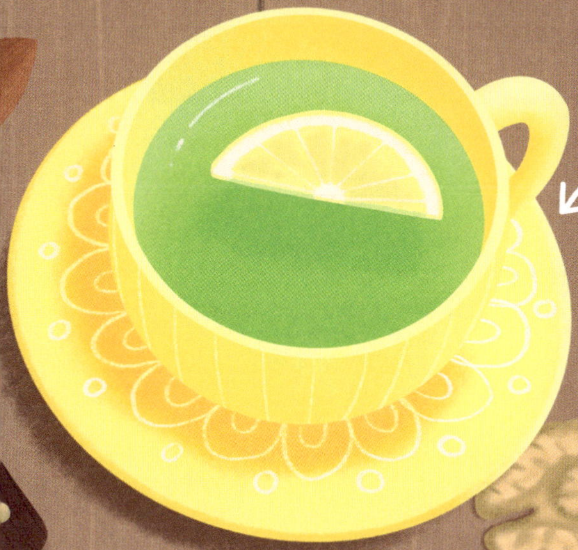

Grüner Tee

Den Tee in 85 °C heißem Wasser etwa 5 Minuten ziehen lassen, damit sich die Antioxidantien entfalten können.
Kaffee: maximal 2 Tassen pro Tag trinken

Kohlenhydrate (optional)

- Sauerteigbrot mit Vollkornmehl oder Mehl mit höherem Mineralgehalt
- traditionelles Müsli

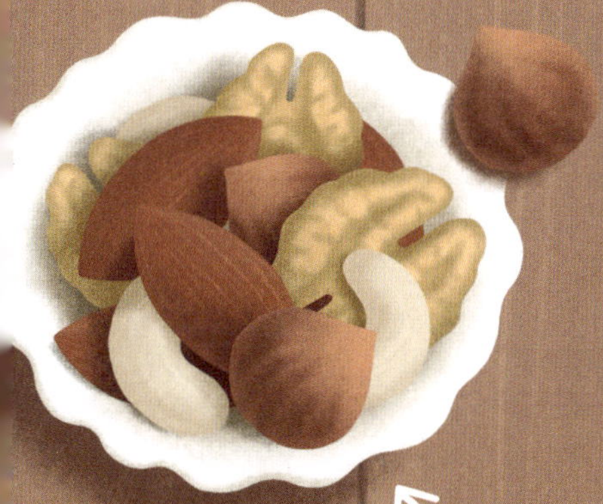

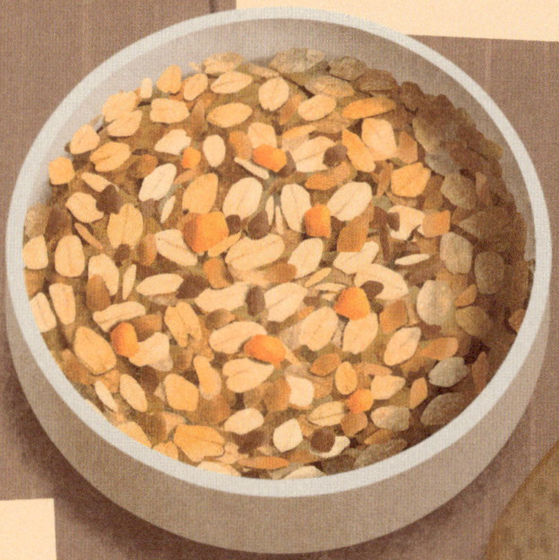

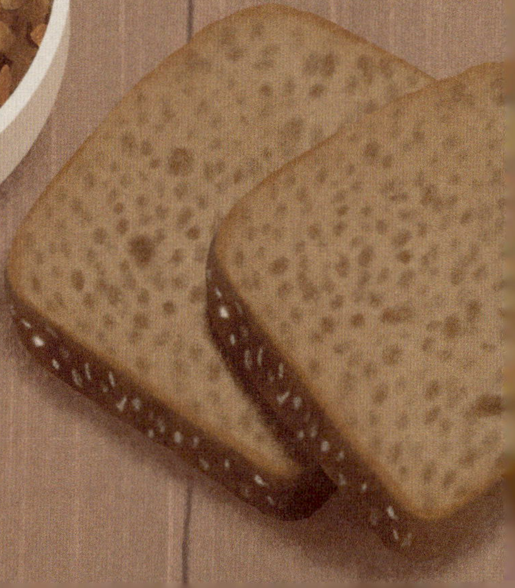

Ölfrüchte

- 30 g, wenn noch tierische Proteine dazukommen
- 50 g, wenn es pflanzliche Proteine gibt

Tee

Tee wird aus den getrockneten Blättern eines Strauches, der Teepflanze, hergestellt. Der heiße Aufguss aus diesen Blättern wird seit Hunderten von Jahren von Menschen konsumiert und soll viele positive Wirkungen haben. Heute ist er nach Wasser das meistkonsumierte Getränk der Welt.

Eine exzellente Quelle *für Antioxidantien*

Tee enthält viele Epicatechine, das sind starke Antioxidantien aus der Familie der Flavonoide, die uns vor zahlreichen Krankheiten schützen können: Krebs, degenerative Erkrankungen wie Alzheimer, Herz-Kreislauf-Leiden (Seite 40). Grüner Tee ist in seiner gesundheitlichen Wirkung der interessanteste Tee, denn er enthält Epigallocatechingallat (EGCG), ein stark wirkendes Antioxidans, das es in dieser Menge in keiner sonstigen pflanzlichen Quelle gibt. Die anderen Teearten sind jedoch auch gesunde Alternativen als Getränke.

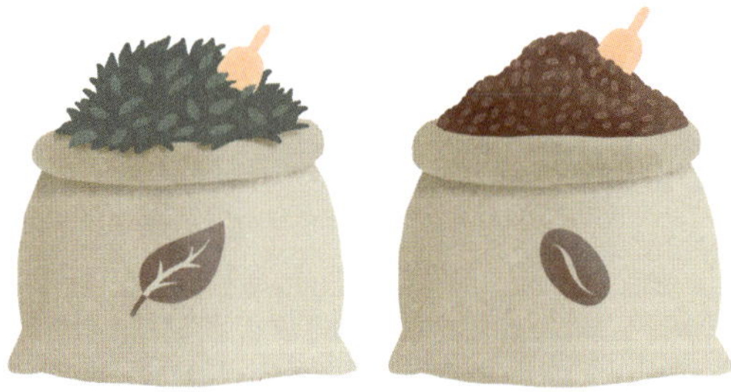

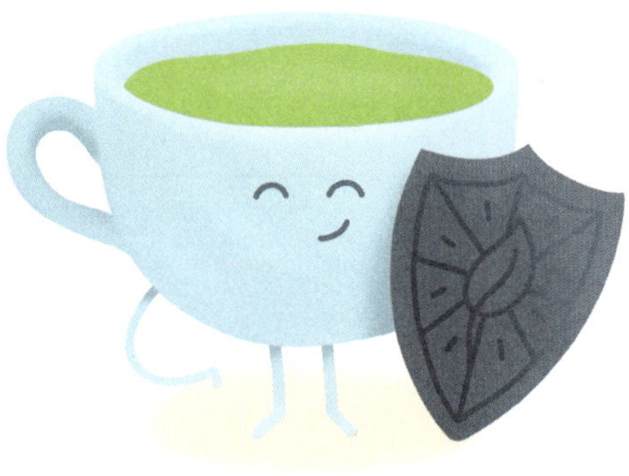

Teein und Koffein: *ein und dasselbe!*

Tee enthält Koffein und regt die Hirnleistung an: Es fördert also die Aufmerksam- und Wachsamkeit, mindert Müdigkeit und steigert die Gedächtnisleistung. Entgegen der landläufigen Meinung bestehen Teein und Koffein aus dem gleichen Molekül!

In 1 Tasse Tee befinden sich 3–4 × weniger Koffein als in 1 Tasse Kaffee (der Gehalt variiert je nach Herkunftsland und Aufgussart). Außerdem verlangsamen die im Tee enthaltenen Gerbstoffe die Aufnahme von Koffein durch den Körper. Deshalb stimuliert Tee, ohne zu zittriger Erregung zu führen.

Tee und Eisen

Die im Tee enthaltenen Tannine führen zu einer schlechteren Aufnahme von Eisen. Wer unter Eisenmangel leidet, sollte Tee daher eher vermeiden, wenn eisenreiche Lebensmittel auf dem Speiseplan stehen. Liegt eine Anämie vor, sollten etwa 2–3 Stunden nach der letzten Mahlzeit bis zur nächsten Tasse Tee verstreichen.

Die Wahl des richtigen Tees und *wie viel davon trinken?*

Das Wasser sollte nicht zum Kochen gebracht werden. Lasst euren Tee stattdessen bei 85 °C ziehen, damit sich die Catechine optimal entwickeln können (eine ernährungswissenschaftliche und keine geschmackliche Empfehlung).

Beim konventionellen Teeanbau werden viele Chemikalien eingesetzt, die Spuren im Endprodukt hinterlassen. Kauft daher lieber Bio-Tee.

Trinkt täglich mindestens 2, idealerweise 4 Tassen Tee, damit ihr die positiven Auswirkungen tatsächlich spüren könnt.

Verwendet lieber losen Tee. Der Tee in Beuteln ist häufig von minderer Qualität.

Denkt daran, nicht nur Tee, sondern auch Wasser im Laufe des Tages zu trinken, denn Tee kann in hohen Mengen harntreibend wirken.

Lasst den Tee mindestens 5 Minuten ziehen, damit sich die Catechine optimal entfalten können.

KAFFEE

Kaffeebohnen stammen ursprünglich aus den roten Beeren eines Strauchs, der Kaffeepflanze. Um ihre Aromen freizusetzen, werden sie geröstet. Ob er nun recht dünn ist oder pur und stark – Kaffee ist ein energiespendendes Getränk, das in jedem Fall in Maßen genossen werden sollte.

Weithin anerkannte Vorteile

Wie Tee ist Kaffee reich an Antioxidantien und fördert so den Schutz vor verschiedenen Krankheiten, besonders Lebererkrankungen, Parkinson, Alzheimer und einigen Krebsarten (Leber, Bauchspeicheldrüse).

Kaffee kann den Risiken, an Diabetes zu erkranken, entgegenwirken. Das gilt übrigens auch für entkoffeinierten Kaffee.

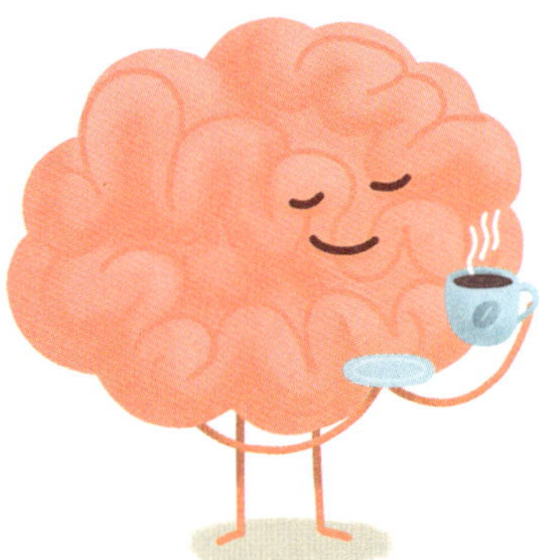

Außerdem ist Kaffee reich an Koffein, einer natürlichen Substanz, die das Nervensystem anregt und die Wachsamkeit und Konzentration steigert.

Am besten in Maßen konsumieren

Langfristiger Kaffeekonsum in mäßigen Mengen (2–3 Tassen pro Tag) scheint einen erhöhten kardiovaskulären Schutz zu bieten (und das, obwohl das Kaffeetrinken den Blutdruck in den Stunden nach dem Genuss leicht erhöhen kann).

Allerdings kann der Konsum von Kaffee in hohen Mengen und bei Personen, die schädliche Stoffe über die Leber abbauen müssen (wie Raucher:innen), auch langfristig den Blutdruck erhöhen und indirekt zu Herz-Kreislauf-Erkrankungen führen.

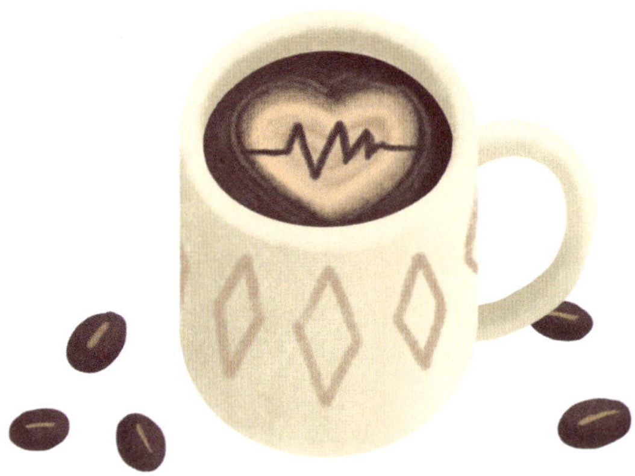

Laut der Europäischen Behörde für Lebensmittelsicherheit (EFSA) liegt der sichere Wert bei 200 mg Koffein pro Tag, was etwa 2 Tassen Kaffee (im Durchschnitt) entspricht. Mit Ausnahme von Schwangeren stellt der Konsum von bis zu 400 mg (4 Tassen täglich) bei Personen, die keinen anderen Stoffen ausgesetzt sind, die über die Leber abgebaut werden müssen, kein Risiko dar.

Darüber hinaus regt der Konsum von Koffein den Stoffwechsel an. Bei Menschen, die an starker Erschöpfung leiden, kann dies zu Schwierigkeiten mit dem Säure-Basen-Haushalt (Seite 46) führen, was langfristig die Müdigkeit und Erschöpfung sogar verschlimmern kann.

Außerdem handelt es sich bei Koffein um ein sogenanntes Xenobiotikum: ein körperfremdes Molekül, das die Leber ausscheiden muss. Bei einem Übermaß an Xenobiotika (Antibabypille, Alkohol, Tabak, Pestizide, Medikamente …) kann es für die Leber schwierig werden, diese wirksam zu beseitigen. Kaffee wirkt sich zwar positiv auf bestimmte Leberzellen aus, kann aber für andere Zellen problematisch sein.

Wie findet man den richtigen *Kaffee und genießt ihn?*

Begrenzt euren Konsum auf 2 Tassen täglich. Diese Menge muss individuell angepasst werden, da sie von der individuellen Fähigkeit abhängt, Koffein abzubauen.

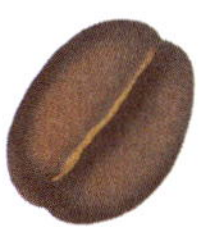

Gebt Arabica gegenüber der Sorte Robusta den Vorzug. Arabica ist eine Bohne, die in höheren Lagen wächst. Sie ist geschmacklich hochwertiger und enthält weniger Koffein als Robusta.

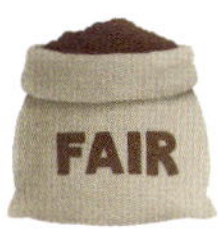

Bevorzugt Produkte aus nachweislich fairem Handel: bessere Arbeitsbedingungen für die Bauern und Bäuerinnen vor Ort sowie umweltfreundlichere Prozesse.

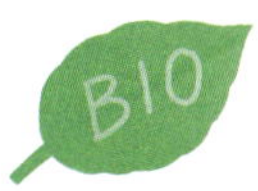

Kauft Bio-Produkte oder Kaffee von kleinen Betrieben, der weniger Pestizide und Chemikalien als Kaffee von großen Plantagen enthält.

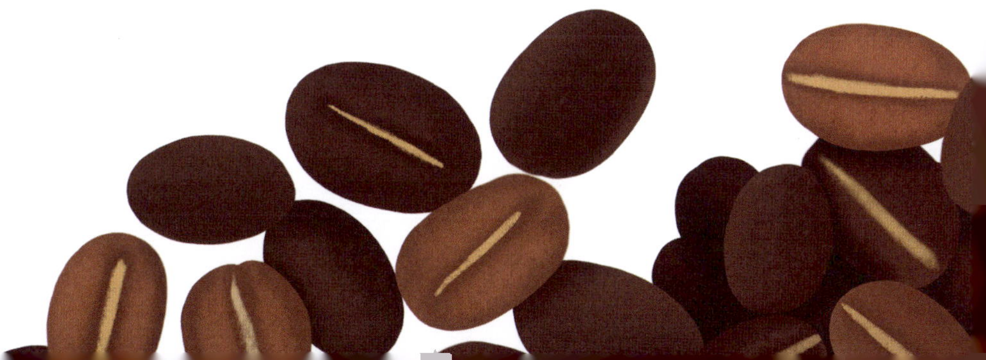

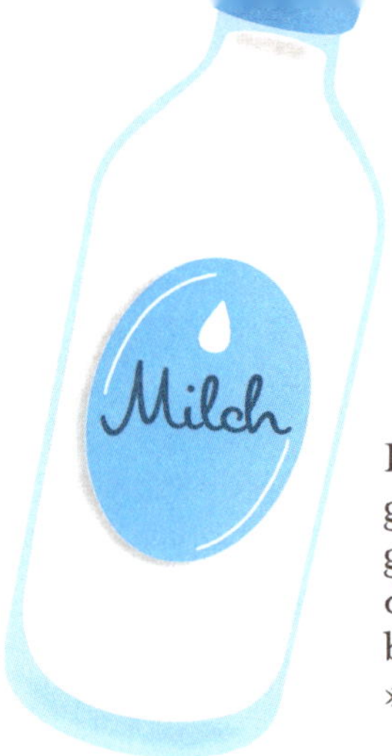

Milch

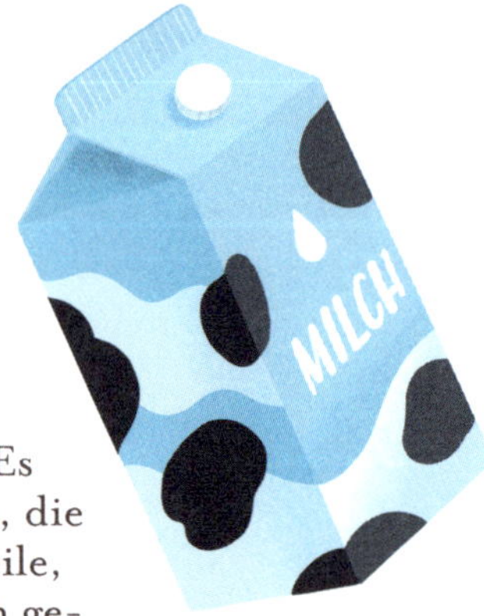

Der Milchkonsum wird heutzutage kontrovers diskutiert. Es geht dabei um Massentierhaltung, Einsatz von Antibiotika, die grundlegenden Annahmen für die gesundheitlichen Vorteile, die über Jahrzehnte und teils bis heute noch unumstößlich geblieben sind. Können wir Milchprodukte also wirklich als »Freunde fürs Leben« betrachten?

Für Erwachsene schlechter verdaulich

Die in der Milch enthaltene Laktose nimmt unser Körper mithilfe des Enzyms Laktase auf, das v. a. von Babys produziert wird. Nach durchschnittlich drei Lebensjahren sinkt der natürliche Wert der Laktase jedoch, wir können Laktose nicht mehr so gut abbauen. Wer weiterhin Milch konsumiert, regt in geringerem Maße noch die Produktion von Laktase im Körper an. Die Laktosetoleranz variiert dementsprechend individuell und hängt auch von der ethnischen Herkunft ab.

Verdauungsschwierigkeiten können zu Blähungen, Durchfall oder Bauchschmerzen führen. Laut Bundeszentrum für Ernährung leiden 15 % in Deutschland an einer Laktoseunverträglichkeit. In der Schweiz ist etwa jede:r Fünfte betroffen.

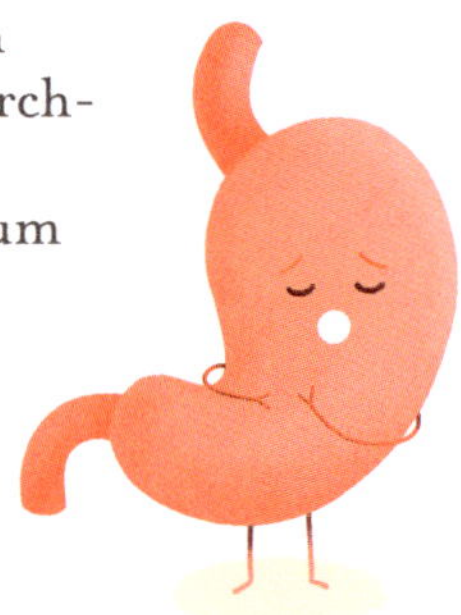

Joghurt und Käse enthalten weniger Laktose als Milch. Außerdem helfen die Milchsäurebakterien im Joghurt, die Laktose zu spalten, wodurch sie bekömmlicher wird. Käse und Butter enthalten fast keine Laktose mehr.

Milch steckt voller Wachstumshormone

Milch, insbesondere Kuhmilch, enthält große Mengen an Hormonen und Wachstumsfaktoren im Vergleich zum geringeren menschlichen Bedarf, da sie an das schnelle Wachstum eines voluminösen Tieres angepasst ist: Ein Kalb nimmt innerhalb eines Jahres nach der Geburt 365 kg zu, ein Baby nur etwa 10 kg.

Die Auswirkungen dieser Stoffe auf unseren Körper sind noch weitestgehend ungeklärt. Einigen Studien zufolge könnte die übermäßige Dosis die Funktionsweise unseres Organismus beeinträchtigen und die Vermehrung von Krebs- und Tumorzellen fördern. Daher sind weitere Untersuchungen zu diesem Thema unbedingt erforderlich.

Ziegen- und Schafsmilch enthalten dagegen weniger Hormone und Wachstumsfaktoren, da sie für das Wachstum kleinerer Tiere bestimmt sind.

Störung der Darmflora möglich

Unser Dünndarm hat die Aufgabe, die zugeführte Nahrung zu verdauen und sie in Bestandteile umzuwandeln, die von unserem Körper auch aufgenommen werden können. Das Innere des gesamten Darms besteht aus einer sehr empfindlichen Schicht, der Darmschleimhaut. Diese erfüllt eine wichtige Schutzfunktion, denn sie dient als natürliche Barriere, die zu große Moleküle, die für unseren Körper schädlich sein könnten, aufhält. Unsere Darmschleimhaut verhindert so auch die übermäßige Aufnahme von Giftstoffen, schädlichen Bakterien oder auch Viren.

Die Schleimhaut besteht näher betrachtet aus sehr eng aneinander sitzenden Zellen, sodass sie undurchlässig für Unerwünschtes ist. Doch verschiedene Faktoren können die Funktion der Darmflora stören und sie somit angreifen. Dazu gehören die Einnahme von Antibiotika, der übermäßige Verzehr von Proteinen, unzureichendes Vorkauen der Speisen, die Aufnahme von Pestiziden sowie Süßstoffen, ein hoher Glutenkonsum …

Diese Faktoren tragen dann zu einer Durchlässigkeit unseres Darms bei. Sie beeinträchtigen die Verbindung zwischen den Zellen der Schleimhaut, die in der Folge auseinanderdriften. Dies führt wiederum dazu, dass die Darmschleimhaut insgesamt durchlässiger wird und Proteine in unseren Blutkreislauf passieren lässt, die normalerweise nicht durchgelassen werden sollten. Dazu gehören Glutenproteine oder Peptide aus Milcheiweiß. Stellt euch zur Veranschaulichung ein Sieb vor, dessen zu große Löcher die Reiskörner durchlassen, die ihr gerade abtropfen wolltet: Auf die gleiche Weise können unerwünschte Elemente die Darmwand durchdringen und ins Blut gelangen.

Unser Körper wird versuchen, sich gegen diese abnormalen Elemente im Blut zu wehren. Dies kann zu Immun- und Entzündungsreaktionen führen, insbesondere wenn diese Situation mit einer Störung unserer Darmflora einhergeht. So können auch (neue) Lebensmittelempfindlichkeiten begünstigt werden.

Eine solche starke Reaktion ist jedoch meist das Ergebnis verschiedener Faktoren: genetische Veranlagung, eine beeinträchtigte Darmflora oder andere Umstände, die eine Durchlässigkeit des Darms fördern.

Im Allgemeinen kann man sagen, dass Kuhmilchproteine stärker an den Mechanismen beteiligt sind, die zu einer Durchlässigkeit der Darmschleimhaut führen, als Proteine aus Ziegen- oder Schafsmilch. Es gibt jedoch keine allgemeingültigen Regeln, denn manche Menschen reagieren auch empfindlicher auf Proteine aus Schafs- oder Ziegenmilch.

Die Darmschleimhaut

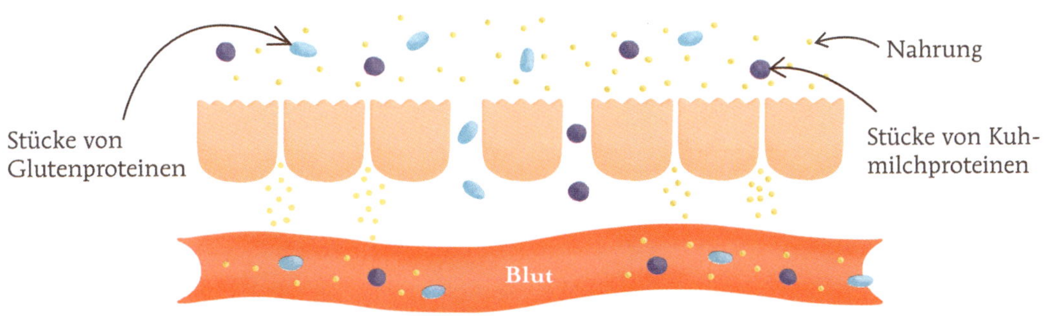

Welche Rolle spielt Kalzium?

Zwar bekommt man diese Weisheit häufig zu hören, doch Milch ist nicht unverzichtbar für eine gute Knochengesundheit. In der Tat enthält sie das dafür wertvolle Kalzium, doch sie kann auch an dessen Abbau beteiligt sein.

Manche Milchprodukte wie Käse sind etwa sehr salzhaltig: Dadruch wird die Säurebelastung der Mahlzeit gesteigert. Das Knochengewebe stellt aber eine basische Reserve dar, die als Ausgleich genutzt werden kann. Dies hat zur Folge, dass der Kalziumverlust über den Urin (Seite 43) zunimmt, vor allem, wenn säurebildende Faktoren vermehrt auftreten.

Bei einer Ernährung, die reich an basischen Salzen ist (mehr Obst und Gemüse) und die weniger Salz, Fleisch und Softdrinks enthält, müssten wir eigentlich weniger Kalzium zu uns nehmen. In diesem Fall bräuchte unser Körper bei einer nur kurzfristig erhöhten Säurebelastung nicht die Knochenreserven zu mobilisieren.

Die unterschiedlichen Quellen für Kalzium

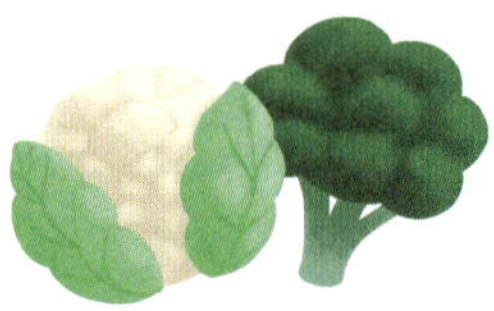

Gemüse

Kreuzblütler (also Kohl, Brokkoli, Kresse) und auch Petersilie bieten sehr gut aufnehmbares Kalzium.

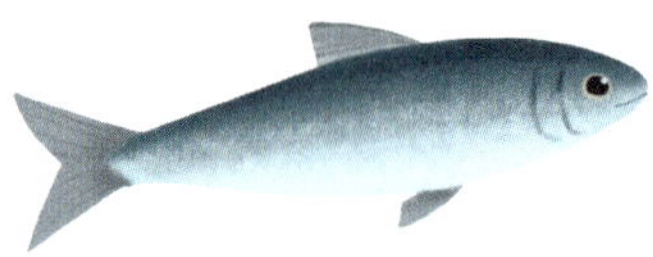

Sardinen

Mit Gräten verzehren, denn die enthalten den Hauptanteil an Kalzium!

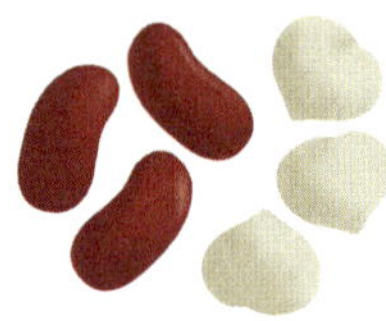

Hülsenfrüchte

Vor dem Garen einweichen, damit das Kalzium besser aufgenommen werden kann (Seite 161)

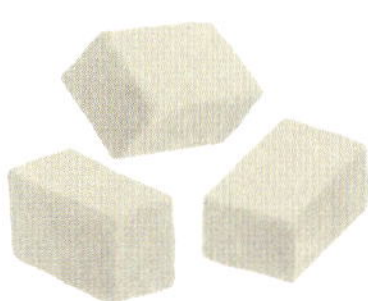

Tofu

Eine Portion à 100 g deckt bei Erwachsenen etwa ein Drittel der empfohlenen Tagesdosis an Kalzium.

Ölfrüchte

Mandel- und Walnusskerne haben den höchsten Kalziumgehalt.

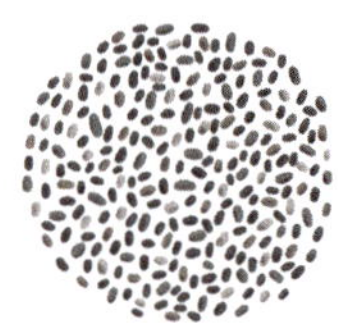

Chiasamen

Auch sie bieten Kalzium, neben anderen wichtigeren Vorteilen.

Und Alternativen zum *Milchkonsum?*

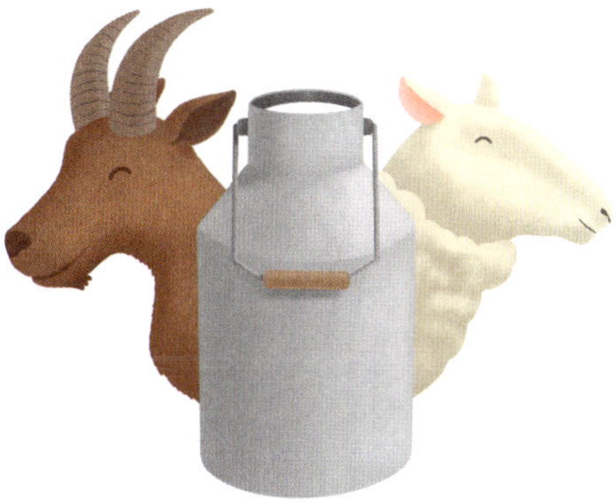

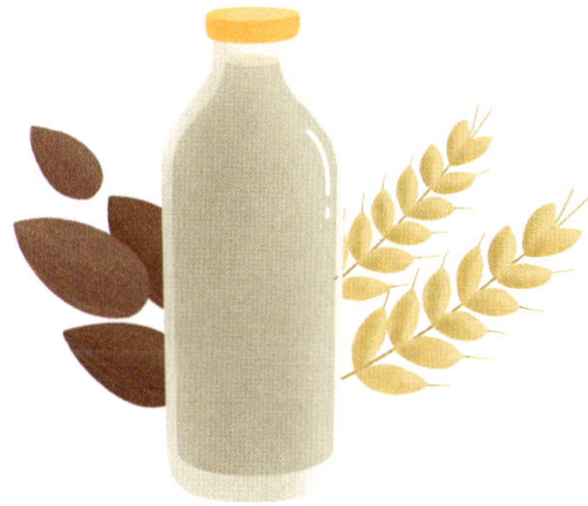

Tierische Milch

– Ziegen- und Schafsmilch sind ideale Optionen, da sie weniger Wachstumshormone und -faktoren als Kuhmilch enthalten.

– Vorsicht ist dennoch geboten: Statistisch gesehen vertragen mehr Menschen diese Proteine, doch einige wenige reagieren stärker auf sie als auf Kuhmilch.

– Bevorzugt werden sollten Produkte aus Rohmilch (nicht pasteurisierte Milch):

- Rohmilchkäse bewahrt die natürlichen Milchsäurebakterien der Milch.

- Aufgekochte und gleich verzehrte Rohmilch fördert die Toleranz gegenüber Kaseinen. Das Aufkochen trägt angeblich zur Zerstörung eines Teils der Wachstumsfaktoren bei. Außerdem ist es unbedingt notwendig, um mögliche Krankheitserreger in der unbehandelten Milch abzutöten. Rohmilch erhält man nur direkt vom Bauernhof, sie darf nicht im Handel vertrieben werden. Gefilterte Rohmilch, die sogenannte Vorzugsmilch, ist auch abgepackt in manchen Läden erhältlich.

Vegane Drinks

– Es gibt zahlreiche »Milch«-Drinks aus pflanzlichen Rohstoffen: Soja-, Mandel-, Hafer-, Dinkel-, Haselnuss-, Cashew-, Kokos-, Reisdrinks …

– Achtet auf Kohlenhydrate: Checkt die aufgedruckte Nährwerttabelle eurer Getränke. Es sollten nicht mehr als 7–8 g Kohlenhydrate pro 100 ml enthalten sein.

– Kauft vegane Drinks immer ohne Zuckerzusatz (siehe Nährwerttabelle auf der Verpackung). Viele Drinks enthalten zugesetzten Zucker.

– Vermeidet Getränke mit umstrittenen Zusatzstoffen: Einige enthalten Aromen, Phosphate oder auch Carrageen. Die Yuka-App hilft euch, diese Lebensmittelzusätze zu finden und einzuordnen.

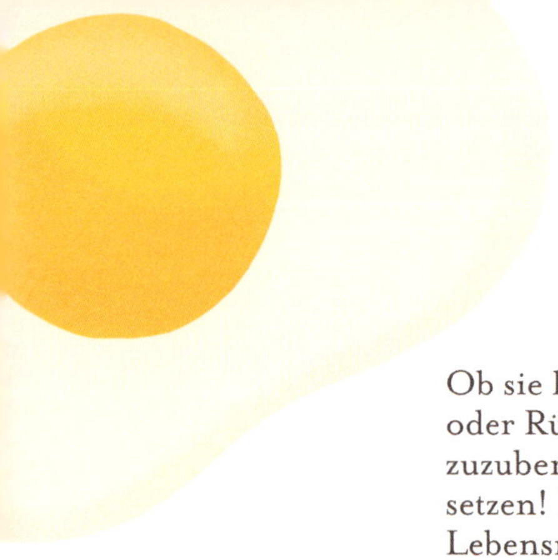

Eier

Ob sie hart oder weich gekocht werden, pochiert, als Spiegel- oder Rührei und als Omelett … es gibt unzählige Arten, Eier zuzubereiten. Und sie alle sind dazu noch recht einfach umzusetzen! Das ist ein Glück, denn Eier sind ein hervorragendes Lebensmittel, das wir unbedingt fest in unseren Speiseplan integrieren sollten.

Eiweißlieferanten von bester Qualität

Eier enthalten sehr hochwertiges Eiweiß, das die acht für Erwachsene essenziellen Aminosäuren, die unser Körper nicht selbst herstellen kann, in einem idealen Verhältnis in sich vereint (Seite 24).

Diese Proteine sind hochwertiger als die von Fleisch oder Fisch, die nicht alle essenziellen Aminosäuren in einem so optimalen Verhältnis enthalten.

Der Proteingehalt von Eiern (13 g pro 100 g) ist dagegen niedriger als der von Rindfleisch (30 g bei magerem), Lachs oder Thunfisch (27 g) und Huhn (25 g).

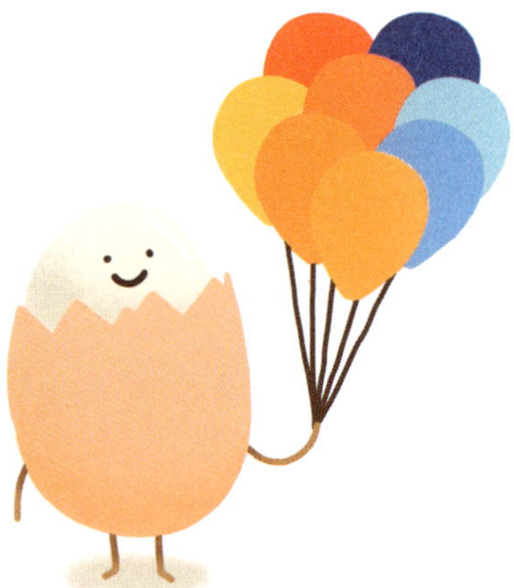

Ein Cocktail aus lauter guten Dingen

Qualitativ hochwertige Eier bieten für uns unentbehrliche Omega-3-Fettsäuren, die wir meist in zu geringen Mengen bekommen. Der Gehalt an Omega-3-Fettsäuren variiert jedoch je nach dem Hühnerfutter.

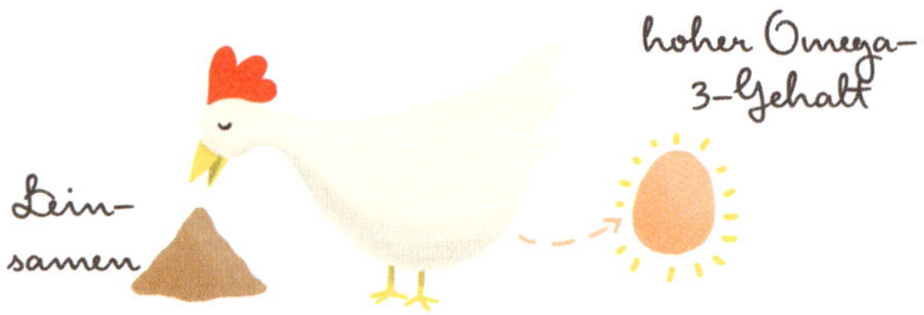

Werden Hennen mit Lupinen-, Ackerbohnen und Erbsensamen gefüttert, enthalten ihre Eier einen höheren Anteil an Omega-3-Fettsäuren. Ein Ei deckt durchschnittlich 25 % des Tagesbedarfs an Docosahexaensäure (DHS) ab, einer der ungesättigten Anteile, aus denen Omega-3-Fettsäuren bestehen.

Eier von Hühnern, die mit Mais und Soja gefüttert werden, enthalten eher mehr Omega-6-Fettsäuren, die in unserer Alltagsnahrung schon im Überfluss vorhanden sind.

Eier sind auch reich an Vitaminen:

- Vitamin B12, auf dessen Zufuhr besonders in der veganen Ernährung geachtet werden sollte (Seite 37)
- Vitamin D (das »Sonnenvitamin«), das schätzungsweise 80 % der westlichen Bevölkerung zumindest teilweise fehlt

Sie enthalten außerdem Mineralien (Zink, Phosphor, Selen) und Antioxidantien (insbesondere Lutein und Carotinoide), die der Vorbeugung von Herz-Kreislauf-Erkrankungen und Krebs dienen.

Den Eiercode
verstehen lernen

Die aufgedruckten Ziffern verweisen auf: Haltungssystem, Herkunftsland und -betrieb. Code 0–3 verweist auf die Haltungsform: Code 3 vermeiden!

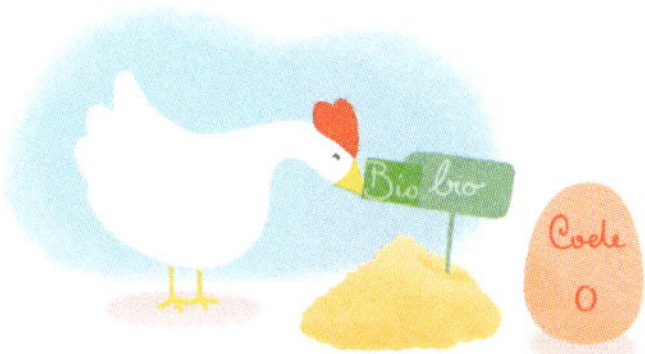

0: ökologische Erzeugung

In der Bio-Haltung müssen die Hühner nicht zwangsweise im Freien leben, aber sie müssen Zugang ins Freie haben, wo ihnen 4 m² pro Tier zusteht. In Innenräumen dürfen maximal sechs Hühner pro 1 m² gehalten werden. Ihr Futter muss zu 90 % aus biologischem Anbau stammen.

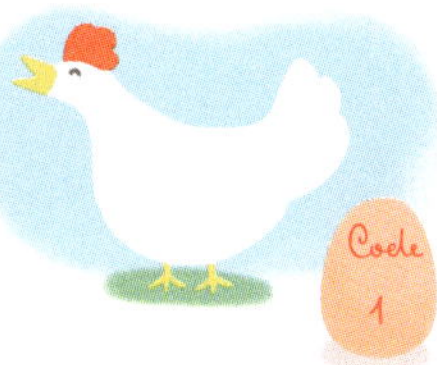

1: Freilandhaltung

Die Hennen verbringen nicht den ganzen Tag an der frischen Luft, sie müssen jedoch Zugang zu einem Auslauf im Freien haben, mindestens 4 m² pro Tier. Im Inneren werden sie maximal zu neunt pro 1 m² gehalten.

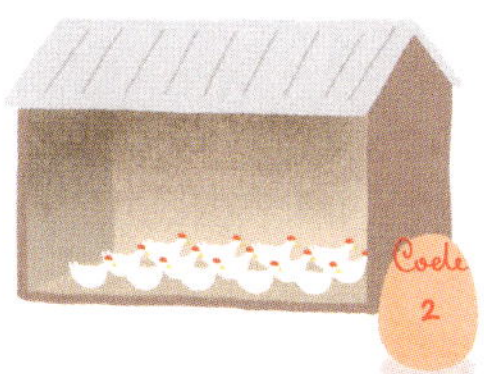

2: Bodenhaltung

Die Hühner werden in Gebäuden ohne Tageslicht mit neun Hühnern pro 1 m² eingesperrt, jedoch nicht in Käfigen.

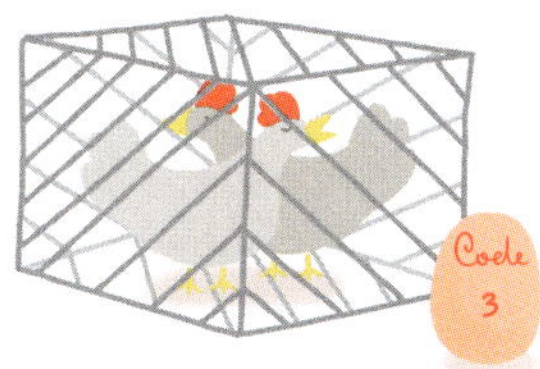

3: Käfighaltung

Die Hühner werden in Käfigen gehalten (16 Tiere pro 1 m²), ohne Tageslicht oder Auslauf.

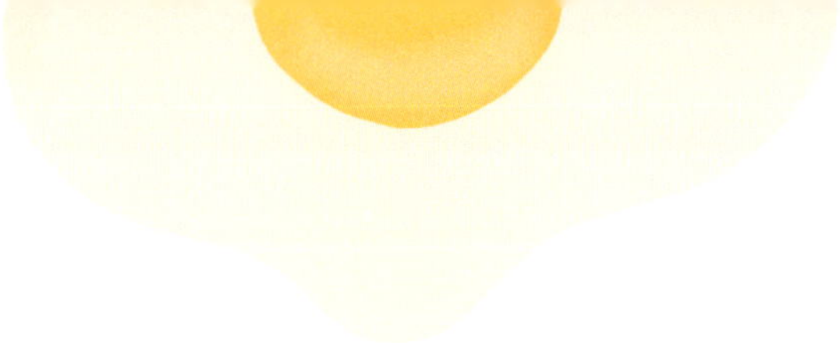

Sind Eier wirklich ungünstig für den Cholesterinspiegel?

Cholesterin gehört zur Familie der Lipide. Es erfüllt wichtige Funktionen im Körper: Unter anderem spielt es eine wichtige Rolle bei der Stabilisierung der Zellmembranen und bei der Synthese von Steroidhormonen.

Man muss genau zwischen diesen beiden Cholesterinarten unterscheiden:

- **Nahrungscholesterin**, das direkt über Lebensmittel wie Eigelb, Käse, Butter oder Fleisch aufgenommen wird
- **Cholesterin**, das in unserer Leber hergestellt wird

Unser individueller Cholesterinspiegel wird mittels einer Blutprobe ermittelt, wobei der größte Teil des gemessenen Cholesterins aus vom Körper hergestelltem Cholesterin und nicht aus Cholesterin aus unserer Nahrung besteht. Der Verzehr von ein bis zwei Eiern pro Tag führt daher nicht zu einem signifikanten Anstieg unseres Cholesterinspiegels im Blut oder zu einem erhöhten Risiko für Herz-Kreislauf-Erkrankungen. Im Falle einer Diabeteserkrankung ist das etwas anders, dann wird ein Verzehr von höchstens drei bis vier Eiern pro Woche empfohlen.

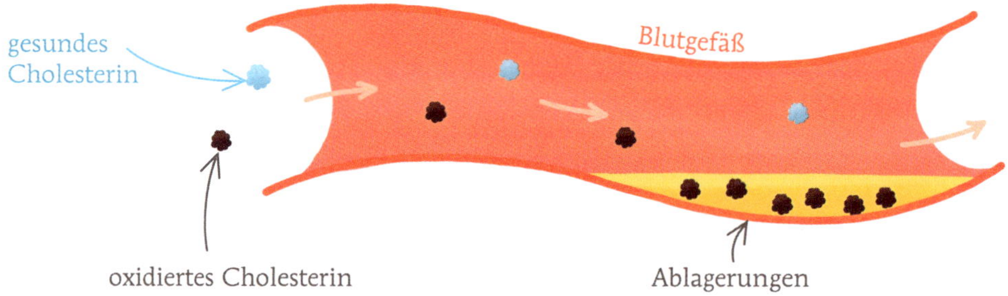

Es gibt kein gutes oder schlechtes Cholesterin

- **LDL-Cholesterin (Low Density Lipoprotein)**: Der Gehalt steigt mit der Aufnahme von gesättigten Fettsäuren, die vor allem in tierischen Produkten aus Massentierhaltung (fettes Fleisch, Butter und Käse …) vorkommen. Es wird klassischerweise als »schlecht« angesehen, da es in der Leber hergestellt wird und dann in Gewebe und Arterien gelangt.

- **HDL-Cholesterin (High Density Lipoprotein)**: Steigt vor allem durch die Aufnahme von Omega-9-Fettsäuren, insbesondere aus Olivenöl (Omega-9-Fettsäuren senken auch das LDL-Cholesterin). Es wird oft als »gut« angesehen, weil es überschüssiges Cholesterin zum Abbau in die Leber zurückführt, sodass es sich nicht in den Arterien ablagert.

Nach Ansicht vieler Fachleute ist diese Art der Gegenüberstellung heute jedoch überholt: Nicht die Menge des Cholesterins im Organismus ist das Problem, sondern die Oxidation. Wenn unser Körper reichlich unkontrolliertem oxidativem Stress ausgesetzt ist (durch Rauchen, übermäßigen Alkoholkonsum, Umweltverschmutzung, Stress), wird das Cholesterin in unserem Körper oxidiert. Dieses schädliche Cholesterin lagert sich dann an den Wänden unserer Arterien ab, was zu einem erhöhten Risiko für Herz-Kreislauf-Erkrankungen führt.

Ein höherer Cholesterinspiegel kann zwar auch zu einem erhöhten Risiko für diese Erkrankungen beitragen, scheint aber heute bei Weitem nicht mehr der ausschlaggebende Faktor zu sein.

Aus diesem Grund ist ein erhöhter Cholesterinspiegel nicht automatisch auch mit einem Risikofaktor für Herz-Kreislauf-Erkrankungen verbunden. Wer einen hohen Cholesterinspiegel hat, sollte also eher im Allgemeinen auf seine Herz-Kreislauf-Gesundheit achten, auch mittels der Ernährung.

Sanfte *Garmethoden*

Aus ernährungswissenschaftlicher Sicht sollte das Eigelb noch flüssig sein, das Eiweiß gestockt: Eigelb ist in dieser Form besser verdaulich, und die Aminosäuren im gegarten Eiweiß werden besser verwertet. Bevorzugt also lieber weich gekochtes Ei oder Spiegelei mit flüssigem Eigelb.

Bei hart gekochten oder durchgebratenen Eiern und somit gestocktem Dotter haben es die Verdauungsenzyme schwerer. Ihr könnt Eier am besten auf diese Weise kochen:

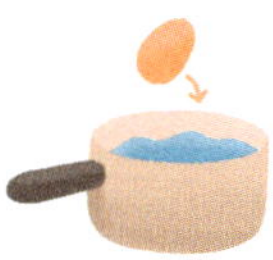

1. Die Eier in einen Topf mit kaltem Wasser legen.

2. Bei mittlerer Temperatur erhitzen.

3. Sobald sich Bläschen am Topfboden zeigen, den Timer auf 1½ Minuten einstellen, abschließend die Eier herausnehmen.

Sind Bio-Eier *wirklich besser?*

Für Bio-Eier muss die Nahrung der Hühner zu mindestens 90 % aus biologischen Quellen stammen. Deshalb enthalten ihre Eier keine oder nur wenige Antibiotika oder Giftstoffe. Allerdings ist ein Bio-Siegel keine Garantie für eine bessere Ausbeute an Nährstoffen.

Für ernährungswissenschaftlich hochwertige Eier sollten Hühner am besten mit Leinsamen und Hülsenfrüchten gefüttert werden, sodass ihre Eier viele Omega-3-Fettsäuren liefern.

Es gibt zwar viele Siegel, aber eine gute ökologische Herkunft bleibt das Wichtigste bei der Wahl der Eier.

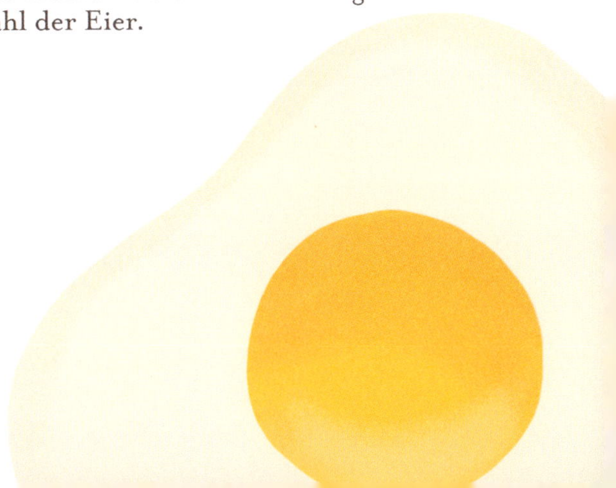

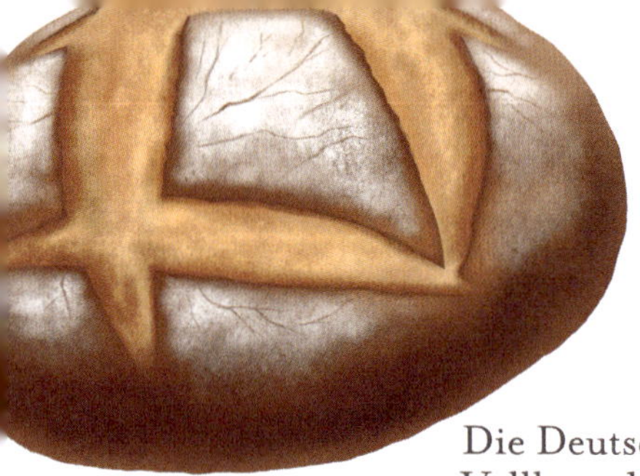

Brot

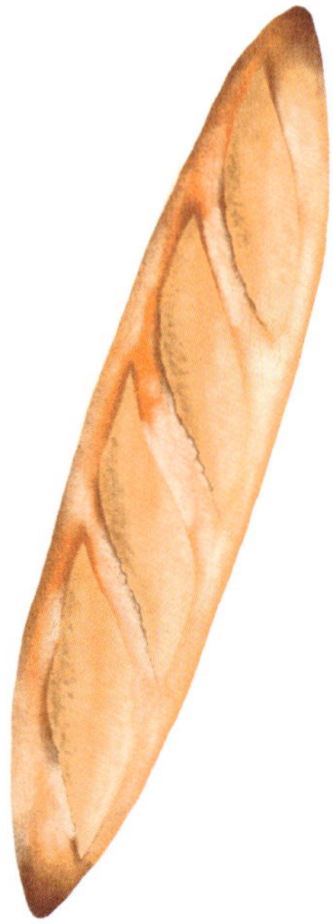

Die Deutschen und ihr Brot, eine Liebesgeschichte! Und auch Vollkorn hat es uns angetan, zum Glück gibt es aber auch viele andere Sorten, sodass für jeden Geschmack etwas dabei ist. Aber auch für die Gesundheit muss gesorgt sein … Welches Mehl darf es denn sein, der Ansatz mit Hefe, Sauerteig oder auch gemischt?

Besorgt euch lieber *das volle Korn!*

Vollkornbrot enthält etwa doppelt so viele Ballaststoffe wie Weißbrot. Das für Vollkornbrot verwendete Mehl wird nämlich aus den ganzen Körnern hergestellt, die ihre Schale behalten. Und das ist genau der Teil, der die meisten Ballaststoffe enthält. Wir nehmen im Schnitt jedoch häufig zu wenige Ballaststoffe zu uns, obwohl sie eine Schlüsselrolle für unsere Gesundheit spielen (Seite 30).

Vollkornbrot ist auch reicher an Vitamin B und Mineralstoffen (Eisen, Mangan, Magnesium, Zink, Selen …). Diese sitzen nämlich ebenso in der Schale, aber auch im Keimling, der beim Raffinieren zerstört wird.

Vollkornbrot sollte unbedingt aus biologischem Getreide gebacken sein, da in der Schale auch die meisten Pestizide sitzen.

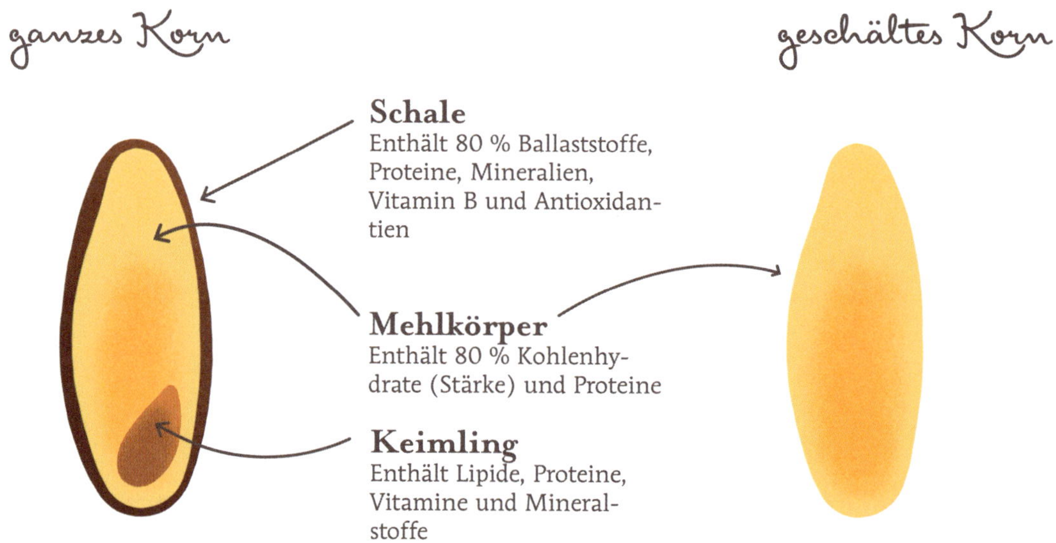

Weißbrot wie Baguette kann außerdem verschiedene Zusatzstoffe enthalten, die eine schnellere Herstellung oder längere Haltbarkeit ermöglichen.

Es gibt aber auch hochwertiges Weißbrot (oft bei kleinen Handwerksbäckereien), etwa auf Sauerteigbasis (mehr dazu unten), welches mehr Zeit, aber keine zusätzlichen Backtriebmittel benötigt.

Je voller das verarbeitete Korn, desto mehr Ballaststoffe und Mineralien bleiben jedoch auch fürs Brot enthalten. Vollkornbrot wird aus einem Mehl hergestellt, das nicht raffiniert wurde (zu mindestens 90 %), sodass alle Bestandteile des Getreides erhalten bleiben. Mehrkornbrote werden (per Definition) aus mindestens drei Getreidesorten hergestellt, die aber nicht zwingend auch aus den ganzen Körnern bestehen.

Sauerteig ist *eine gute Wahl*

Hefe ist eine Pilzkultur, die in Brotteig gegeben wird. Sie bewirkt eine sehr schnelle alkoholische Gärung und verkürzt so die Zeit, die der Teig zum Gehen braucht. Sauerteig dagegen ist das Ergebnis einer Fermentation, die durch die im Getreide natürlich vorkommenden Bakterien ausgelöst wird. Er erzeugt eine Milchsäuregärung, die viel langsamer ist als eine alkoholische. Sauerteigansatz für zu Hause ist in manchen Bäckereien und im Einzelhandel erhältlich; Sauerteigbrote sind heute auch weithin zu finden.

Ein erster Vorteil von Sauerteigbrot ist, dass es besser verdaulich ist. Die während der Fermentation gebildeten Milchsäurebakterien beginnen bereits mit der Säuerung und damit mit der Verdauung des Teiges. Die Fermentation hilft auch beim teilweisen Abbau von Gluten, sodass Sauerteigbrot manchen Menschen besser bekommt. Ein Vollkornbrot mit Sauerteig ist daher besser bekömmlich als ein entsprechendes Brot mit Hefeansatz. Außerdem ist der glykämische Index (GI) von Sauerteigbrot niedriger als der von Hefebrot. Kohlenhydrate aus Sauerteigbroten werden nicht so schnell aufgenommen. So werden Heißhungerattacken und die Speicherung von Kohlenhydraten in Form von Fett verringert.

Sauerteigbrot bietet dazu einen höheren Anteil an Vitaminen und Mineralstoffen. Durch die Milchsäuregärung können die Mineralstoffe aus dem Mehl besser aufgenommen werden.

Achtet beim Einkauf darauf, dass das Brot zu 100 % Sauerteig enthält, denn häufig wird mit zusätzlichem Hefeansatz gearbeitet, um doch wieder Zeit zu sparen.

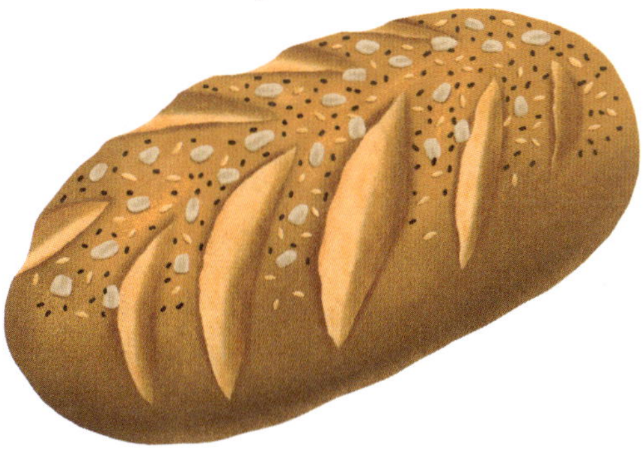

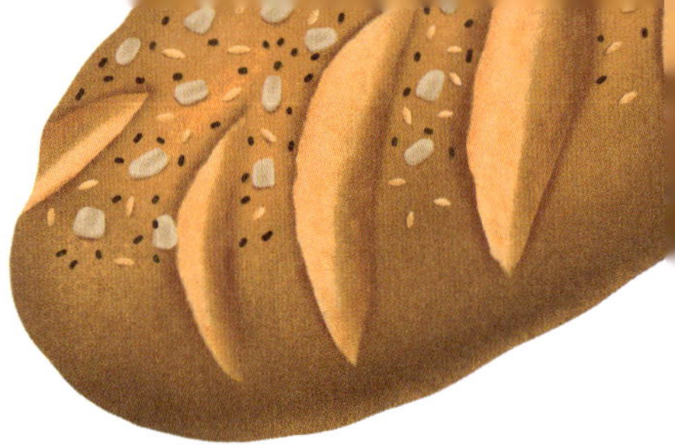

Eine gute Idee: Mehlmix

Weizenmehl besitzt einen der höchsten Glutenanteile. Dieses Klebereiweiß kann zu einer erhöhten Durchlässigkeit der Darmwände beitragen (Seite 87). Verwendet also lieber Mehlmischungen oder solche Sorten, die weniger glutenhaltig sind. Hier kommen einige gute Alternativen:

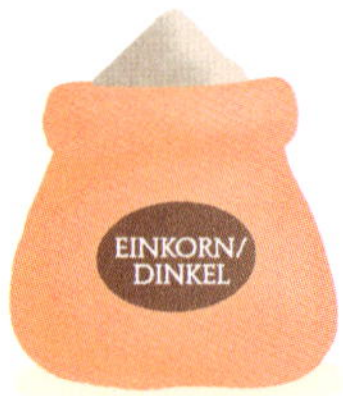

Einkornmehl (glutenarm): Einkorn ist ein Urgetreide, das sich im Laufe der Zeit kaum in seinem genetischen Aufbau verändert hat. Es ist reich an Mineralstoffen und Vitaminen (E und B). Dinkelmehl, ebenfalls eine Weizenart, ist glutenreicher und weniger gut bekömmlich als Einkornmehl.

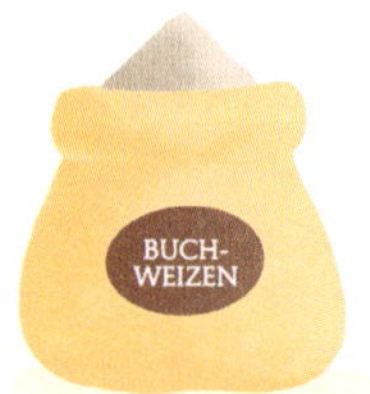

Buchweizenmehl (glutenfrei): Gemahlener Buchweizen, übrigens kein Getreide, sondern ein Knöterichgewächs, enthält Ballaststoffe, Proteine und auch Antioxidantien. Buchweizen hat außerdem eine probiotische Wirkung, er regt die Darmflora an und hilft so auch unserem Immunsystem.

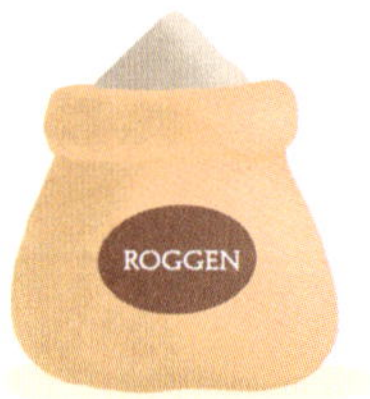

Roggenmehl (enthält Gluten): Es ist reich an Ballaststoffen, insbesondere an löslichen, die den glykämischen Index (GI) senken. Roggen enthält Phytoöstrogene, die sich im Körper mithilfe der Darmbakterien in vorteilhaft aktive Verbindungen umwandeln, die insbesondere zur Vorbeugung bestimmter Krebserkrankungen beitragen.

Mehle aus Quinoa, Reis, Mais oder Esskastanien sind übrigens ebenfalls glutenfreie oder -arme Alternativen, aber ihr Nährstoffbeitrag bleibt begrenzt.

Des Weiteren ist beim Thema Mehl die Feinheit des Ausmahlgrads von Interesse, besonders, wenn Sie Ihr eigenes Brot backen. Der Ausmahlgrad ist in der Type verschlüsselt: Je höher die Zahl (450, 550 bis zu 1800), desto höher die verbleibende Mineralstoffmenge nach dem Raffinieren. Die Zahlen beziehen sich auf den verbleibenden Ascherest in Milligramm nach dem Verbrennen von 100 g Mehl.

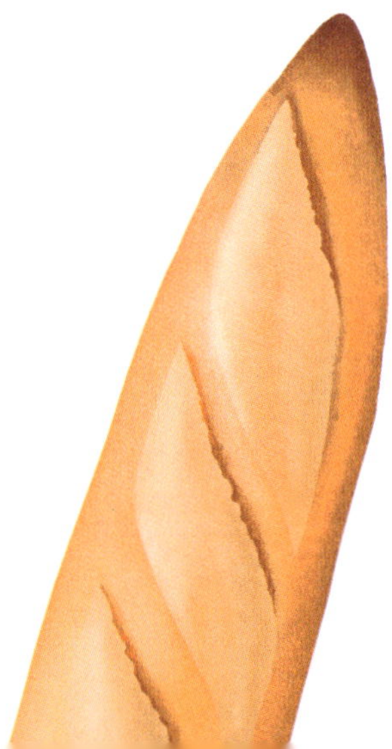

Ist Gluten wichtig für uns?

Das Protein Gluten findet man in bestimmten Getreidesorten (Weizen, Hafer, Gerste, Roggen …). Lateinisch *gluten* bedeutet »Leim«. Das Klebereiweiß macht einen Teig elastischer und hilft ihm beim Gehen. Das eigentliche Problem besteht darin, dass unsere modernen Weizensorten so viele Zuchtveränderungen durchlaufen haben, dass ihr Glutenanteil stark angestiegen ist, um einen möglichst elastischen und ergiebigen Teig zu erhalten. Aus diesem Grund muss sich der menschliche Organismus mit einer stark erhöhten Menge an Gluten beschäftigen im Vergleich zu früheren Zeiten.

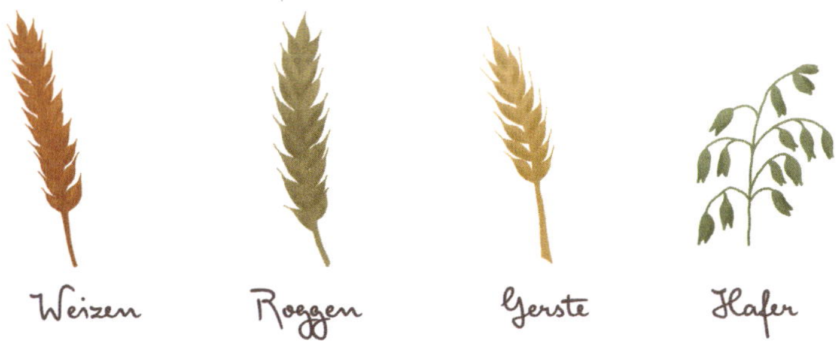

Wenn etwa 1 % der EU-Bevölkerung an Zöliakie leiden würde, einer Autoimmunerkrankung, die durch den Verzehr von Gluten ausgelöst wird, ergäbe das 5–10 % Betroffene mit einer Intoleranz, worüber immer mehr klagen (Nicht-Zöliakie-Glutensensitivität). Diese kann sich in Darmkrämpfen, Müdigkeit und Entzündungsreaktionen äußern.

Gluten kann unsere Darmschleimhaut angreifen. Sie wird dadurch durchlässiger, was zu Immunreaktionen und auch Entzündungen führen kann. Auch funktionelle Störungen oder Lebensmittelintoleranzen können so entstehen oder zumindest gefördert werden.

Vorsicht, denn nicht nur Gluten kann den reibungslosen Ablauf unserer Körperprozesse stören, auch das Zusammenspiel mit anderen Faktoren spielt eine Rolle (Nahrung reich an Zuckern oder Proteinen, weniges Kauen, wiederholte Einnahme von Antibiotika, ein Mangel an Vitamin D oder Zink, Konsum von bestimmten Zusatzstoffen wie Süßstoffen oder Emulgatoren …).

Ob die Darmwände eventuell beschädigt sind oder eine genetische Veranlagung vorliegt, spielt ebenfalls eine Rolle. Das erklärt auch, warum einige Menschen Gluten besser vertragen als andere.

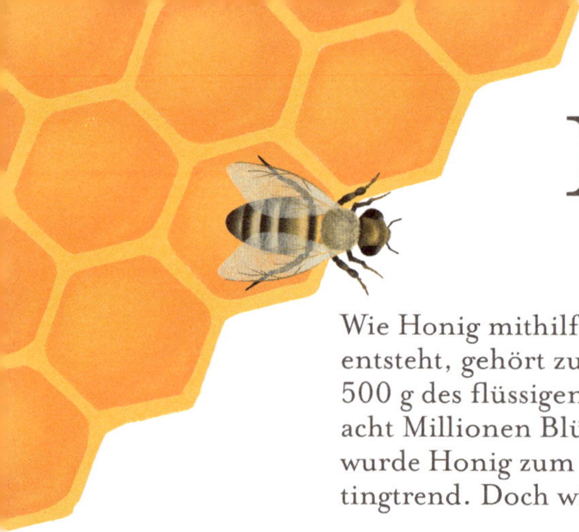

Honig

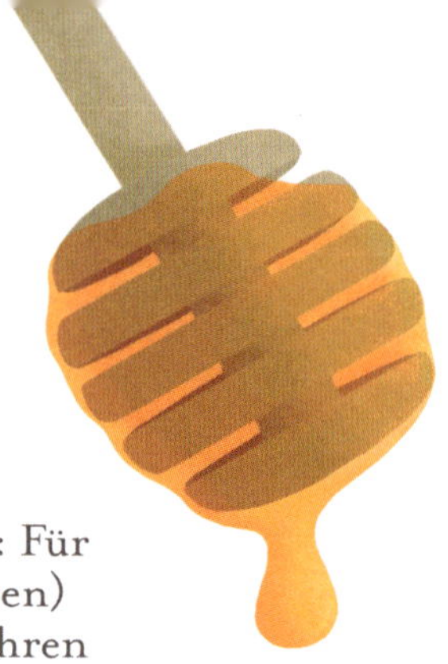

Wie Honig mithilfe des Einsatzes von fleißigen Bienen entsteht, gehört zu einem der großen Wunder der Natur: Für 500 g des flüssigen Goldes müssen die Bienen (siehe unten) acht Millionen Blüten bestäuben. In den vergangenen Jahren wurde Honig zum Renner und das Lebensmittel zum Marketingtrend. Doch wird es seinem guten Ruf gerecht?

Eine gute Alternative *zum Zuckerstreuer*

Weißer Zucker ist raffiniert, wodurch seine Nährstoffe entfernt wurden. Im Gegensatz dazu ist Honig eine naturbelassene Substanz, die von Bienen aus dem Nektar von Blüten hergestellt wird. Dazu geben die Bienen den Nektar untereinander weiter: Dieser wird nach und nach »verdaut« und durch Enzyme, die jede Biene absondert, angereichert.

Durch diesen Prozess versehen Bienen ihren Honig auf natürliche Weise mit Mineralien (Magnesium, Kalzium, Kalium, Eisen) und Vitaminen (B und C), auch wenn die Mengen relativ gesehen gering bleiben.

Honig enthält darüber hinaus aber auch wertvolle Antioxidantien, die Krebs und degenerativen Krankheiten vorbeugen können (Seite 40). Je dunkler und flüssiger der Honig ist, etwa Kastanienhonig, desto mehr Antioxidantien enthält er auch. Allerdings ist die antioxidative Kraft der meisten Honige im Vergleich zu der von Obst und Gemüse immer noch relativ gering.

Honig enthält außerdem weniger Kalorien als Zucker, besitzt aber dafür je nach Herkunft eine um 30–40 % höhere Süßkraft als der gebräuchliche Haushaltszucker. Daher benötigt man ihn in der Küche auch in geringeren Mengen.

Schließlich wirkt Honig stark antiseptisch und verhindert so die Vermehrung von Bakterien im Körper.

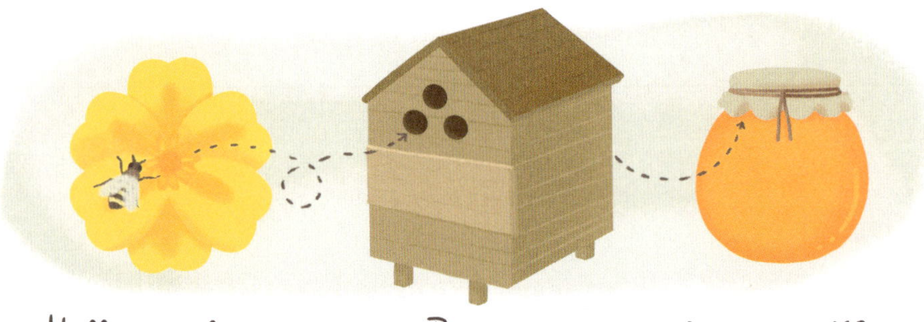

8 Millionen bestäubte Blüten — 20 000 Bienen tauschen Pollen aus — für 500 g Honig

Achtung, Honig besteht zu 80 % aus Zucker

In 100 g Honig sind mindestens 80 g Zucker enthalten. 1 TL Honig entspricht dabei ungefähr der maximal empfohlenen Tagesdosis (laut WHO).

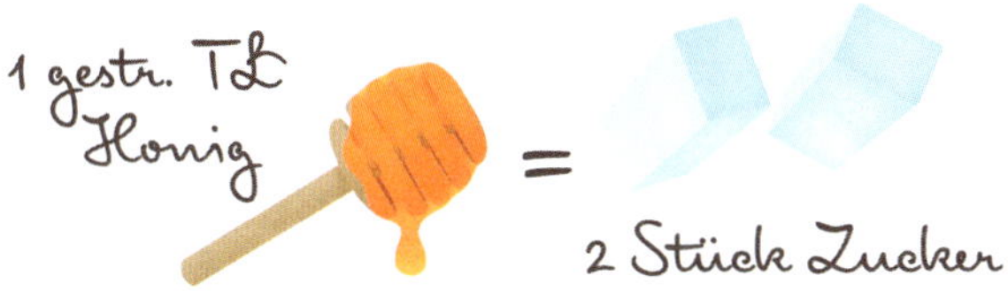

Außerdem besteht Honig durchschnittlich zu 55 % aus Fruktose. Doch der Verzehr von Fruktose in großen Mengen ist problematisch (Seite 142). Wenn dieser Stoff in unserem Körper im Übermaß vorhanden ist, wird er direkt in der Leber in Form von Fett gespeichert, was zu einem erhöhten Risiko einer Diabeteserkrankung führt und die Insulinresistenz fördert.

Abschließend betrachtet löst Honig nicht das Problem der Zuckersucht. Er ist sowohl aus ernährungswissenschaftlichen als auch geschmacklichen Gründen Zucker vorzuziehen, sollte aber nichtsdestotrotz in Maßen (Tageshöchstdosis beachten) konsumiert werden.

Die Wahl guten Honigs

Der weltweite Bedarf an Honig steigt kontinuierlich. Das hat den Markt für Massenimporte von manipuliertem Honig geöffnet, der mit Zuckersirup, Glukose oder Wasser verdünnt wird. Laut einer Studie, die 2015 auf Initiative der Europäischen Kommission durchgeführt wurde, sind fast ein Drittel der in Europa verkauften Honige auf diese Weise manipuliert. Die Explosion der Nachfrage ging mit einem dramatischen Bienensterben einher, das auf die Übernutzung der Bienenstöcke und den massiven Einsatz von Insektiziden zurückzuführen ist. Laut Europäischer Kommission sollen bei einem Drittel der Bienen und Schmetterlinge die Populationen zurückgehen. Bienen sind jedoch unverzichtbar für das Überleben der meisten Pflanzenarten und damit auch für unser Getreide, Obst, Gemüse, unsere Nüsse, Gewürze, unseren Kakao und Kaffee …

Bio-Honig bevorzugen, der eine Produktion ohne Einsatz von Chemikalien garantiert sowie unter Respektierung von Fauna und Flora hergestellt wurde

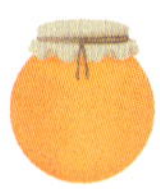

Lieber einen lokal produzierten Honig bei der Imkerei eures Vertrauens kaufen

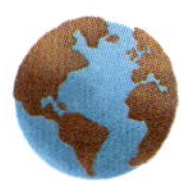

Produkte mit dem Zusatz »Mischung von Honigen aus EU- und Nicht-EU-Staaten« meiden: Sie lassen sich kaum rückverfolgen. Häufig ist es gepanschter Honig.

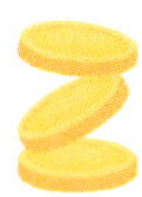

Achtet auf den Preis: Ist er sehr günstig (unter 12 €/kg), kann es sich um gepanschte Ware handeln.

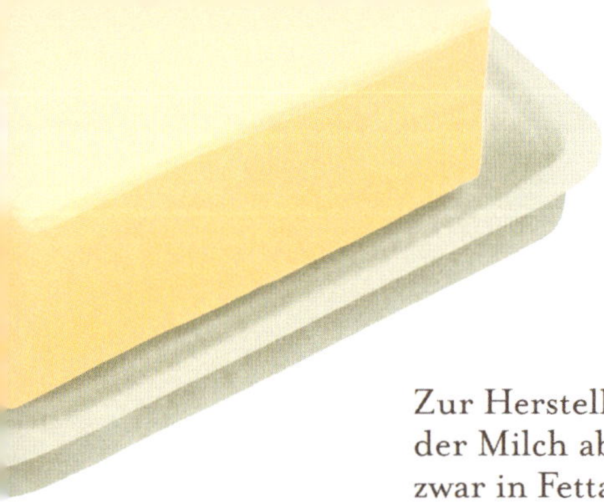

BUTTER

Zur Herstellung von Butter schlägt oder stampft man den von der Milch abgeschöpften Rahm so lange, bis er sich aufteilt, und zwar in Fettanteile und Molke. Butter hat heutzutage häufig einen schlechten Ruf. Das kommt vor allem daher, weil sie im Verdacht steht, unseren Cholesterinspiegel mit einem negativen Effekt zu beeinflussen.

Erhöhter Gehalt an gesättigten Fettsäuren

In 100 g Butter befinden sich etwa 60 g gesättigte Fette. Die sind für das reibungslose Funktionieren unseres Körpers unerlässlich, doch nehmen wir sie heutzutage im Übermaß zu uns (Seite 26). Es sind nicht die gesättigten Fettsäuren allein, die problematisch sind, wenn sie jedoch in Verbindung mit einem hohen Verzehr von Kohlenhydraten – wie es in unserer klassischen westlichen Ernährung der Fall ist – stehen, erhöhen sie das Risiko für Herz-Kreislauf-Erkrankungen.

Ein höherer Konsum von gesättigten Fetten kann jedoch durch andere Ernährungsgewohnheiten aufgefangen werden. Butter ist beispielsweise zusammen mit Kokosöl ein fester Bestandteil der ketogenen oder Low-Carb-Diät, die aus bis zu 85 % Fett besteht.

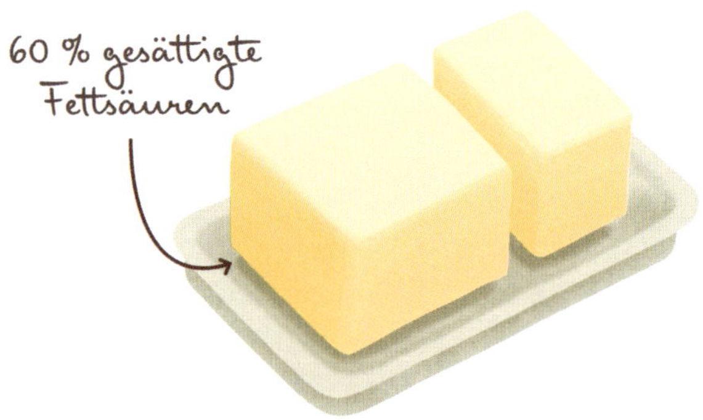

Ist Butter schlecht für den Cholesterinspiegel?

Butter wird häufig beschuldigt, das Cholesterin im Blut ansteigen zu lassen. Es ist jedoch die Oxidation, nicht die Menge dieses Lipids, die hauptsächlich gesundheitliche Probleme verursacht (Seite 92). Gesättigte Fettsäuren, die auch in Butter enthalten sind, erhöhen den LDL-Cholesterinspiegel, im Übermaß konsumiert. LDL-Cholesterin ist zwar nicht per se schädlich, kann aber oxidieren.

Statt den Cholesterinspiegel zu senken, sollte man lieber diesen oxidativen Prozess mittels Antioxidantien mindern (Seite 40) und Faktoren meiden, die Oxidation anstoßen (Alkohol, Tabak, Stress …). Außerdem solltet ihr weitere Risikofaktoren für Herz-Kreislauf-Erkrankungen beachten: übermäßiger Zucker- oder Alkoholkonsum, Übergewicht, Bewegungsmangel …

Überschüssiges Cholesterin kann zwar dazu beitragen, das Risiko für Herz-Kreislauf-Erkrankungen zu erhöhen, wenn es oxidiert und sich ablagert. Es scheint aber bei Weitem nicht der ausschlaggebende Faktor zu sein: Übermäßiger Zuckerkonsum trägt zum Beispiel stark zur Entstehung von Herz-Kreislauf-Problemen bei.

Margarine: eine schlechte Alternative

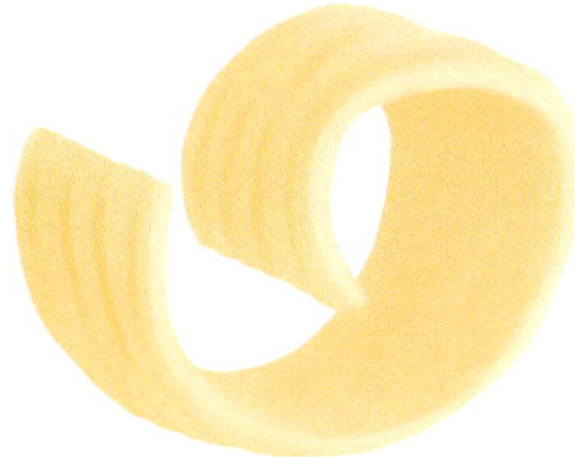

Im Gegensatz zu Butter, die aus tierischen Fetten gewonnen wird, sind Margarinen Emulsionen (Fett-Wasser-Gemische), die zu 50–80 % aus pflanzlichen Fetten bestehen, meist aus Sonnenblumen-, Raps-, Mais- und manchmal Palmöl.

Die Behauptung »cholesterinsenkend«, die häufig aufgedruckt ist, ist ein schlechtes Argument. Viele Hersteller werben damit, dass ihre Margarine mit Phytosterinen angereichert ist, die den Cholesterinspiegel senken können. Dabei hat die Reduzierung der zu uns genommenen Cholesterinmenge keine Priorität für unsere Gesundheit (Seite 100).

Außerdem beeinträchtigen Phytosterine die Aufnahme von Cholesterin und damit ebenso die Aufnahme bestimmter Vitamine (A, D, E und K).

Die Industrie hebt gerne auch die Anreicherung der Margarine mit Omega-3-Fettsäuren hervor. Dennoch enthalten Margarinen oft auch große Mengen an Omega-6-Fettsäuren und lösen somit nicht das Problem des Ungleichgewichts zwischen Omega-3- und Omega-6-Fettsäuren (Seite 28).

Margarine trägt nicht dazu bei, das Risiko für Herz-Kreislauf-Erkrankungen zu senken: Butter durch Margarine zu ersetzen, ist nicht sinnvoll. Es sei denn, man ernährt sich vegan, ist laktoseintolerant, überempfindlich oder allergisch gegen Eiweiß (obwohl Kuhmilcheiweiß nur in geringen Mengen vorkommt).

Im Alltag

Konsumiert Butter in moderaten Mengen: 10–15 g täglich, was einer Einzelportion Butter zum Brot (wie teilweise im Restaurant serviert) entspricht.

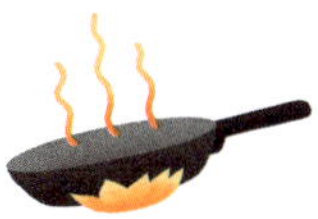

Butter lässt sich nicht allzu stark erhitzen. Sie sollte auf keinen Fall dunkel bräunen oder schwarz werden, weil dann krebserregende Verbindungen entstehen können.

Am besten Rohbutter auf dem Bauernmarkt kaufen, die aus nicht pasteurisiertem Rahm gewonnen wird. Sie ist geschmacksintensiver, aber auch empfindlicher und kann höchstens 3 Wochen lang aufbewahrt werden.

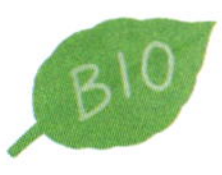

Verwendet Bio-Butter, da sie keine (oder nur wenige) Pestizide und Antibiotika enthält.

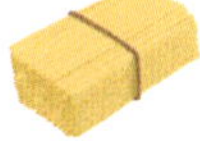

Butter aus Heumilch (die Kühe werden traditionell mit Kräutern, Gras und im Winter mit Heu gefüttert) garantiert einen hohen Gehalt an Omega-3-Fettsäuren.

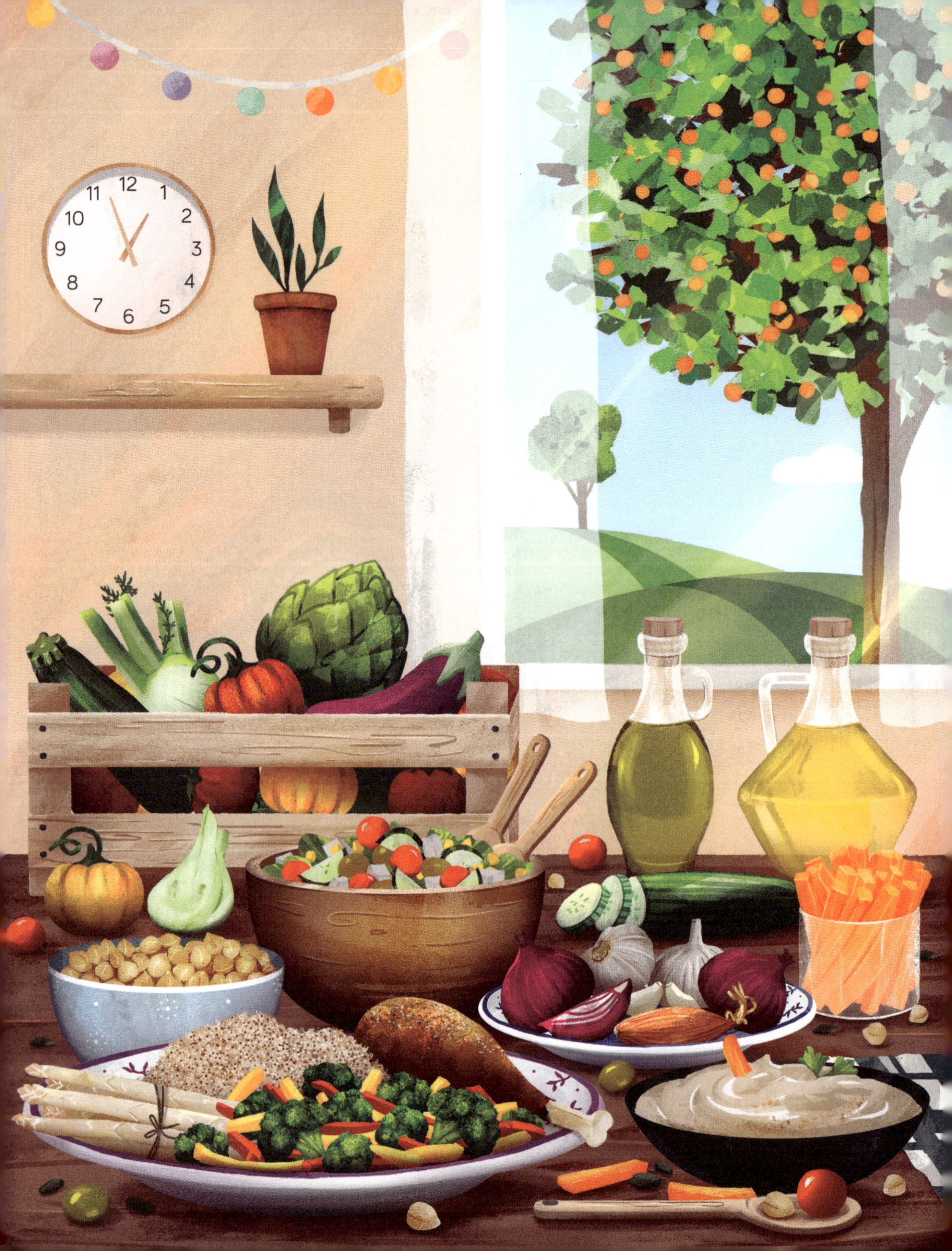

Das ideale Mittag-essen

Das Mittagessen soll unsere Batterien aufladen, damit wir bis zum Abendessen in Bestform sind. Daher neigen wir dazu, unsere Mahlzeiten mit Reis oder Nudeln »aufzufüllen«, damit das Essen den restlichen Tag vorhält. Doch das ist falsch gedacht!

Mittags solltet ihr lieber reichlich Gemüse in Kombination mit einer Proteinquelle verzehren. Kohlenhydrate sind in geringen Mengen in Ordnung, aber greift dann zu den komplexen Kohlenhydraten, weil sie ansonsten unser Energieniveau im Grunde nur senken.

1 Volltanken mit Gemüse!

In Deutschland verzehren 15 % der Frauen und sogar nur 7 % der Männer die empfohlenen 5 Portionen Obst und Gemüse am Tag. Bei dem heute üblichen Lebensstil müssten wir aber 7–8 Portionen verzehren. Eine aktuelle Studie zeigt, dass der tägliche Verzehr von 10 Portionen Obst und Gemüse (1 Portion = 100 g) die Zahl der Herz-Kreislauf-Erkrankungen um 28 % reduziert.

Gemüse bietet zahlreiche Vorteile (Seite 158): Es ist reich an Ballaststoffen und fördert damit ein Sättigungsgefühl, denn die Ballaststoffe quellen in Wasser auf und wirken so sättigend. Der niedrige glykämische Index (GI) erlaubt dazu noch eine langsame Einspeisung von Energie in den Organismus. Sie helfen also durchaus, den Nachmittag zu überstehen.

Ganz wichtig ist dabei, die Zufuhr zu variieren und 7–8 Portionen an Obst und Gemüse (unterschiedlicher Sorten) täglich zu sich zu nehmen, damit die Vorteile jeder Sorte zum Tragen kommen. Dafür hilft es, bunt zu mischen, denn in der Regel ist jede Farbe mit bestimmten Mehrwerten verbunden.

Euer Gemüse solltet ihr mit 1 EL Raps-, Leindotter- oder Walnussöl anmachen, um von den Vorteilen dieser nützlichen Fette zu profitieren (Seite 112).

Sollte man eine Mahlzeit mit Obst beenden?

Manchmal hört man, Obst am Ende einer Mahlzeit solle vermieden werden, denn es könnte im Magen gären und so Blähungen hervorrufen oder sogar die Aufnahme von Vitaminen verhindern. Aber keine Sorge: Für alle Menschen ohne empfindliche Verdauung gibt es keinen Grund, Obst nicht zum Ende einer Mahlzeit zu genießen.

Zuallererst: Im Magen kann keine wirkliche Gärung stattfinden. Auch erhöht Obstkonsum nicht den Säuregehalt im Magen. Es kann höchstens das Risiko von Verdauungsbeschwerden steigern bei empfindlichem Magen, wie jedes roh verzehrte Gemüse auch. In diesem Fall das Obst einfach außerhalb der Mahlzeiten essen. Abschließend noch zum Punkt der verhinderten Vitaminaufnahme: Hierzu liegen keine Beweise vor.

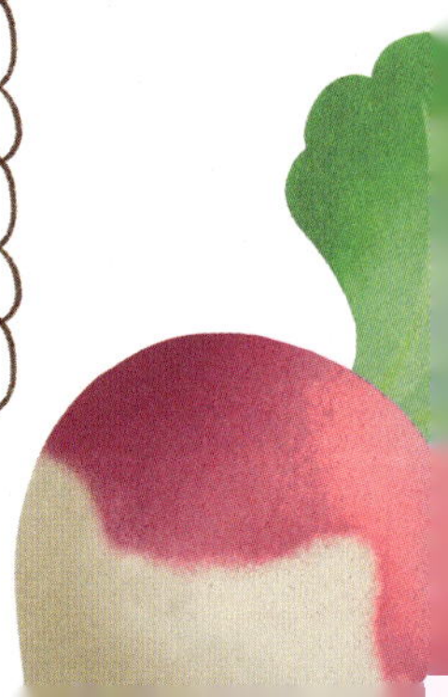

2 Setzt auf Proteine

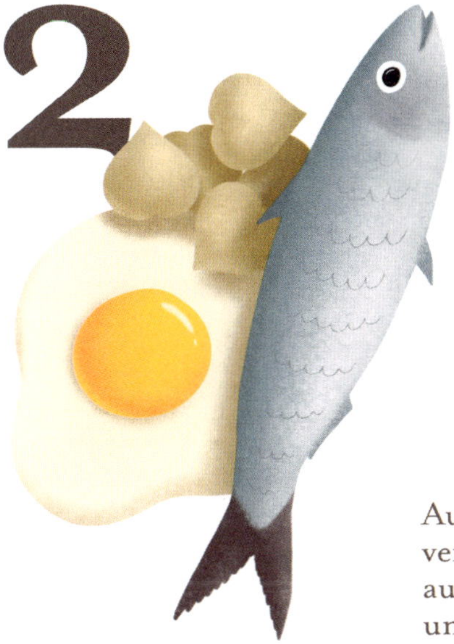

Im Kapitel »Das ideale Frühstück« haben wir es schon gesehen: Eine Ernährung mit Proteinen ohne zusätzliche Kohlenhydrate setzt mehr Dopamine frei. Diese Botenstoffe spielen eine wichtige Rolle für unsere Lust und Motivation (Seite 74).

Außerdem werden proteinreiche Lebensmittel langsamer verdaut, sodass man sich länger satt fühlt. Proteine sorgen auch für eine langsamere Verdauung von Kohlenhydraten und können so den glykämischen Index (GI) einer Mahlzeit senken. Für eure Tagesportion Proteine könnt ihr zwischen Eiweiß tierischen oder pflanzlichen Ursprungs wählen:

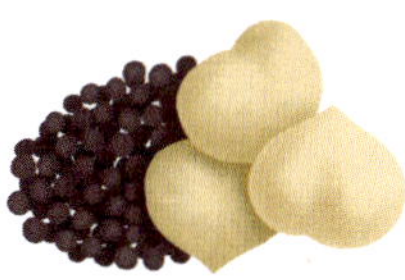

150 g Hülsenfrüchte: Linsen, Kichererbsen …

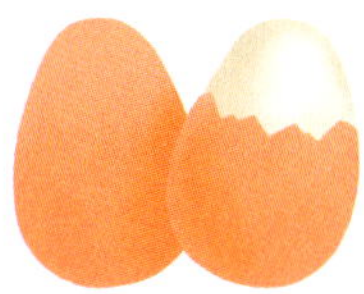

2 Eier (Bioqualität)

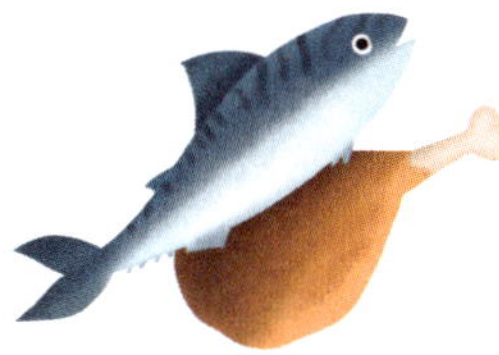

120 g Fisch oder Geflügel

120 g Tofu oder Tempeh

Welches Sandwich auf die Hand, wenn es schnell gehen muss?

Aus praktischen Gründen ein Brot zum Mitnehmen:
– statt Weißbrot oder hellen Brötchen lieber ein gutes Vollkornbrot aus Sauerteig wählen
– mit reichlich Gemüse (Tomatenscheiben, Rucola, Babyspinat, Avocado) toppen
– eine hochwertige Proteinquelle einplanen (hart gekochte Eier, Hühnchen, Tofu, Ziegen- oder Schafskäse)
– Mayonnaise durch Pesto, klein gehackte getrocknete Tomaten oder Auberginenmus (Baba Ghanoush) ersetzen

3 Kohlenhydrate verringern

Genau wie beim Frühstück sind Kohlenhydrate (Brot, Nudeln, Reis ...) entgegen der landläufigen Meinung auch beim Mittagessen nicht unbedingt notwendig. Kohlenhydrate haben einen hohen glykämischen Index (GI, Seite 20): Sie lassen den Blutzuckerspiegel schnell ansteigen. Als Reaktion darauf schüttet unser Körper Insulin aus, das den Blutzuckerspiegel schnell wieder absinken lässt.

Und die Folgen dieses starken Wechsels im Blutzucker? Ein Gefühl der Erschöpfung und der drängende Wunsch nach etwas Süßem, damit unser Blutzucker wieder steigt! Aus diesem Grund sollten wir auch beim Mittagessen unseren Zuckerkonsum einschränken.

Wenn ihr Kohlenhydrate zu eurer Mahlzeit einladen möchtet, so sind sie willkommen unter der Bedingung, dass ihr dabei eine gute Auswahl trefft und die Menge klein haltet! Kohlenhydrate mit einem mittleren GI wie Vollkornreis oder -nudeln sind immer zu bevorzugen.

Vollkorn bedeutet, dass das Getreidekorn inklusive Schale verarbeitet wurde. Es enthält daher mehr Ballaststoffe, und der GI ist geringer. Dabei sollten es nicht mehr als 100 g gekochte Nudeln oder gegarter Reis täglich sein (also etwa 4–6 EL).

Hülsenfrüchte (Linsen, Kichererbsen, Erbsen, getrocknete Bohnen, Dicke Bohnen) sind sehr gute Kohlenhydratlieferanten, denn sie enthalten zusätzlich Proteine und Ballaststoffe.

Eine Tagesration an stärkehaltigen Nahrungsmitteln aus Vollkorn liegt also bei 50 g roh oder 100 g in gegarter Form: Reis, Nudeln, Quinoa, Buchweizen ... Dann solltet ihr aber 20–30 % weniger tierisches Eiweiß einrechnen.

Wenn du Brot liebst und ungern darauf verzichten möchtest, versuche es mit einer kleinen Portion von nur 30–40 g. Und es sollte besser Sauerteigbrot aus Vollkornmehlen (Seite 95) sein.

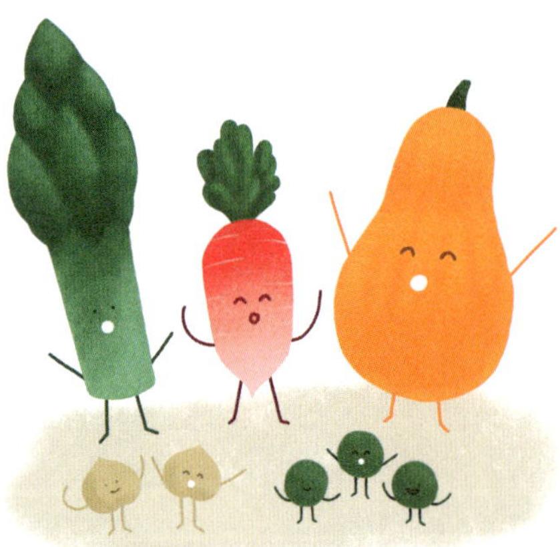

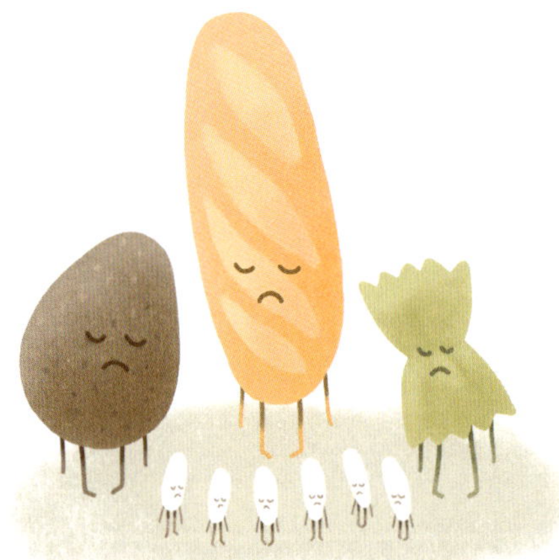

AUSNAHME-FÄLLE

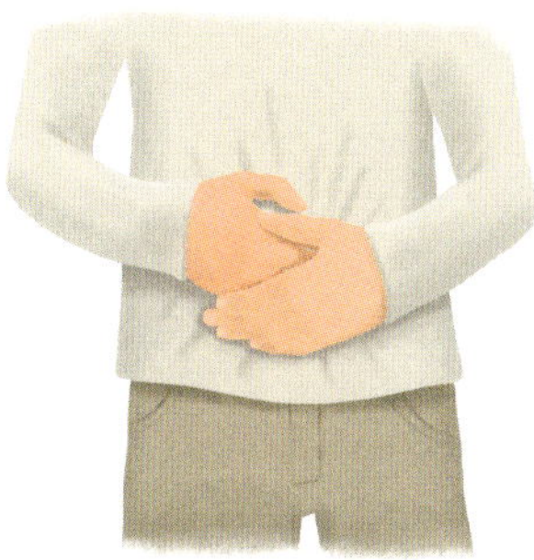

Fleischlos zu Mittag und nicht vor 16 Uhr hungrig werden?

Mittags müsst ihr unbedingt ausreichend Proteine zu euch nehmen, denn die werden euch dabei helfen, euch länger satt zu fühlen! Fisch oder Eier sind dabei eine gute Alternative zu Fleisch. Wer auf beides verzichten möchte, kann auch eine Portion pflanzliche Proteine zu sich nehmen: 150–200 g Hülsenfrüchte (Linsen, weiße Bohnen oder Kidneybohnen, Kichererbsen …) oder auch 120 g Tofu.

Mittags sollte unbedingt viel Gemüse auf dem Teller landen. Die enthaltenen Ballaststoffe saugen sich mit Wasser voll, was besser satt macht. Ballaststoffe ermöglichen auch die langsamere Aufnahme von Zuckern, sodass das Sättigungsgefühl länger anhält. Eure Mahlzeit könnt ihr mit einer Portion komplexer Kohlenhydrate abrunden (etwa aus Quinoa, Vollkornbrot aus Sauerteig …).

Was essen Sportliche am besten zu Mittag?

Das Mittagessen kann für Sportler:innen leicht angepasst werden:

– Wer morgens aktiv war, sollte eine Mittagsmahlzeit mit komplexen Kohlenhydraten zu sich nehmen, dazu Gemüse und Proteine. So öffnet sich das »metabolische Fenster« leichter, eine Zeitspanne, in der unser Körper sich in einer Erholungsphase nach sportlicher Aktivität befindet. Zu diesem Zeitpunkt soll unser Organismus die verschiedenen Nährstoffe besser aufnehmen können.

– Sport am Nachmittag: Man kann mittags eine Portion Kohlenhydrate essen, das ist aber kein Muss. Dazu Gemüse und Proteine. Zwischen Ende des Mittagessens und dem Beginn des Trainings sollten idealerweise mindestens 3 Stunden liegen, damit die Verdauung nicht beeinträchtigt wird. Das gilt besonders für Menschen mit sensibler Verdauung.

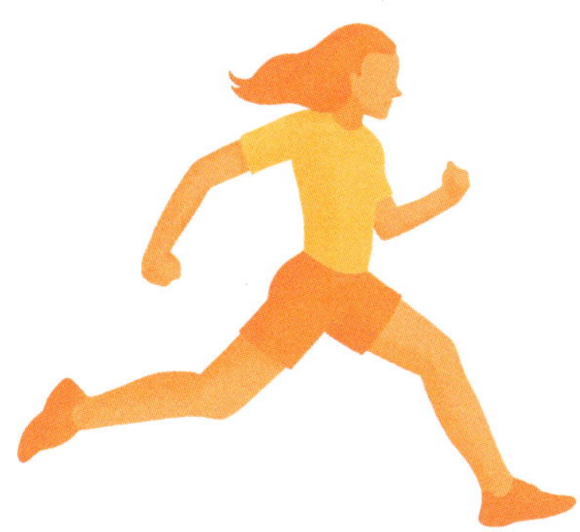

Das ideale

Vorspeise

Je nach Appetit und Gewohnheit: frischer Salat mit rohem Gemüse, eine Suppe oder kalter Fisch

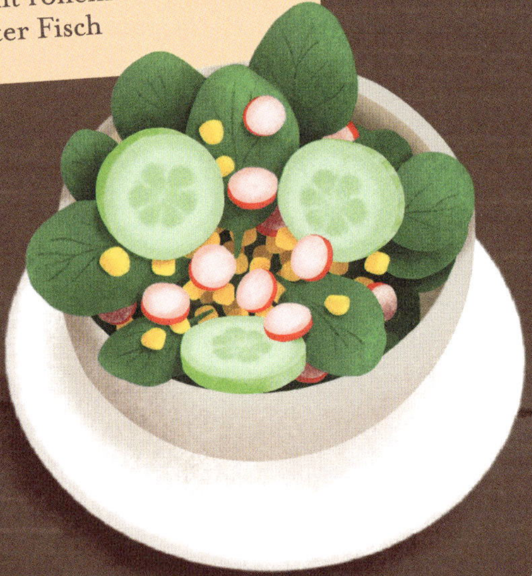

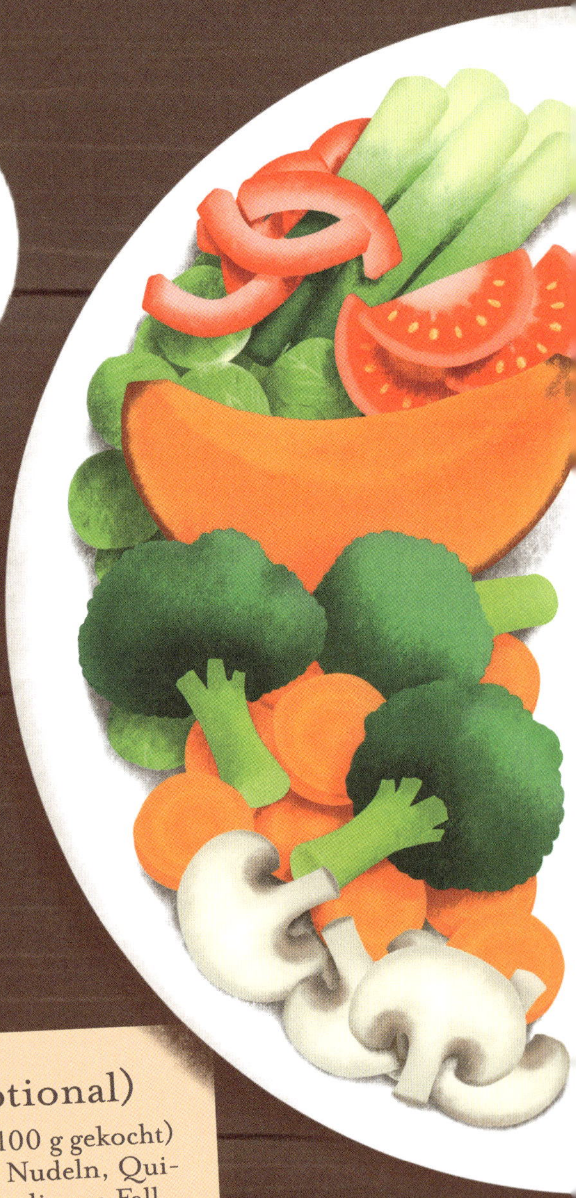

Gemüse

Nach Angebot und Wunsch, ganz nach individuellem Appetit; mit 1 EL Raps- oder Walnussöl anmachen

Getreide (optional)

1 Portion (50 g in roh, 100 g gekocht) Vollkornprodukt (Reis, Nudeln, Quinoa, Buchweizen …); in diesem Fall 20–30 % weniger tierisches Eiweiß verzehren

Mittagessen

mit tierischen Proteinen

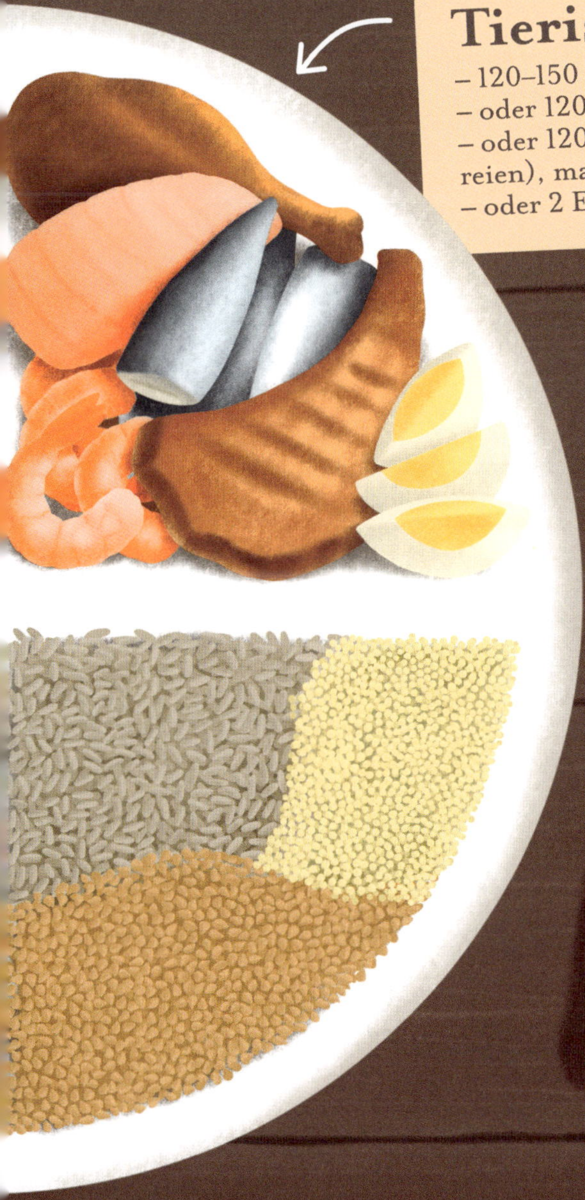

Tierische Proteine

– 120–150 g Fisch oder Meeresfrüchte
– oder 120–150 g Hühnerfleisch (Freiland)
– oder 120 g hochwertiges Fleisch (Filet oder Innereien), maximal 1 × wöchentlich
– oder 2 Eier

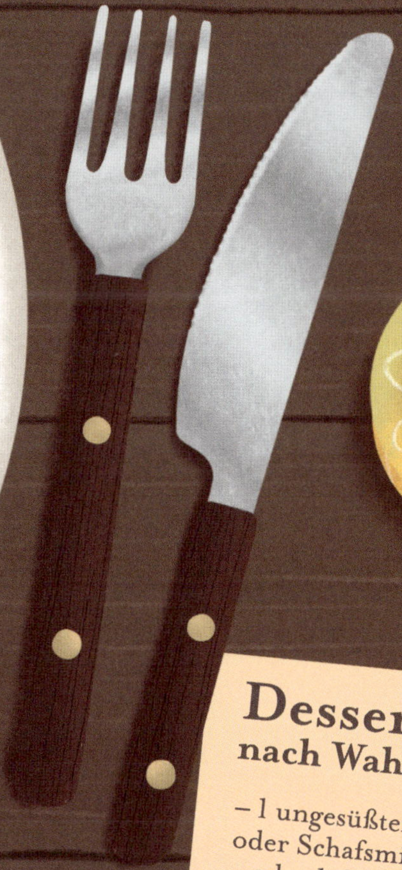

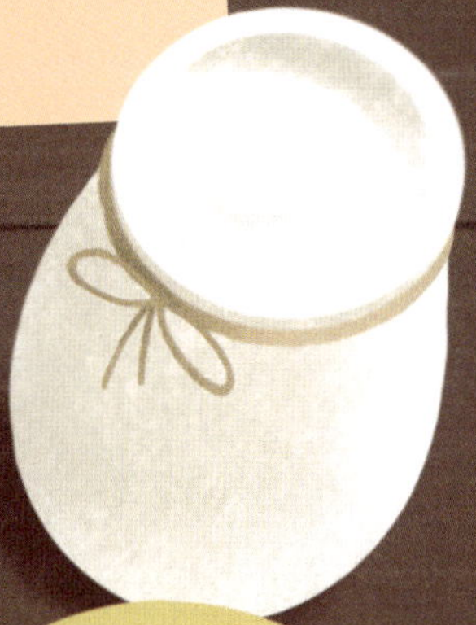

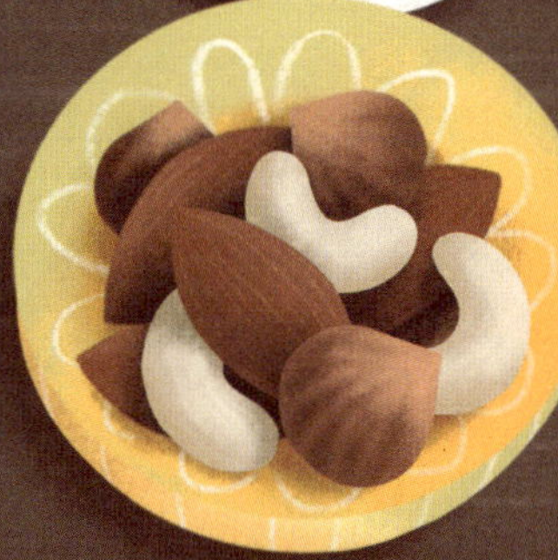

Dessert

nach Wahl

– 1 ungesüßter Joghurt (aus Ziegen- oder Schafsmilch oder vegan)
– oder 1–2 Stückchen Bio-Zartbitterschokolade (mind. 70 % Kakaogehalt)
– oder 10–20 g Ölfrüchte

Das ideale

Vorspeise

Je nach Appetit und Gewohnheit: frischer Salat oder vegane Suppe

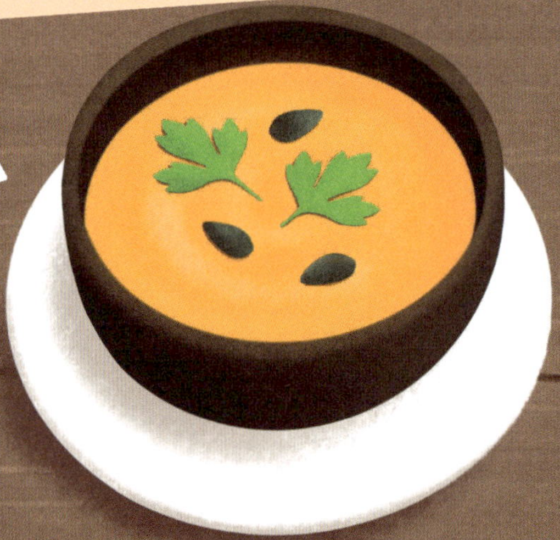

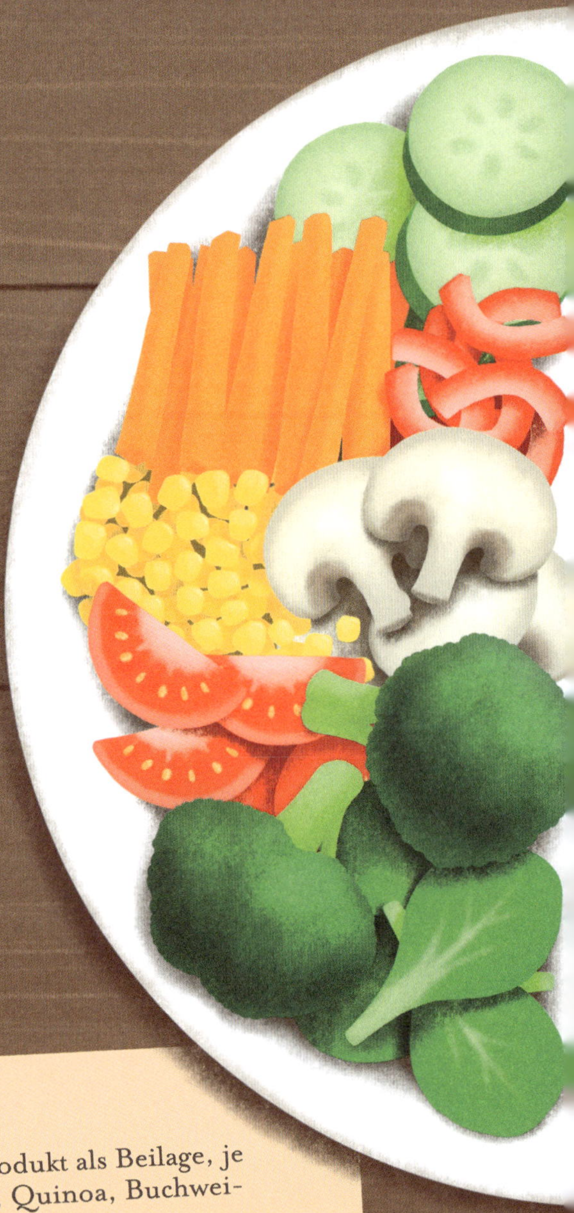

Gemüse

Nach Angebot und Wunsch, ganz nach individuellem Appetit; mit 1 EL Raps- oder Walnussöl anmachen

Getreide

50–100 g Vollkorprodukt als Beilage, je nach Wunsch: Reis, Quinoa, Buchweizen, Bulgur …

Mittagessen

vegane Version

Hülsenfrüchte

150 g Hülsenfrüchte (gekocht): Linsen, Kichererbsen, Kidneybohnen, Soja, Dicke oder Flageolet-Bohnen, Erbsen

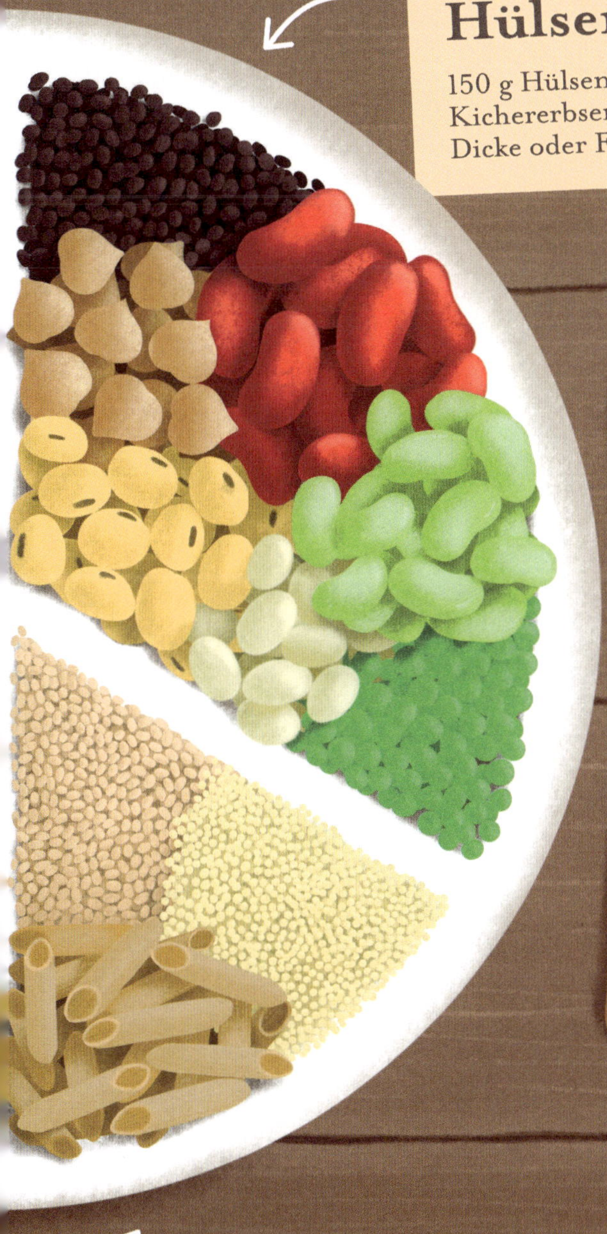

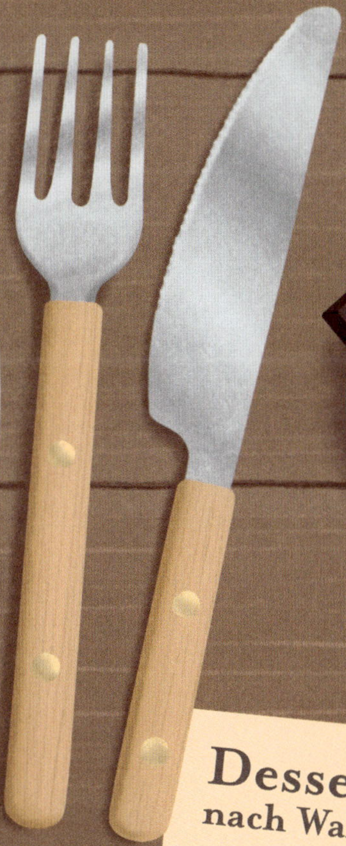

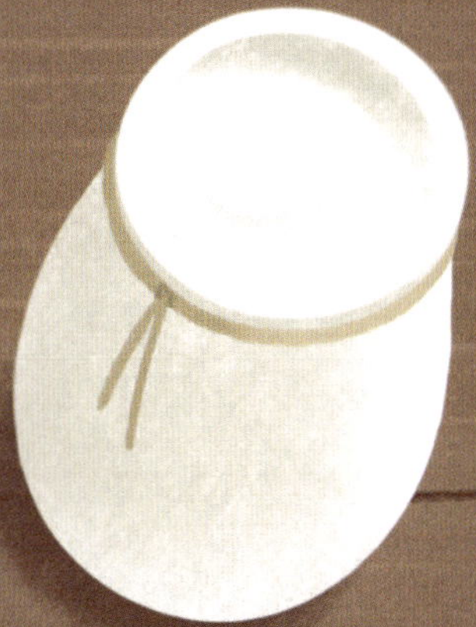

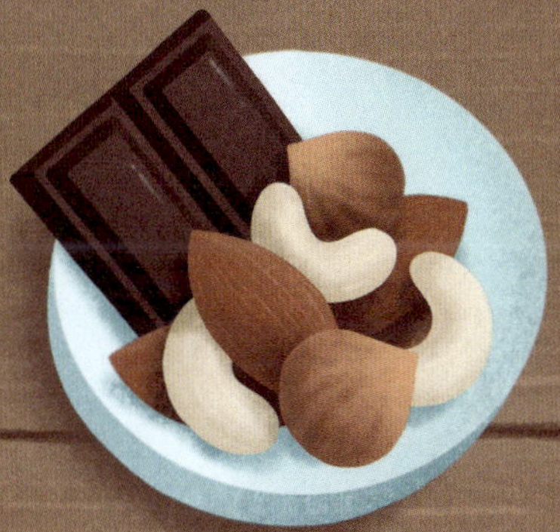

Dessert
nach Wahl

- 1 pflanzlicher Joghurt
- oder 1–2 Stückchen vegane Schokolade (mind. 70 % Kakaogehalt)
- oder 10–20 g Ölfrüchte

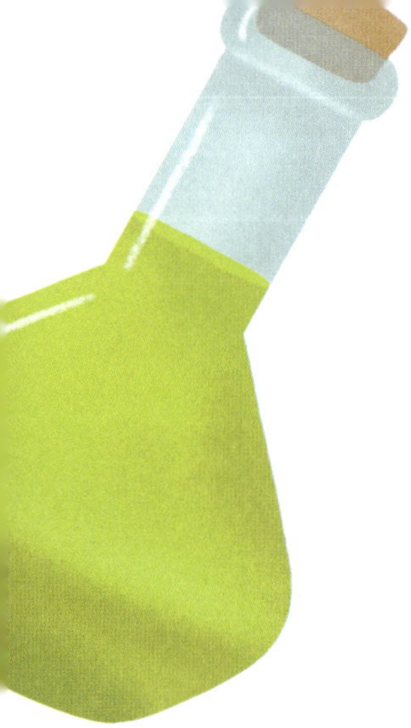

Öle

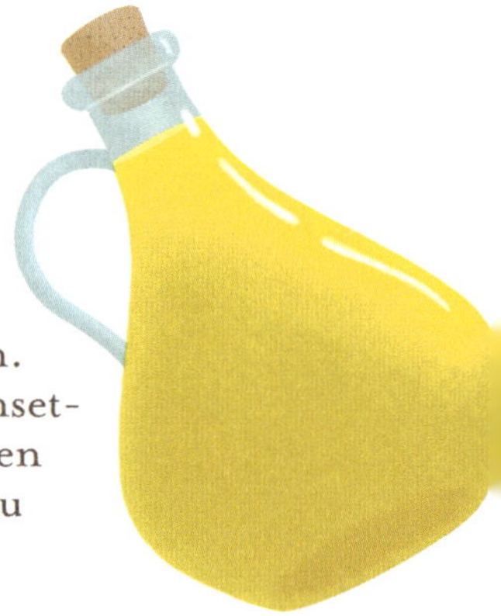

Keine Angst vor Fett! Pflanzenöle sind eine hervorragende Quelle für Omega-3-, Omega-6- und Omega-9-Fettsäuren. Einige Öle haben jedoch eine wesentlich bessere Zusammensetzung als andere. Öle mit einem geringen Anteil an gesättigten Fettsäuren und einem optimalen Verhältnis von Omega-3 zu Omega-6 sind zu bevorzugen (Seite 28).

Die besten Öle

Gesundheitlich am vorteilhaftesten sind kalt gepresstes Raps-, Walnuss- und Leindotteröl.

Diese Öle sind reich an Omega-3-Fettsäuren, jenen, die uns besonders guttun und die wir nicht ausreichend zu uns nehmen. Unser Körper kann sie nicht selbst herstellen. Täglich mindestens 2 EL kalt gepresstes Rapsöl in einer Vinaigrette oder als Würze für die Speisen verzehren.

Diese Öle eher nicht zum Garen verwenden, denn die Omega-3-Fettsäuren sind empfindlich und die Hitze zerstört sie schnell.

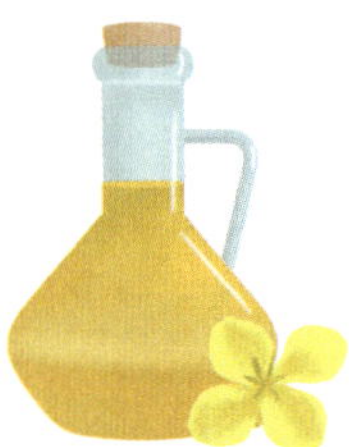

Rapsöl

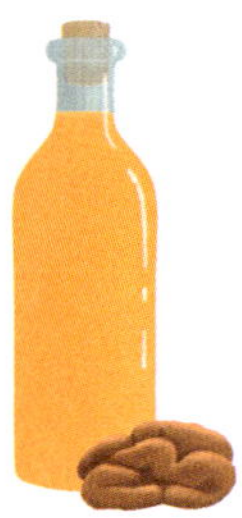

Walnussöl

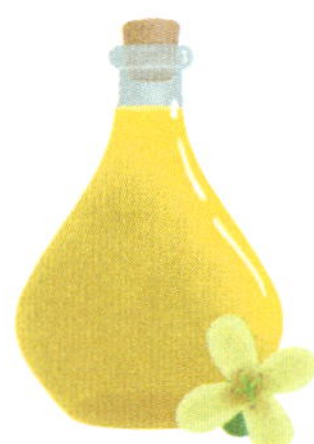

Leindotteröl

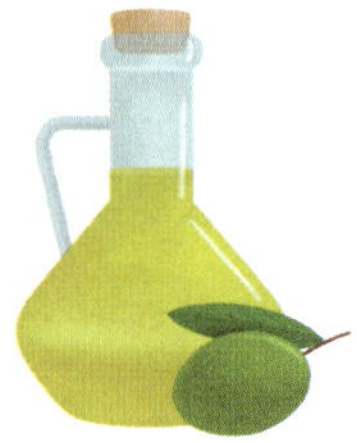

Olivenöl

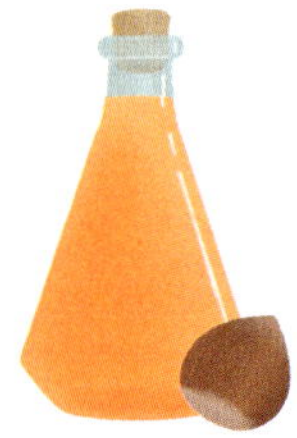

Haselnussöl

Weitere Sorten: gesundheitlich gute Öle

Oliven- und Haselnussöle sind ebenfalls ernährungswissenschaftlich interessant. Sie sind reich an den essenziellen Omega-9-Fettsäuren, die eine wichtige Rolle bei der Vorbeugung gegen Diabetes und Herz-Kreislauf-Erkrankungen spielen (Seite 27).

Olivenöl lässt sich gut bei sanftem Garen einsetzen (Temperaturen unter 200 °C). Bei höheren Temperaturen können giftige Verbindungen entstehen. Haselnussöl sollte eher roh verzehrt werden (etwa in Vinaigrette).

Diese Öle in Maßen *verwenden*

Sonnenblumen-, Traubenkern-, Sesam- und Kokosöl solltet ihr aufgrund ihrer Fettsäuren nur in geringeren Mengen verzehren. Die ersten drei dieser Öle sind reich an Omega-6-Fettsäuren.

Kokosöl besteht zu 90 % aus gesättigten Fettsäuren, die wir heute schon im Übermaß zu uns nehmen (Seite 26). Es kann jedoch einen wichtigen Platz in einer ketogenen Ernährung einnehmen (Ernährungsform mit wenigen Kohlenhydraten, reich an Lipiden).

Die genannten vier Öle eignen sich nur für das Garen bei hohen Temperaturen, was wir aber generell nicht empfehlen (Seite 62). Bei hoher Hitze eignet sich Kokosöl am besten, denn es bleibt am stabilsten. Sonnenblumenöl ist eine weitere – wenn auch weniger gute – Option, denn es enthält viele Omega-6-Fettsäuren und zerfällt schneller als Kokosöl. Sesam- und Traubenkernöl können ebenfalls erhitzt werden, eignen sich aber nicht zum Frittieren.

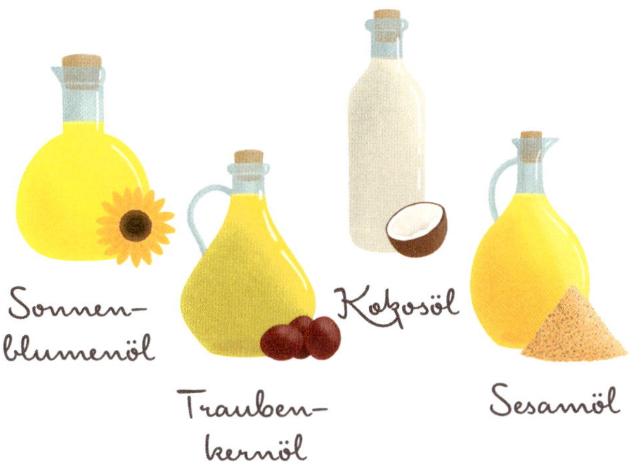

Öl und seine Pressung: *Qual der Wahl*

Ein Pflanzenöl mit dem Vermerk »erste Kaltpressung« garantiert eine traditionelle Pressung bei niedrigen Temperaturen. Dadurch bleiben die Eigenschaften und Nährstoffe des Ausgangsprodukts erhalten. Eine starke Hitzeeinwirkung zerstört viele Nährstoffe.

Die »kalt extrahierten« Öle sind ernährungswissenschaftlich nicht ganz so interessant, denn die eingesetzte Zentrifuge strahlt eine gewisse Wärme ab, die einen Teil der Inhaltsstoffe zerstören kann.

Kalt gepresstes Öl von Bio-Qualität ist demnach sehr empfehlenswert. Der Bio-Zusatz garantiert, dass das Ausgangsprodukt nicht chemisch behandelt wurde.

Öl richtig lagern und *aufbewahren*

Öle, die reich an Omega-3-Fettsäuren sind (aus Raps, Leindotter oder Hanf), sind empfindlich und sollten daher im Kühlschrank aufbewahrt werden, damit sie ihre Nährstoffe behalten. Dabei werden sie weder Sauerstoff noch Licht ausgesetzt, was ihnen zusetzen würde.

Oliven- und Kokosöl sollten an einem trockenen Ort bei Raumtemperatur aufbewahrt werden, also nicht im Kühlschrank, denn diese Öle verfestigen sich bei kühleren Temperaturen.

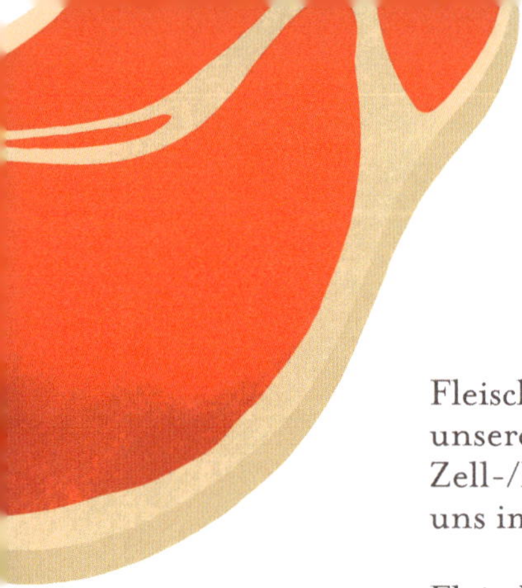

Fleisch

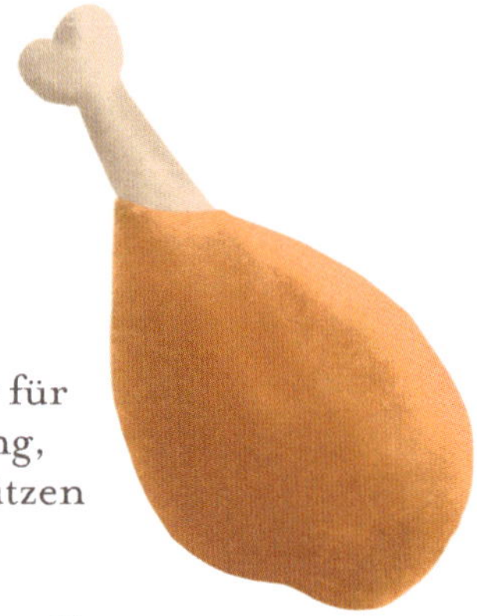

Fleisch ist besonders reich an Proteinen. Die brauchen wir für unsere Gesundheit, denn sie helfen uns bei Muskelbildung, Zell-/Hauterneuerung und Knochenaufbau. Sie unterstützen uns im Kampf gegen Bakterien und Viruskrankheiten.

Fleischproteine gelten häufig als gut, da sie alle acht essenziellen Aminosäuren enthalten. Doch keine Fleischsorte bietet die essenziellen Säuren in einem optimalen Verhältnis zueinander (Seite 24). Die Proteine im Fleisch sind also nicht ideal, aber dennoch nicht zu vernachlässigen.

Wir essen heutzutage *zu viel Fleisch!*

Wir verzehren heutzutage im Schnitt viel zu viele tierische Proteine auf Kosten von pflanzlichen (Seite 25). Um von den Vorteilen jedes Lebensmittels zu profitieren, sollte man jedoch die Proteinquellen variieren. Im Idealfall nehmen wir genauso viel pflanzliches wie tierisches Eiweiß zu uns.

Fleisch – und besonders rotes – ist reich an Omega-6-Fettsäuren (besonders, wenn es aus Massentierhaltung stammt) und gesättigten Fetten. Beide Inhaltsstoffe konsumieren wir bereits im Übermaß. Darüber hinaus gibt es auch eine umwelttechnische Komponente, besonders für Rindfleisch.

Es ist durchaus möglich, ganz auf Fleisch zu verzichten, ohne dass sich automatisch eine Mangelernährung einstellt. Dazu sollte jede:r jedoch ein paar Vorkehrungen treffen. Es ist empfehlenswert, sich zu Beginn der Umstellung auf eine fleischlose Ernährung professionell begleiten zu lassen.

Rotes Fleisch maximal *1 x wöchentlich*

Zu rotem Fleisch zählen: Rind, Schwein, Lamm, Pferd, Innereien. Nicht alle haben eine rote Farbe, man definiert sie aus Nährstoffgründen so. Die WHO stufte 2015 rotes Fleisch als »wahrscheinlich krebserregend für Menschen« ein. Sein Konsum soll das Risiko erhöhen, an (Dick-)Darm-, Brust- oder Bauchspeicheldrüsenkrebs zu erkranken.

Rotes Fleisch ist fetter und besonders reichhaltig an gesättigten Fetten sowie Omega-6-Fettsäuren. Zwar handelt es sich dabei um essenzielle Fettsäuren, doch wir nehmen zu viel davon zu uns, was zu einem erhöhten Risiko für Herz-Kreislauf- und Krebserkrankungen beiträgt (Seite 26).

Der Verzehr von rotem Fleisch kann außerdem zu einer Überlast an Hämeisen führen. Zur Erinnerung die zwei Arten von Eisen:

- Hämeisen aus rotem Fleisch, Wurstwaren, Innereien
- Nicht-Hämeisen aus Pflanzen

Es ist zu beachten, dass ein Überschuss an Hämeisen zur Entwicklung freier Radikale beiträgt, die für die Entstehung von Krebs verantwortlich sind (Seite 40).

Besser: Verzicht auf verarbeitetes Fleisch

Zum verarbeiteten Fleisch gehören Wurstwaren (Schinken, Würste, Speck …), aber auch Zubereitungen und Saucen auf Fleischbasis. Diese Art von Fleisch klassifizierte die WHO als »krebserregend für den Menschen«.

In der Regel wird verarbeitetes Fleisch mit Nitriten konserviert, die sich in unserem Magen zu kanzerogenen Verbindungen wandeln können, die Nitrosamine. Der Verzehr von Nitriten steigert somit das Risiko, an Dickdarm- und Magenkrebs zu erkranken.

Der Schinken mit der Aufschrift »ohne Zusatz von Nitrit« enthält immer noch natürliches Nitrit, das bei der Trocknung entsteht. Er ist dem herkömmlichen Schinken eindeutig vorzuziehen, doch auch sein Verzehr sollte in Maßen erfolgen. Es wird daher empfohlen, den Wurstwarenkonsum auf höchstens eine kleine Portion pro Woche zu beschränken.

Weißes Fleisch: 2–3 x wöchentlich

Zu weißem Fleisch zählen Geflügel (Hähnchen, Pute …), Kalb und Kaninchen. Sein Vorteil: Es hat sehr viel weniger gesättigte und Omega-6-Fettsäuren. Das Fleisch enthält im Durchschnitt nur 2–5 % Fett, während rotes Fleisch bei 10–25 % liegt. Und es weist darüber hinaus auch einen etwas geringeren Hämeisen-Wert auf.

Die richtige Wahl beim Fleisch

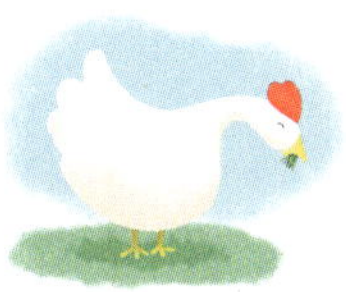

Beim Einkauf Fleisch von Tieren aus Freilandhaltung bevorzugen und solches aus Massentierhaltung nie kaufen. Dort werden die Tiere hauptsächlich mit Mais und Soja gefüttert, sodass das Fleisch reich an Omega-6- und arm an Omega-3-Fettsäuren ist (Seite 29). Außerdem werden dem Futter in der Massentierhaltung regelmäßig Antibiotika zugesetzt.

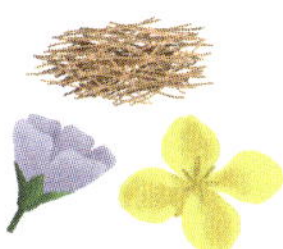

Genauso auf die Fütterung der Tiere achten: Gras, Heu und/oder Leinsamen als Futter gegeben erhöhen den Gehalt an Omega-3-Fettsäuren im späteren Fleischprodukt. Außerdem wird durch eine Fütterung mit diesen Rohstoffen gleichzeitig auch der Gehalt an Omega-6-Fettsäuren im Fleisch der Tiere gesenkt.

Das Fleisch sollte am besten immer aus ökologischer Landwirtschaft stammen, denn so hat das Tierfutter überwiegend Bio-Qualität und enthält kaum Pestizide. Außerdem ist auch der Einsatz von Antibiotika stark begrenzt.

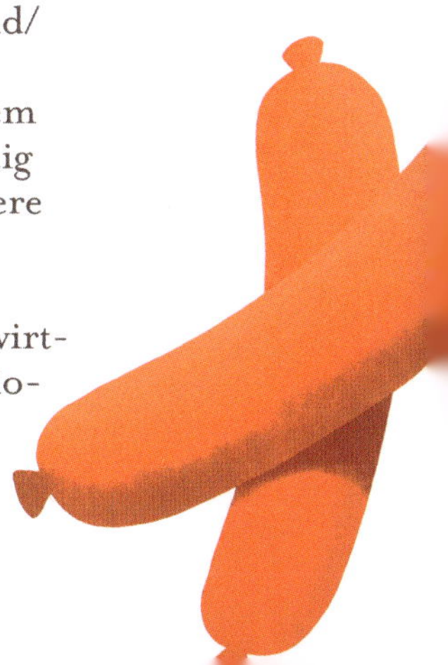

Meeresfrüchte & Fisch

Fische und Meeresfrüchte sind hervorragende Lieferanten von wertvollem tierischem Protein. Solltet ihr euch nicht etwa vegetarisch ernähren, ist ein Verzehr von Fisch und Meeresfrüchten 2–3 × pro Woche sehr zu empfehlen.

Kleine fettreiche Fische und Meeresfrüchte: 1–2 x wöchentlich

Kleine fette Fische (Sardinen, Makrelen, Sardellen) und auch Meeresfrüchte leisten einen gesundheitlich wertvollen Beitrag. Sie sind eine wichtige Quelle für Mineralstoffe (insbesondere Kalium, Magnesium, Zink und Selen). Meeresfrüchte bieten dazu noch viele Antioxidantien.

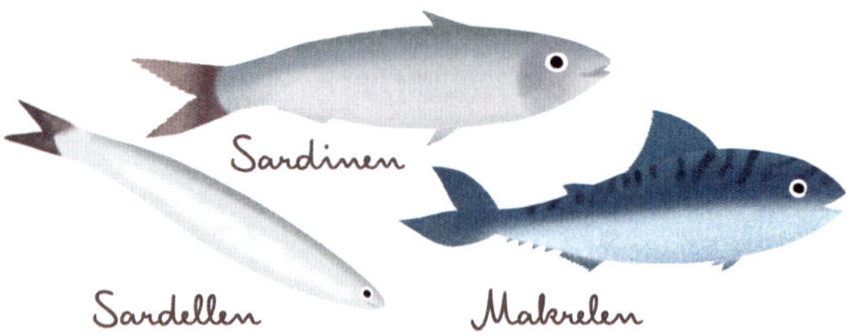

Fettreicher Fisch enthält viele Omega-3-Fettsäuren. Deren Zufuhr ist heute mangelhaft, obwohl sie für die Entwicklung des Gehirns, des Gewebes und für unsere Entzündungsbekämpfung eine zentrale Rolle spielen. Sie stellen auch einen unverzichtbaren Partner im Kampf gegen Herz-Kreislauf-Erkrankungen dar (Seite 27).

Zusätzlich mageres Fischfleisch bis zu 2 x wöchentlich

Mageres Fischfleisch bietet hinsichtlich der Nährstoffe weniger Vorteile, dennoch können weniger fette Fische auf jeden Fall ergänzend zu fetten konsumiert werden.

Es handelt sich dabei um Fische mit weißem Fleisch, also Seehecht, Kabeljau, Wolfsbarsch, Seezunge, Pollack, Rochen, Wittling, Rotbarbe, Heilbutt oder Flunder.

Sie sind eine hervorragende Proteinquelle, enthalten wenig Fett und kaum Kalorien. Außerdem bietet ihr Fleisch viele Mikronährstoffe – darunter besonders Zink – sowie Vitamin B12.

Große fettreiche Fische

1 x pro Woche

Zu den großen fettreichen Fischen gehören Lachs, Thun, Schwertfisch, Seeteufel, Dorade oder auch Heilbutt. Leider sind sie in der Regel mit Schwermetallen und anderen Giftstoffen belastet (Quecksilber, Polychlorierte Biphenyle (PCB), Dioxine …). Das hängt mit der starken Verseuchung der Meere zusammen und ist dem Umstand geschuldet, dass diese Fische sich am Ende der Nahrungskette befinden. Raubfische nehmen somit sämtliche Belastungen ihrer Beute mit auf, vom Plankton über kleine bis zu mittelgroßen Fischen.

Große fette Fische sollten nur einmal in der Woche oder auch zweiwöchentlich auf den Tisch kommen. Thun- und Schwertfische sind stark belastet, und es wird deshalb empfohlen, ihren Verzehr ganz zu meiden. Was den Lachs angeht, der weit verbreitet ist, sollt ihr gut auf seine Herkunft achten.

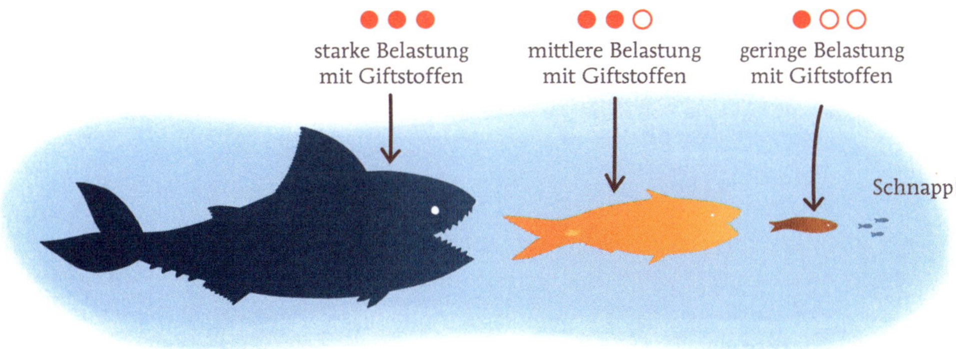

Den richtigen Lachs kaufen

– Leider gibt es beim Lachs keine ideale Herkunft. Wildfang ist zwar reich an Astaxanthin, einem natürlichen Farbstoff, der in Garnelen vorkommt, ihm seine rote Farbe verleiht und ein wertvolles Antioxidans ist. Wildlachs enthält jedoch auch viele Schadstoffe, die auf die Verschmutzung der Ozeane zurückzuführen sind. Zuchtlachs dagegen enthält aufzuchtbedingte Schadstoffe.

– Vorsicht bei Bio-Siegeln: Bio-Lachs kann höhere Level an Schwermetallen und Pestiziden enthalten als konventionelle Produkte. Bio-Lachs muss mit Fischmehl und -öl gefüttert werden, während konventionelle Zucht pflanzliche Öle und Mehle verwendet. Dabei ist das natürlichere Futter paradoxerweise stärker belastet, was wiederum auf die Verseuchung unserer Meere zurückzuführen ist.

– Lachsforelle ist eine gute Alternative: weniger fett und damit auch weniger Schadstoffe, denn die lagern hauptsächlich im Fett. Der einzige Nachteil ist, dass sie etwas weniger Omega-3-Fettsäuren enthält.

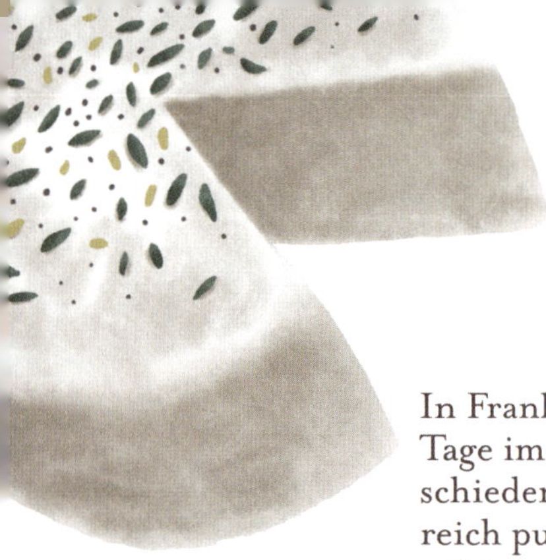

Käse

In Frankreich soll es mindestens genauso viele Käsesorten wie Tage im Jahr geben! In Deutschland werden immerhin 150 verschiedene Sorten hergestellt und auch die Schweiz sowie Österreich punkten natürlich mit mehreren Hundert Sorten. Käse gehört einfach dazu – oder?

Nützliche Bakterien *und Proteine*

Käse entsteht durch die sogenannte Milchsäuregärung von Milch, bei der Milchsäurebakterien entstehen. Diese tragen zu einer gesunden Darmflora bei, was wiederum unser Immunsystem schützt (Seite 120).

Darüber hinaus enthält Käse viele Proteine: bis zu 30 g auf 100 g Käsemasse.

Und zu guter Letzt bietet Käse Kalzium, einen grundlegenden Nährstoff für unsere Knochengesundheit.

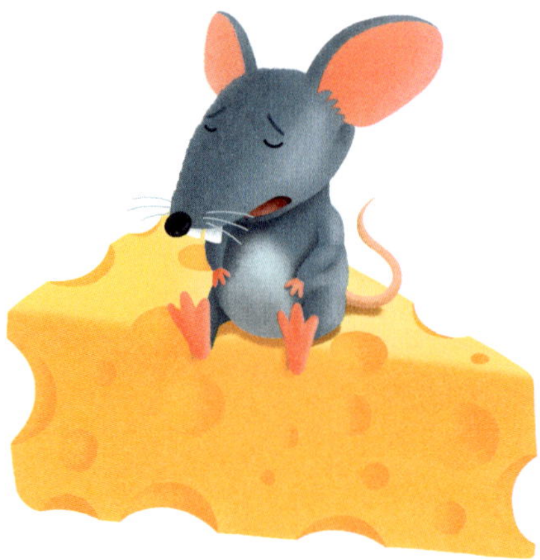

Reich an Salz, Fett *und Phosphor*

In Käse ist aber auch viel Salz enthalten. Eine Portion (40 g) Hartkäse deckt schon ein Viertel der maximal empfohlenen Tagesration an Salz ab. Zu viel Salz bedeutet ein erhöhtes Risiko für Herz-Kreislauf-Erkrankungen. Es stört das Gleichgewicht unseres Säure-Basen-Haushalts und kann zu Abbau von Kalzium führen (Seite 165).

Käse enthält darüber hinaus auch viele gesättigte Fettsäuren, die wir bereits zuhauf konsumieren. Ein Überschuss steigert das Risiko für Herz-Kreislauf-Erkrankungen, wenn dazu eine kohlenhydratreiche Ernährung oder eine übermäßige Fettzufuhr kommt.

Käse ist dazu reich an Phosphor, einem Mineralstoff, von dem wir schon das Doppelte bis Dreifache unseres Bedarfs konsumieren. Ein langfristiger Überschuss dieses Stoffs kann das Risiko für Herz-Kreislauf-Erkrankungen erhöhen, den Kalziumstoffwechsel und die Knochenmineralisierung beeinträchtigen und sich schädlich auf die Nieren auswirken.

Verzehrt maximal 20–40 g Käse pro Tag (ohne Vorerkrankungen) in einer Ernährung mit viel Obst, Gemüse und guten Fetten.

Ziegen- und Schafskäse sind immer *eine gute Wahl*

Besonders Kuhmilch enthält Proteine, die manche Menschen nur schlecht vertragen (Kaseine, Seite 86). Milch von Ziege und Schaf sind dagegen ausgelegt für das Wachstum kleinerer Tiere und weist daher eine geringere Menge dieser Hormone auf.

Darüber hinaus kann das enthaltene Milcheiweiß das Gleichgewicht im Darm stören und bei manchen Menschen zur Entstehung von Immun- und Entzündungsreaktionen oder Überempfindlichkeit beitragen (vor allem bei einer gestörten Darmflora und einer erhöhten Durchlässigkeit der Darmschleimhaut).

Im Allgemeinen gilt, dass Proteine aus Ziegen- und Schafsmilch weniger Anteil an diesen Mechanismen haben als die Milch von Kühen.

Ziegen- und Schafskäse gibt es (wie ihre Verwandten aus Kuhmilch) in zahlreichen geschmacklichen Varianten und Texturen, darunter Frisch-, Weich- oder Hartkäse.

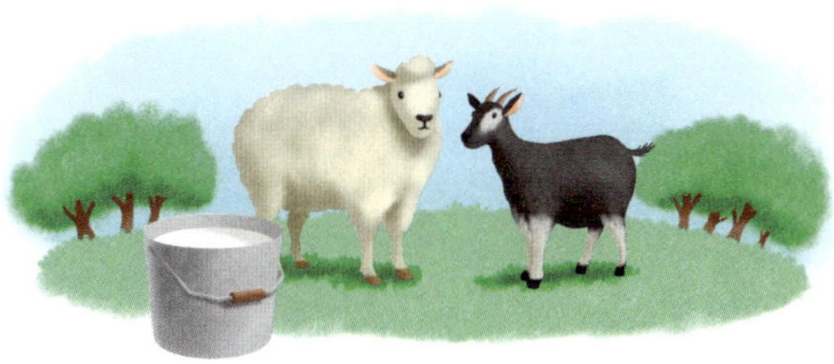

Guten Käse einkaufen

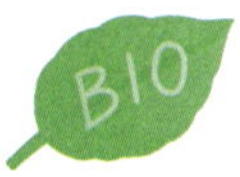

Bio-Produkte einkaufen: Kühe müssen in Bio-Haltung mit Heu oder auf der Weide mit Gras gefüttert werden, was der Milch einen besseren Ausgleich zwischen Omega-3- und Omega-6-Fettsäuren verschafft. Der Einsatz von Antibiotika ist stark limitiert.

Rohmilchkäse enthalten die Bakterien, die unserer Darmflora nützlich sein könnten. Deshalb sollten wir diese den wärmebehandelten Produkten (durch Pasteurisierung und Sterilisation) vorziehen.

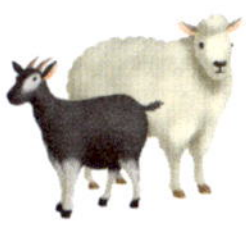

Ziegen- und Schafskäse sind Kuhmilchkäse vorzuziehen, denn die Inhaltsstoffe von Ziegen- und Schafsmilch sind besser für unsere Gesundheit als die von Kuhmilch.

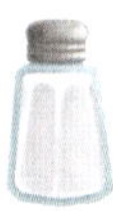

Achtet auf einen gemäßigten Konsum von Hartkäse wie Comté, Emmentaler oder Parmesan, denn sie sind sehr salzig und phosphorhaltig.

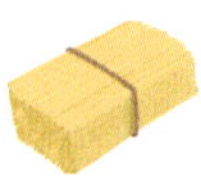

Heumilch-Produkte profitieren von einer besonders nährstoffreichen Pflanzenfütterung.

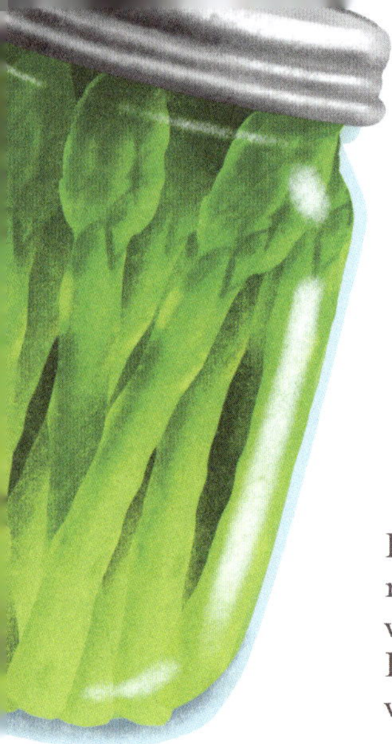

FERMENTIERTE PRODUKTE

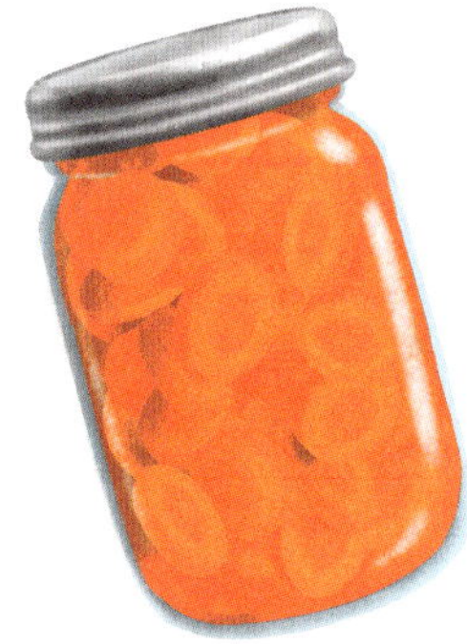

Die Idee, dass sich Bakterien in Lebensmitteln gewollt vermehren, scheint auf den ersten Blick absurd. Doch Fermentation wird schon seit Tausenden von Jahren eingesetzt: für längere Haltbarkeit und zur Vermehrung »nützlicher« Bakterien. Hier wollen wir uns die Milchsäuregärung genauer ansehen.

Was ist eigentlich *Milchsäuregärung?*

Die Milchsäuregärung ist ein jahrtausendealtes Verfahren zur Konservierung von Lebensmitteln. Sie ist einfach durchzuführen und ökologisch sinnvoll.

Bei diesem Prozess lässt man Lebensmittel unter Ausschluss von Sauerstoff stehen. Dabei bilden sich Milchsäure- oder Laktobakterien, die unserem Körper sehr nützlich sein können. »Milchsäure« hat aber nichts mit Milch oder Laktose zu tun.

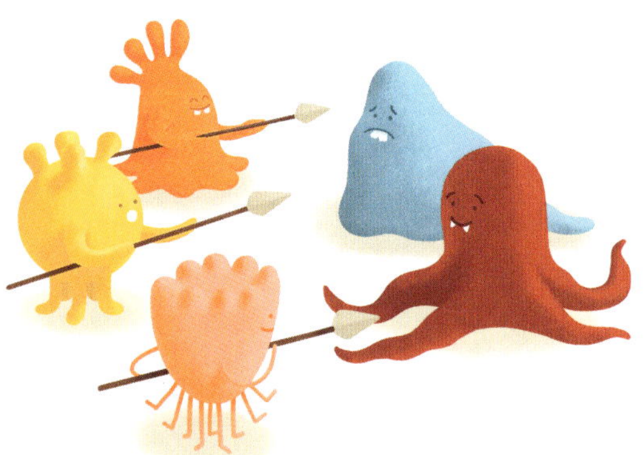

Man vermischt Lebensmittel, die von Natur aus reich an Milchsäurebakterien sind – das ist vor allem bei Gemüse der Fall –, mit etwas Salz und dann Wasser. Enthält das zu fermentierende Lebensmittel keine natürlichen Laktobakterien (wie etwa Wurstwaren), kann man auch eine Starterkultur mit diesen Bakterien hinzufügen. So vorbereitet, wird das Produkt dann in Wasser getaucht, damit die Lebensmittel nicht mit Sauerstoff in Berührung kommen, denn der verhindert die Entwicklung von Milchsäurebakterien.

Die Bakterien ernähren sich bei ihrer Vermehrung von den Zuckern, die sie in den Lebensmitteln vorfinden, und verwandeln sie in Milchsäure. Während die nützlichen Bakterien sich vermehren, sorgt die Milchsäure im Gegenzug dafür, dass schädliche Bakterien, die unterschiedliche Erkrankungen hervorrufen können und das Verderben der Ware anstoßen, absterben.

Die angesetzte Mischung wird mit der Zeit immer saurer. Wenn der Milchsäuregehalt einen gewissen Höhepunkt erreicht hat, stellt sich ein Gleichgewicht ein und der Fermentationsprozess stoppt. Das Resultat ist dann mehrere Jahre haltbar.

Wertvolle Vorteile

1) Die Stärkung des Immunsystems: Unsere Darmflora besteht aus Milliarden von nützlichen Bakterien, die mehr als 1000 unterschiedlichen Arten angehören. Sie sind für das reibungslose Funktionieren der körperlichen Abläufe unerlässlich, da sie schädliche Bakterien und Krankheitserreger bekämpfen und bei deren Vernichtung helfen. Sozusagen ein Schutz gegen Bakterien, Viren und andere Parasiten. Heute weiß man, dass eine unausgewogene Darmflora an verschiedenen Krankheiten wie Fettleibigkeit, Herz-Kreislauf-Erkrankungen, Diabetes, manchen Krebsarten, Stimmungsschwankungen, neurodegenerativen Erkrankungen und Autoimmunerkrankungen beteiligt ist.

2) Eine Steigerung des Nährstoffgehalts von Lebensmitteln: Andere Konservierungsverfahren wie das Sterilisieren zerstören einen Großteil der Nährstoffe. Im Gegensatz dazu bleiben bei der Milchsäuregärung die meisten Vitamine und Mineralstoffe erhalten. Das Verfahren steigert sogar die Qualität der Nährstoffe. So ist beispielsweise der Gehalt an Vitamin K oder B in einem fermentierten Gemüse höher als in Frischware.

3) Für eine bessere Aufnahme von Nährstoffen: Eine Milchsäuregärung vermindert die Menge an Schadstoffen wie Phytate, Verbindungen, die eine gute Aufnahme von Mineralstoffen (Eisen, Zink, Magnesium, Kalzium) verhindern und die Darmschleimhaut angreifen können.

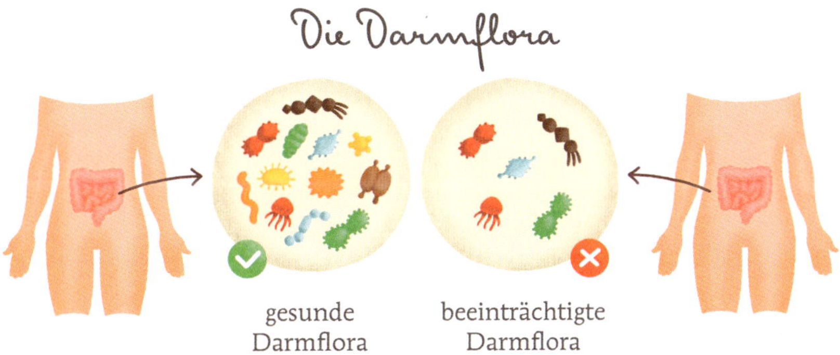

Fermentierte Ware?

Zahlreiche Lebensmittel im Supermarktregal sind Ergebnis einer Milchsäuregärung: Sauerkraut, Essiggurken, Pickles, Käse, Joghurt, Sauerteigbrot, Misopaste, Kefir und Kombucha …

Auch selbst Lebensmittel zu fermentieren, ist einfach: Kohl, Möhren, Lauch, Rettich oder Radieschen, Gurken, grüne Bohnen … Fast alle Gemüsesorten können eingelegt werden.

Zum Fermentieren benötigt ihr ein luftdicht schließendes Glasgefäß, Salz und Wasser. Hier findet ihr einen Überblick und einfache Rezepte: www.gu.de/fermentieren/

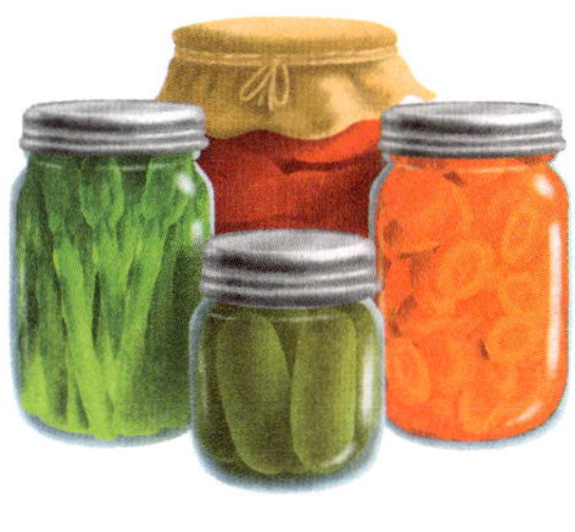

Wasser

Ungefähr 60 % unseres Körpers besteht aus Wasser. Aus diesem Grund ist es auch ratsam, die empfohlenen 1,5–2 l Wasser täglich zu trinken. Ob stilles Wasser, Mineral-, Quell-, Sprudelwasser oder das aus dem Hahn: Ihr habt die Wahl, wenn es um die Flüssigkeitszufuhr geht! Aber nicht alle Wasser sind gleich.

Bedenkenloser Genuss?
Leitungswasser

Unser Trinkwasser wird regelmäßig von den Wasserverbänden analysiert (die Verbraucherzentrale sieht keine Notwendigkeit für eigene Laboranalysen). Dabei bewertet es die WHO nach zahlreichen Kriterien, die sie anhand der am stärksten gefährdeten Bevölkerungsgruppen berechnet hat. Diese Kriterien regeln insbesondere den Mineralstoffgehalt, der nicht zu hoch sein darf.

Mithilfe von Kläranlagen können heutzutage fast alle Wasserverschmutzungen (durch Nitrate, Pestizide und Medikamente) beseitigt werden. Einige Studien zeigen jedoch, dass bei der vollständigen Entfernung von problematischen Rückständen trotzdem noch Fortschritte gemacht werden könnten.

Blei ist heutzutage kaum ein Problem im Trinkwasser; einzig die Leitungen in alten Gebäuden können Anteile davon haben. Dann wird auch Blei in darin stehendes Wasser übergehen. Man sollte Leitungswasser also erst kurz laufen und Trinkwasser vor dem Verzehr kurz stehen lassen.

Je nach Bedarf wird Leitungswasser gechlort, um eventuell schädliche Bakterien abzutöten, wobei das in Deutschland nur in geringem Maß passiert (der Grenzwert liegt bei 0,3 mg/l). Wird Chlor im Übermaß konsumiert, fördert es eine Übersäuerung des Körpers. Da seine Menge im Trinkwasser sehr gering ist, ist es unproblematisch. Damit das Chlor verdunstet, kannst du das Wasser in einem Krug 2–3 Stunden im Kühlschrank stehen lassen, idealerweise über Nacht.

Ähnlich ist es mit Kalkanteilen: Sie können unangenehm schmecken, doch sie sind nicht gesundheitsschädlich.

Über die Trinkwasserqualität in Deutschland kann man sich beim Umweltbundesamt informieren. In der deutschen Trinkwasser-Verordnung ist festgelegt: »Trinkwasser muss so beschaffen sein, dass durch seinen Genuss oder Gebrauch eine Schädigung der menschlichen Gesundheit insbesondere durch Krankheitserreger nicht zu besorgen ist. Es muss rein und genusstauglich sein.«

Eine Umkehrosmoseanlage entfernt auch alle Spurenelemente und Mineralien. Wer sich dazu obst- und gemüsereich ernährt, sollte aber keine Probleme bekommen. Das Installationssystem ist jedoch teuer und wenig umweltfreundlich, da ein Teil des gefilterten Trinkwassers nicht genutzt wird.

Wasserfilter: nützlich oder nicht?

Die deutsche Verbraucherzentrale sagt deutlich: »Aus hygienischer Sicht ist von Wasserfiltern und Wasserbehandlern abzuraten.« Denn in stehendem Trinkwasser, das zudem gegebenenfalls noch mit alten Filtern in Berührung kommt, können sich schnell Keime ansammeln.

Welches Trinkwasser *in Flaschen?*

Wasser in Flaschen stammt aus Grundwasservorräten und wurde nicht behandelt. Es gibt zwei Sorten:

– **Quellwasser:** Es gelten dieselben Vorschriften wie für Leitungswasser. Danach wird auch sein Mineralstoffgehalt kontrolliert.

– **Mineralwasser:** Es unterliegt anderen Vorgaben und kann stark erhöhte Mineralstoffmengen aufweisen, die in Leitungswasser nicht erlaubt wären.

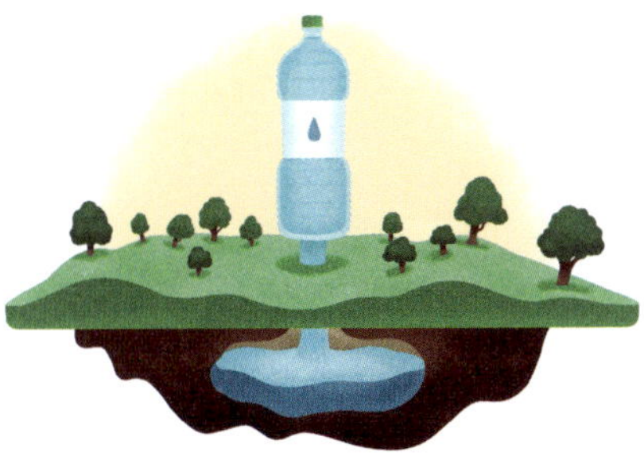

Der wichtigste Faktor bei der Wasserwahl ist der Mineralstoffgehalt des Wassers. Er ergibt sich aus den Trockenrückständen von Natrium, Magnesium, Kalzium …, die nach dem vollständigen Verdunsten der Flüssigkeit zurückbleiben. Entgegen der verbreiteten Meinung ist ein gutes Wasser eines mit geringem Mineralgehalt. Denn sehr viele Mineralstoffe im Wasser können mit denjenigen konkurrieren, die wir über die Nahrung aufnehmen, was die Aufnahme insgesamt mindern kann. Die Menge an Trockenrückständen sollte idealerweise unter 100 mg/l liegen. Sie wird auf dem Etikett als »Abdampfrückstand« oder »Gesamtgehalt an Mineralsalzen« genannt.

Mineralwasser enthält häufig zu viele Mineralstoffe und sollte deshalb nur in begrenzten Mengen konsumiert werden. Wer an Kalzium- oder Eisenmangel leidet, sollte diesen mithilfe einer Ernährungsumstellung ausgleichen; Wasser kann das nicht leisten.

– Hohe Trockenrückstände hat beispielsweise Wasser der Marken Contrex, Vittel und Gerolsteiner.

– Geringe Trockenrückstände hat dagegen Wasser der Marken Plose und Volvic.

Quellwasser dagegen enthält deutlich weniger Mineralien und kann für den täglichen Gebrauch geeignet sein oder als Ersatz für Leitungswasser dienen, wenn dieses stärker gechlort ist oder wenn sein Nitratgehalt erhöht ist. Das ist leider immer häufiger der Fall aufgrund der in der intensiven Landwirtschaft eingesetzten Stickstoffdünger.

Ein zweiter Faktor bei der Wasserwahl ist der pH-Wert. Im Magen herrscht ein saures Milieu. Die Zufuhr von einem sehr basischen Wasser kann die Verdauung im Magen stören. Der pH-Wert des Wassers sollte daher neutral bis leicht sauer sein (6,5–7).

Wie nützlich ist Sprudelwasser?

Sprudelwasser sollte aus ernährungswissenschaftlicher Sicht in kleinen Mengen und nur zu großen Mahlzeiten getrunken werden, bei denen wir viel Magensäure produzieren. Das im Wasser enthaltene Bikarbonat trägt nämlich zur Neutralisierung der Säure bei und fördert die Verdauung. Dennoch sollte Sprudelwasser bei Blähungen vermieden werden, da es Gase im Verdauungstrakt freisetzt.

Bikarbonat ist auch für Sportler:innen nützlich, weil es die Säure verringert, die von Muskeln unter Anstrengung in großen Mengen produziert wurde. Diese sogenannte Milchsäure kann zu Muskelkater und -schmerzen führen.

Sprudelwasser aus der Flasche enthält jedoch viele Mineralien (je nach Marke vor allem Natrium und Chlorid) und sollte daher nur gelegentlich getrunken werden.

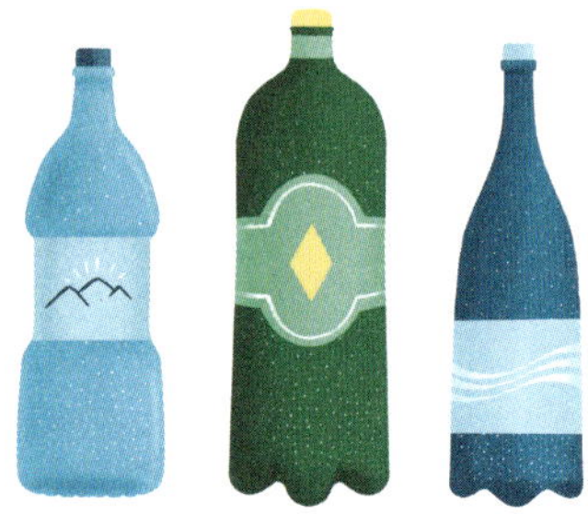

Plastikablagerungen von der Verpackung im Wasser?

In Plastikflaschen abgefülltes Wasser kann durch Mikroplastik kontaminiert sein. Sind die Flaschen zusätzlich Hitze und Lichteinstrahlung ausgesetzt, trägt das auch noch zum Zerfall des Plastiks bei, das dann in Form von winzig kleinen Partikeln in das Wasser übergeht (Seite 68).

Laut einer Studie der State University of New York Fredonia (USA) enthält 1 l abgefülltes Wasser etwa 325 Mikropartikel aus verschiedenen Kunststoffen. So könnten wir bis zu 5 g Mikroplastik pro Tag aufnehmen, unter anderem über das konsumierte Mineralwasser.

Diese Partikel können insbesondere endokrine Störungen verursachen, die für zahlreiche Gesundheitsprobleme verantwortlich gemacht werden (Fettleibigkeit, Insulinresistenz, Allergien, Beeinträchtigung der Herz-Kreislauf-Aktivität, Störungen von Wachstum und Verhalten bei Kindern, problematische Entwicklung des Fötus …). Zu dieser Problematik sind jedoch noch weitere Studien dringend erforderlich.

Die ökologischen Folgen von Wasser in Flaschen

Die Produktion von abgefülltem Wasser in Einwegflaschen aus Plastik benötigt enorm viel Energie: Es verursacht das Doppelte an CO_2 im Vergleich zu Wasser aus Mehrwegflaschen. Dazu kommt noch, dass eine Flasche Mineralwasser in Einwegplastik mit 450 km in Deutschland fast doppelt so weit transportiert wird wie Mehrwegflaschen mit nur 260 km.

Ganz generell ist jedoch vom Kauf von Mineralwasser in Flaschen aus ökologischen Gesichtspunkten abzuraten: Während 1 l Leitungswasser einen CO_2-Verbrauch von lediglich etwa 0,35 g verzeichnet, sind es bei Flaschenwasser durchschnittlich 210 g, also das 600-Fache.

Was kann man also tun?

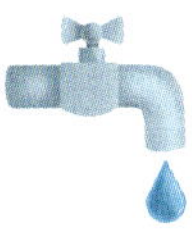

Für den täglichen Gebrauch Leitungswasser verwenden: Es ist günstig, von guter Qualität und gut für die Umwelt.

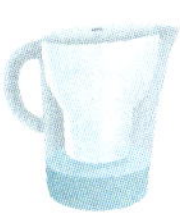

Bei Verwendung eines Wasserfilters den Filtereinsatz regelmäßig austauschen (dafür auch die Gebrauchsanweisung beachten)

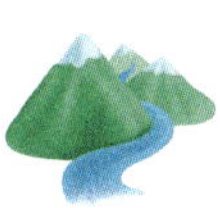

Quellwasser kann man gelegentlich trinken, auch weil es in gewissen Aspekten gesundheitlich nützlich sein kann, doch die Umweltbelastung durchs Plastik nicht vergessen.

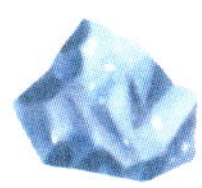

Quellwasser sollte einen geringen Mineralgehalt haben (unter 100 mg/l Trockenrückstände) und einen pH-Wert von 6,5–7.

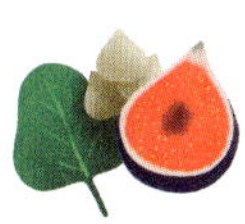

Der Konsum von Mineralwasser ist aus gesundheitlichen Gründen nicht sinnvoll. Wer an einem Mineralmangel leidet, sollte diesen besser über die Ernährung ausgleichen.

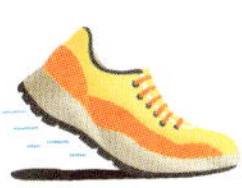

Nach sportlicher Aktivität oder einem umfangreichen Essen ist ein bisschen Sprudelwasser gelegentlich in Ordnung.

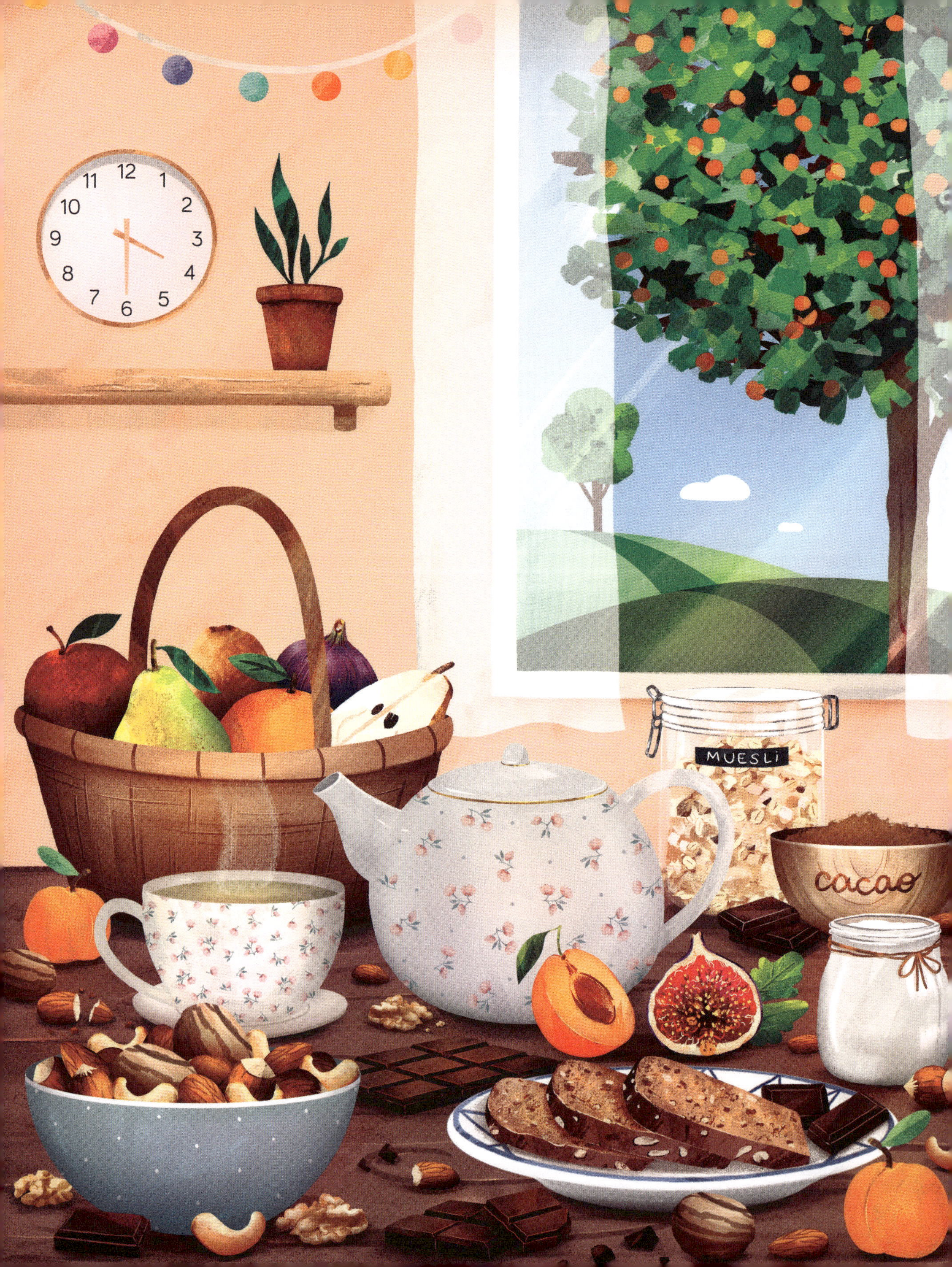
MUESLI
cacao

Der perfekte Snack

Zwischen Frühstück und Mittagessen liegen nur 4–5 Stunden, in denen man selten etwas knabbern möchte. Doch bis zum Abendessen verstreichen schon mal 6–7 Stunden. Es ist also ganz normal, am späten Nachmittag Hunger zu verspüren. Wer locker bis zum Abend ohne Energieverlust oder Hungerattacke durchhält, benötigt keinen Snack.

Doch wenn ihr zwischendurch einen Energieschub benötigt, gönnt ihn euch! Das ist gesünder, als völlig ausgehungert beim Abendessen zuzuschlagen. Der Imbiss soll euch davor bewahren, nach dem Arbeitstag ein rasch zusammengewürfeltes Abendessen zu verschlingen. Plant den Snack 3–4 Stunden nach dem Mittagessen ein.

1 Etwas dunkle Schokolade oder ein Stück Obst

Zartbitterschokolade (mind. 70 % Kakaogehalt, Bio-Qualität) unterstützt die Produktion von Serotonin, einem Neurotransmitter, der fürs Wohlbefinden und innere Ruhe verantwortlich ist. Empfohlen werden zwei Stückchen pro Snack. So bleibt ihr relaxt genug für den baldigen Schlaf, aber auch energiegeladen.

Obst enthält von Natur aus Zucker und ist ballaststoffreich; es setzt Energie in regelmäßigen Abständen frei.

Und Kuchen am Nachmittag?

Gesüßte Backwaren sind keine ideale Wahl für den Nachmittagssnack. Die meisten Fertigkuchen und -kekse enthalten viel Zucker. Ein rascher Anstieg des Blutzuckerspiegels ist also ein mögliches Risiko, dem sich ein »Durchhänger« anschließt – und das ist wohl alles andere als ein optimaler Energieschub.

Stattdessen könnt ihr selbst Cookies oder Müsliriegel backen, in denen ihr nur eine kleine Menge Zucker verarbeitet (Rezepte ab Seite 214). Wenn ihr dazu noch Ölfrüchte (Walnuss-, Mandelkerne …) und Kerne oder Samen hinzufügt: umso besser. Denkt auch an Trockenfrüchte wie Aprikosen, Datteln und Rosinen, denn sie bieten ebenfalls eine angenehme (und gesündere) Süße und viel Geschmack.

2 Grüner oder weißer Tee

Tee enthält sehr wirkungsvolle Antioxidantien, besonders grüner Tee (Seite 40). Bio-Produkte sind empfehlenswert, da in ihnen die Verunreinigung mit Giftstoffen nur minimal ist. Lose Teeblätter sind besser als Produkte im Beutel. Damit sich die Antioxidantien bestmöglich entfalten können, sollte man den Tee mindestens 5 Minuten ziehen lassen.

Vermeide Fruchtsäfte besonders beim Nachmittagssnack, denn sie enthalten meist recht viel Zucker. Der Saft enthält keine Ballaststoffe mehr, im Gegensatz zum Obst selbst, sodass unser Körper den Zucker noch schneller aufnimmt.

Was können Entsafter leisten?

Im Gegensatz zum Zentrifugenentsafter arbeitet eine Saftpresse mit viel langsameren Bewegungen, sodass mehr von den Vitaminen aus den Früchten erhalten bleiben.

Aber auch diese Säfte fallen unter die Kategorie »Zucker«. Das Entsaften (egal welcher Art) entfernt die Ballaststoffe aus der Schale. So entsteht ein Getränk, das schnell mal den Zuckergehalt einer Limonade erreichen kann, welcher uns wiederum rasch ins Blut geht.

Esst also lieber frisches, unverarbeitetes Obst, statt Säfte zu trinken: Dieses braucht nämlich länger in der Verdauung und sorgt so für ein länger anhaltendes Sättigungsgefühl!

Wenn es doch ein Saft zwischendurch sein soll, dann sollte er zu drei Vierteln aus Gemüse und zu einem Viertel aus Obst bestehen – so wird er gleich weniger zuckrig. Dazu am besten noch 1 Handvoll Walnuss- und Mandelkerne knabbern.

3

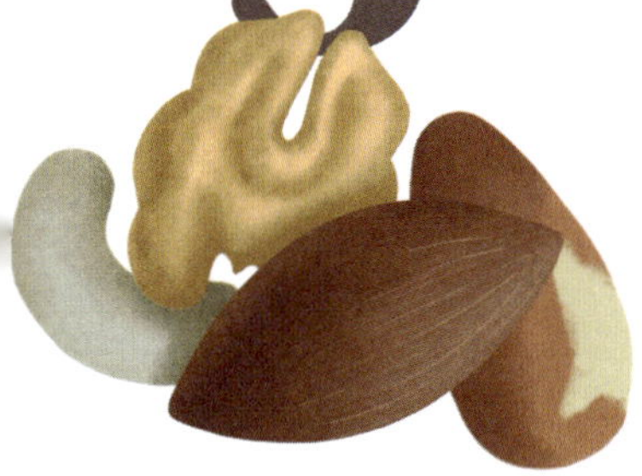

ÖLFRÜCHTE

30–50 g Walnuss- und Mandelkerne

Dieses Duo versorgt uns mit Omega-3-Fettsäuren und Magnesium, was uns beides ziemlich häufig fehlt. Schon 30 g dieser Kerne decken fast 80 % unseres Omega-3-Tagesbedarfs und 15 % unserer Idealration an Magnesium ab. Mandelkerne lassen sich gut durch Paranuss- oder Cashewkerne ersetzen. Oder bleibt, je nach Vorliebe, bei den Walnusskernen, die sind eine ideale Wahl. Mit ihrem niedrigen Kohlenhydratgehalt, aber reich an Ballaststoffen und nützlichen Fetten, sorgen Ölfrüchte für ein lang anhaltendes Sättigungsgefühl und tragen zu einem besseren Gewichtsmanagement und einer erhöhten Aufmerksamkeit bei.

Vermeidet den Kauf von Fertigmischungen, denn die Nusskerne darin sind häufig geröstet, was ernährungswissenschaftlich nicht günstig ist. Stellt lieber eure eigene Mischung aus rohen Zutaten her.

4

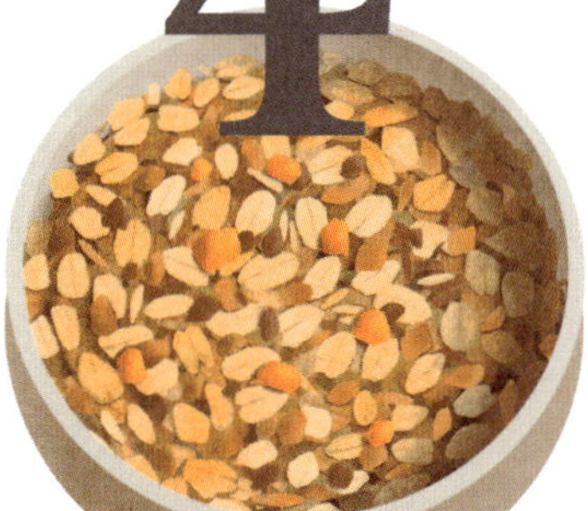

NACH WAHL:

wenige, komplexe Kohlenhydrate

Wer dann immer noch Hunger verspürt, kann den Snack mit hochwertigen Kohlenhydraten abschließen. Dafür eignen sich etwa Haferflocken oder Vollkornbrot aus Sauerteig.

Beachtet aber: Kohlenhydrate sind nicht die beste Wahl für einen Snack.

AUSNAHME-FÄLLE

Nachmittagsimbiss für Kinder?

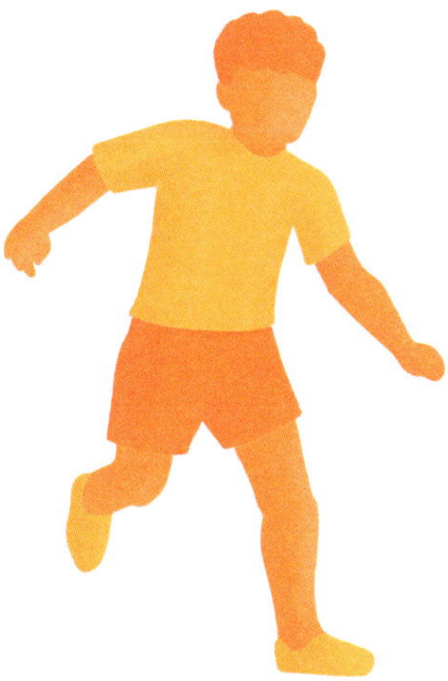

Was wir euch hier vorschlagen, eignet sich selbstverständlich auch für Kinder! Eine Handvoll Ölfrüchte, ein Stück Obst und etwas Zartbitterschokolade sind auch für die Kleinen eine sehr gute Wahl. Vermeidet die klassischen Snacks wie industriell hergestellte Kekse und Säfte, die mehr als das Doppelte der empfohlenen Tagesmenge an zugesetztem Zucker enthalten können!

Doch wie umgeht man die Rebellion, wenn man den Kindern weniger Zucker geben möchte? In einer idealen Welt wäre die beste Lösung das Selbermachen von Kuchen und Keksen aus Vollkornmehl mit wenig Zucker und dazu Walnusskerne, Samen und ein paar Trockenfrucht- oder Zartbitterschokoladenstücke. Auf diese Weise können beim meisten Gebäck die Zuckermengen um 30–50 % reduziert werden. Doch Berufstätige schaffen es oft nicht, regelmäßig zu backen. In diesem Fall ist ein Stück Vollkornbrot aus Sauerteig mit etwas Obst und etwas Zartbitterschokolade eine ausgewogene Alternative.

Der beste Sportsnack?

Wer Sport treibt, sollte vor dem Training einen Snack zu sich nehmen, damit die Energiezufuhr im richtigen Moment gewährleistet ist. Doch es bringt keinen Vorteil, wenn dieser Snack üppiger als sonst ausfällt!

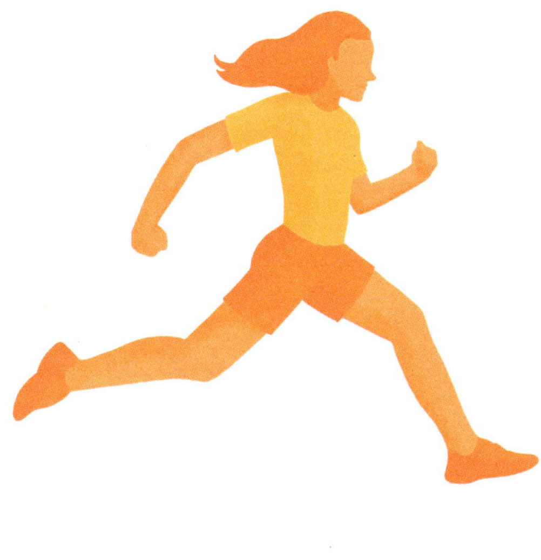

Ihr könnt 30 g Ölfrüchte mit einem bekömmlichen Obst wählen (reife Banane, Obstkompott, sehr reife Früchte), damit euer Organismus nicht zu viel Verdauungsarbeit leisten muss. Nach Belieben kommen noch ein bis zwei Trockenfrüchte dazu. Nehmt den Snack mindestens 1 Stunde vor dem Training ein, denn sonst ist euer Körper mitten in der Verdauungsarbeit, wenn die körperliche Anstrengung zunimmt.

Der ideale

Zartbitterschokolade oder etwas Obst

– 1–2 Stückchen Zartbitterschokolade mit mind. 70 % Kakaogehalt
– oder reines Kakaopulver etwa auf Joghurt gestreut
– oder 1 Stück Obst

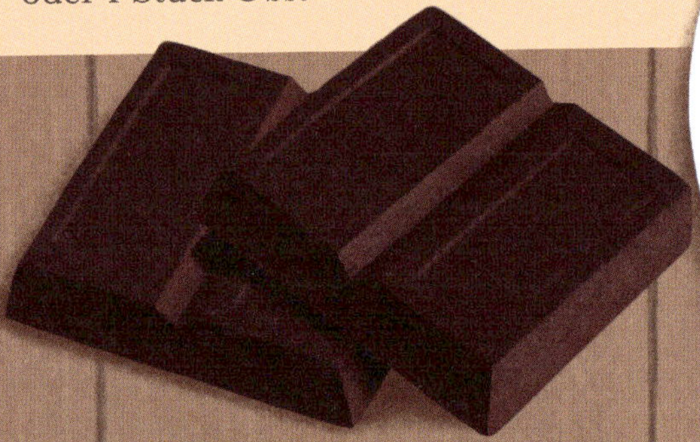

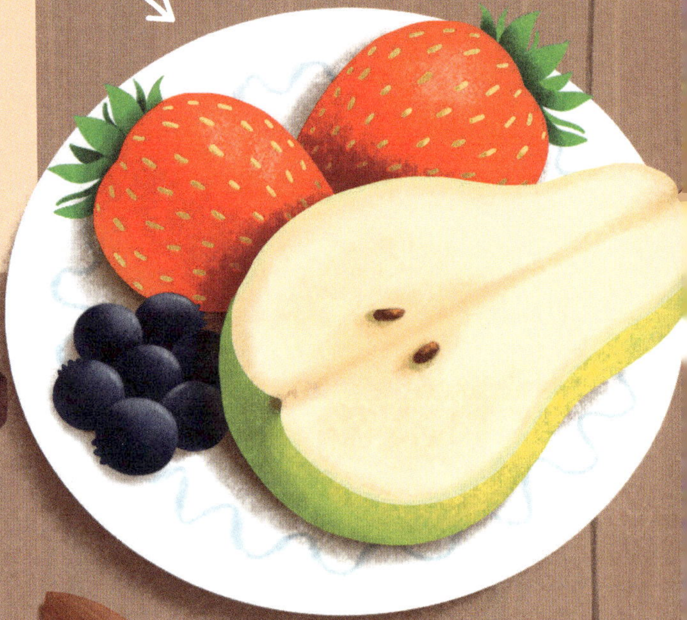

Grüner/weißer Tee

Lose Teeblätter sind besser als Beutel; Tee 5 Minuten bei 85 °C ziehen lassen, um die Entfaltung von Antioxidantien zu fördern

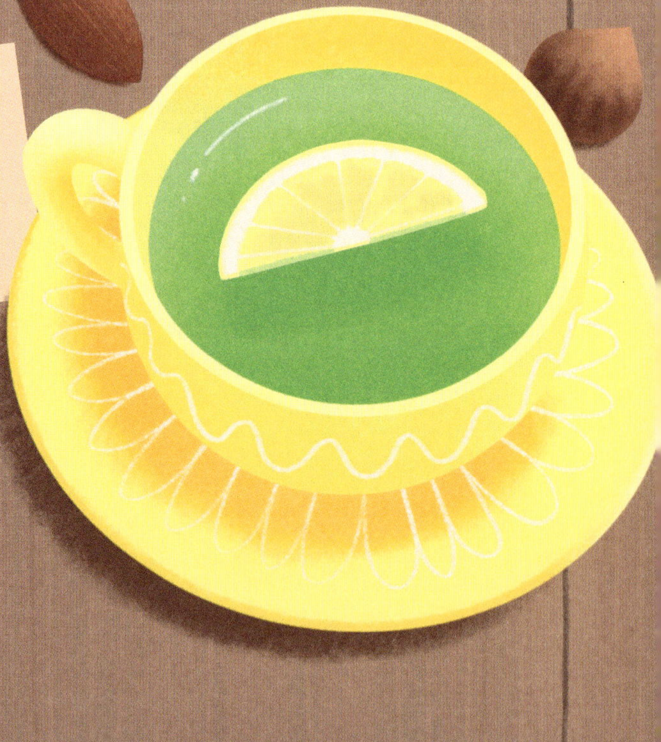

Snack

30 g Ölfrüchte

Ideal ist eine Mischung aus Walnuss- und Mandelkernen, die Omega-3-Fettsäuren und Magnesium bieten. Die Mandelkerne können auch durch Paranuss- und Cashewkerne ersetzt werden.

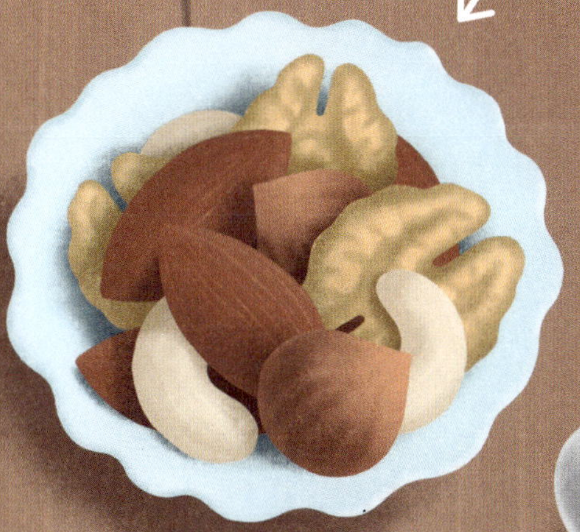

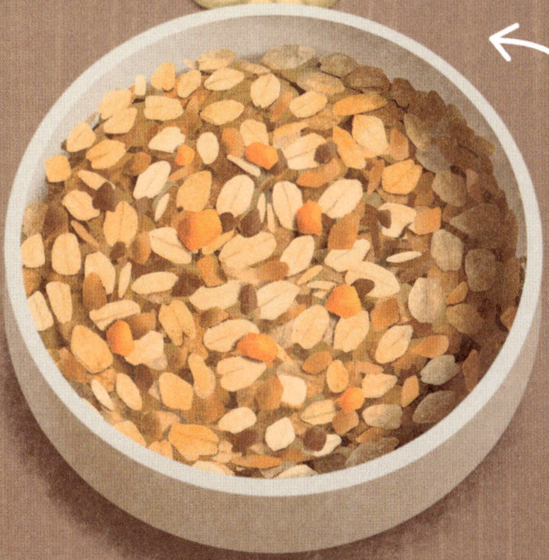

1 kleine Portion komplexe Kohlenhydrate

optional, nach Appetit

- Haferflocken
- oder beispielsweise Vollkornbrot aus Sauerteig

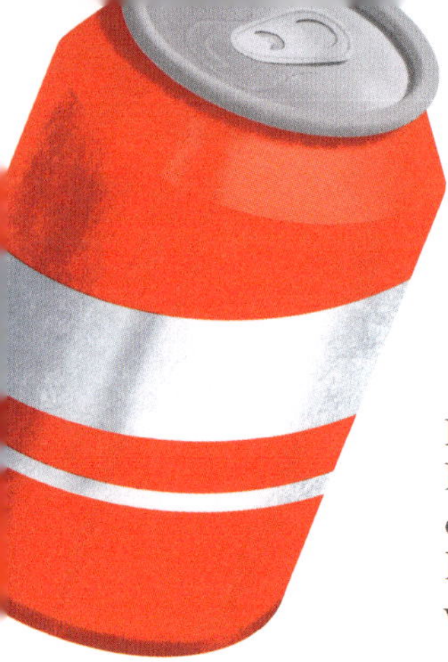

LIMONADE

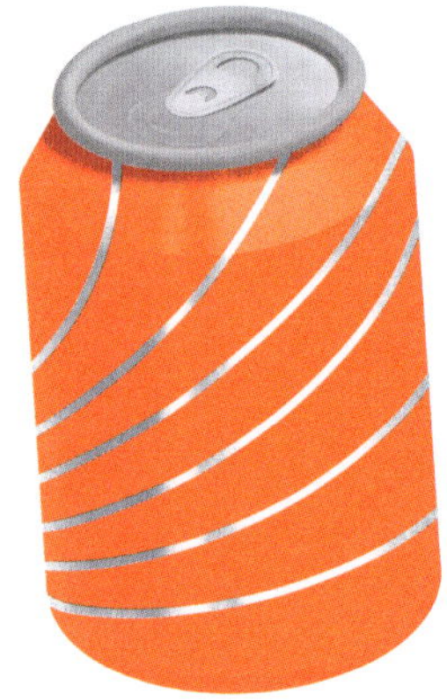

Limonaden bestehen aus einer Mischung aus Wasser mit Kohlensäure, Zucker und häufig auch aus Zusatzstoffen, die zu Aroma, Farbe, Süße und Konservierung beitragen. Diese zuckrigen Getränkeprodukte solltet ihr zuallererst von eurem Speiseplan streichen.

Ein wahnsinnig hoher *Zuckergehalt*

Eine Dose Cola (330 ml) enthält ungefähr 35 g Zucker, das entspricht etwa 12 Stück Würfelzucker. Dabei liegt die empfohlene maximale Tagesration an Zucker bei 25 g!

Und es wird noch problematischer, wenn es sich um Fruktose handelt. Kommen keine Ballaststoffe oder andere Nährstoffe dazu, wird der Zucker sehr schnell vom Körper aufgenommen und als Glykogen gespeichert (Seite 20). Die Speicherkapazität ist aber begrenzt: Bei Sättigung speichern wir den überschüssigen Zucker in Form von … Fetten!

Ein Teil dieser Fette wird in der Leber gespeichert und trägt zum »Fettleber«-Syndrom bei, das langfristig zu einer Zirrhose (Steatose) führen kann.

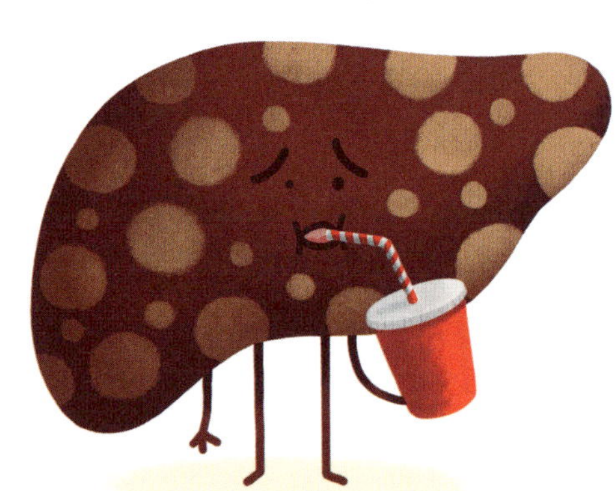

Katastrophaler Effekt *für die Gesundheit*

Es gibt heute keine Zweifel mehr, dass Limonadengetränke einen starken Einfluss auf Übergewicht und Fettleibigkeit (Adipositas) haben. Beides stellt ein erhöhtes Risiko für Herz-Kreislauf-Erkrankungen dar, für Bluthochdruck und auch für Diabetes.

Außerdem fördert der Konsum von Zucker – und insbesondere von Fruktose – die Insulinresistenz (Seite 144) und damit auch das Risiko, an Diabetes zu erkranken. Der Konsum von Limonaden kann wohl auch zu Verhaltensstörungen bei Kindern führen: Aggressivität, Rückzug, Aufmerksamkeitsprobleme …

Schließlich enthalten zahlreiche Limonadengetränke umstrittene Zusatzstoffe. Colazubereitungen weisen somit häufig den Zusatzstoff Zuckercouleur (E 150d) auf. Er verleiht dem Produkt seine braune Färbung. Jedoch können sich nach der Herstellung darin gesundheitlich schädliche Verbindungen befinden (Seite 55).

Light-Getränke: keine Lösung

Stand heute gibt es keinen gesundheitlichen Vorteil von Light-Getränken: Sie haben keinen Einfluss auf die Gewichtsabnahme. Sie erhöhen im Gegenteil eher noch das Risiko, an Diabetes zu erkranken. Denn Süßstoffe beeinträchtigen die Vielfalt der Darmflora, was zu einem erhöhten Risiko für Insulinresistenz, Gewichtszunahme und langfristig sogar zu Diabetes führt.

Diese »leichten« Limonaden enthalten also künstliche Süßstoffe wie Aspartam oder Acesulfam K, die eine gesunde Darmflora und ihre Vielfalt stören. Sie erhöhen dadurch zusätzlich auch das Risiko von Glukoseintoleranz und Stoffwechselerkrankungen.

Schließlich erhält der Verzehr von Süßstoffen die Anziehungskraft des süßen Geschmacks aufrecht. Wie Zucker aktivieren sie in unserem Gehirn das Belohnungszentrum. Daher lösen sie das Problem des Verlangens nach Zucker nicht.

Die bessere Alternative: Wasser

Ob klassische oder zuckerarme Limonaden, wir sollten sie allesamt von unserem Speiseplan streichen. Damit das gelingt, müssen wir uns vom Zuckergeschmack entwöhnen, und zwar Schritt für Schritt.

Das beste Getränk ist und bleibt (Leitungs-) Wasser. Wenn du ein Limo-Fan bist und dich anfangs schwertust, dich mit Wasser als Getränk wieder anzufreunden, kannst du die folgenden Zutaten untermischen:

- Zitronensaft
- Fruchtschnitze: frische Bio-Orange, -Zitrone, -Apfel, -Ananas
- Kräuter und Gewürze: Ingwer, Minze, Thymian, Rosmarin …

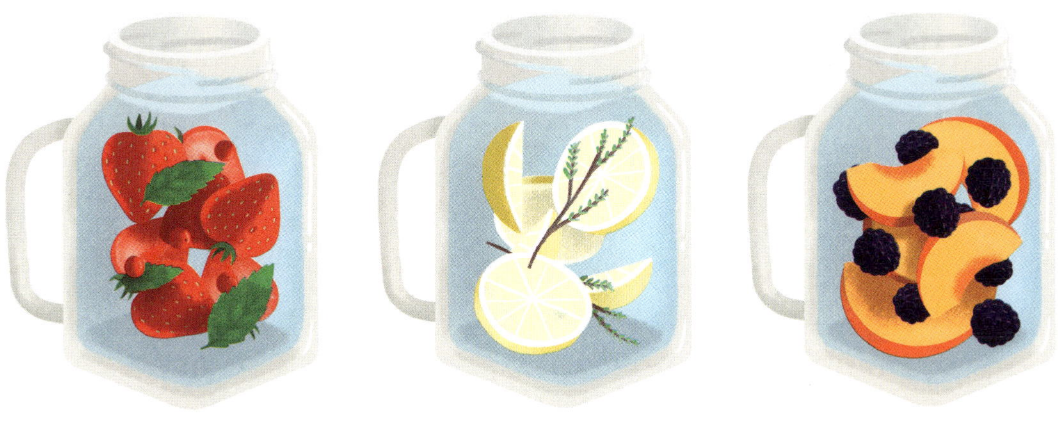

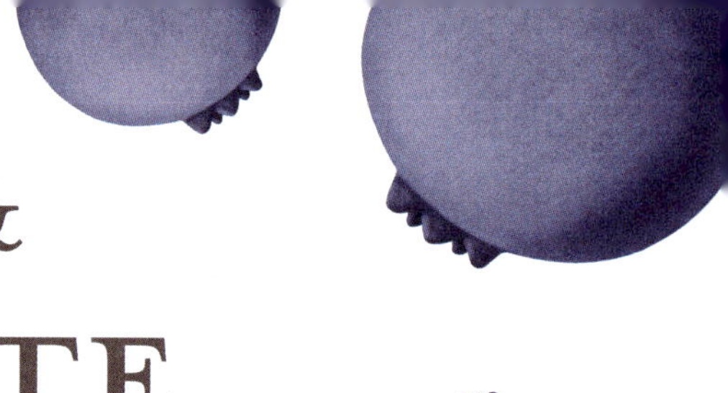

Obst & Früchte

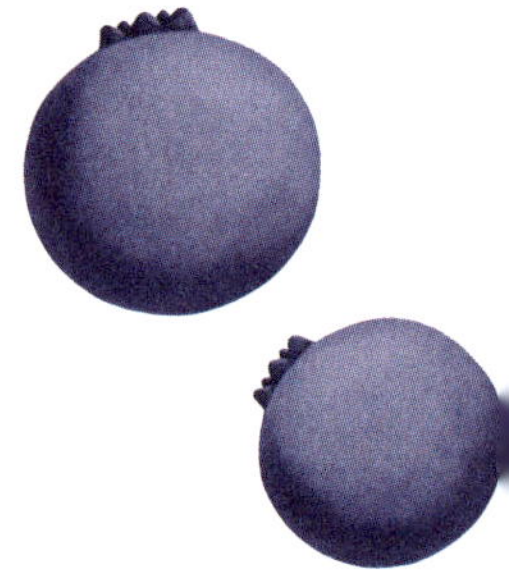

Frisches Obst ist sehr ballaststoffreich, was eine wesentliche Rolle für unser Sättigungsgefühl, Gewichtsmanagement und eine gute Verdauung spielen (Seite 30). Und es verlangsamt die Aufnahme des Fruchtzuckers auf natürliche Weise.

Voller Vitamine und Antioxidantien

Früchte stecken voller Vitamine (Seite 34). Kiwi ist zum Beispiel ein echter Siegertyp: Zwei Kiwis decken 100 % der empfohlenen Tagesration von Vitamin C (Erwachsene) ab.

Doch Vorsicht: Nach der Ernte zersetzen sich Vitamine rasch bei Kontakt mit Luft, Licht oder Hitze (besonders Vitamin C ist sehr anfällig). Daher können einige Früchte zwischen Ernte und Verzehr einen Großteil ihrer Vitamine verlieren. Kaufe daher lieber heimische Früchte, damit sie möglichst frisch sind – so sparst du natürlich auch weite Transportwege und schützt die Umwelt.

Importierte Früchte hingegen werden oft unreif gepflückt: Manche haben gar nicht genug Zeit, um ihren optimalen Vitamingehalt zu erreichen und verlieren einen Teil davon noch während des Transports. Du solltest Obst und Früchte außerdem immer zügig nach dem Kauf verzehren.

Obst ist auch reich an Antioxidantien, die unsere Zellen vor den Auswirkungen freier Radikale schützen (Seite 40). Beeren und rote Früchte (Heidelbeeren, Brombeeren, Himbeeren, Erdbeeren), Äpfel, Kiwis, Orangen, Weintrauben, Granatäpfel und Pflaumen gehören zu den Früchten mit der höchsten antioxidativen Wirkung.

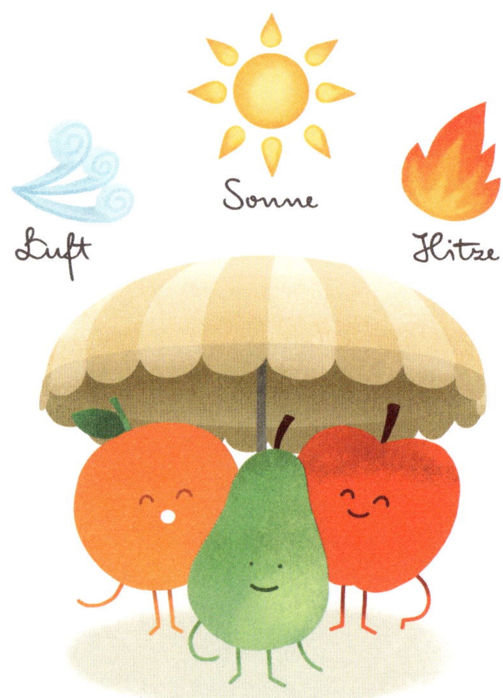

Alles an Obst
ist erlaubt

Jede:r sollte 2–5 Portionen Obst und Früchte täglich zu sich nehmen. Variiert die Sorten dabei so weit wie möglich, damit ihr von allen Vorteilen profitieren könnt.

Rote Früchte haben dabei den geringsten Zuckergehalt. Es ist übrigens unnötig, die süßesten Früchte wie Bananen oder Weintrauben zu meiden, wenn ihr rundum gesund seid! So würdet ihr nur auf eine wertvolle Ballaststoffquelle verzichten, auf Vitamine und Antioxidantien. Schränkt euch lieber bei zusätzlichem Zucker ein (Seite 143), als auf bestimmtes Obst zu verzichten.

Achtung: Ein Fruchtsaft ist keine Frucht! Dem Saft fehlen die Ballaststoffe, die eine Zuckeraufnahme regulieren: Sein glykämischer Index (GI) ist daher viel höher als der einer ganzen Frucht.

Da Saft in flüssiger Form konsumiert wird, fehlt das Kauen zur Förderung der Sättigung (Seite 64). Und schließlich enthält ein Saft bedeutend weniger Vitamine und Antioxidantien, die im Verarbeitungsprozess entfernt werden.

Orangensaft / *frische Orange*

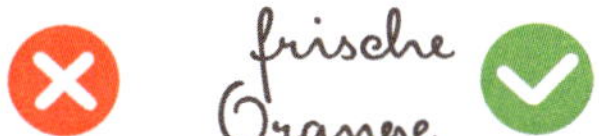

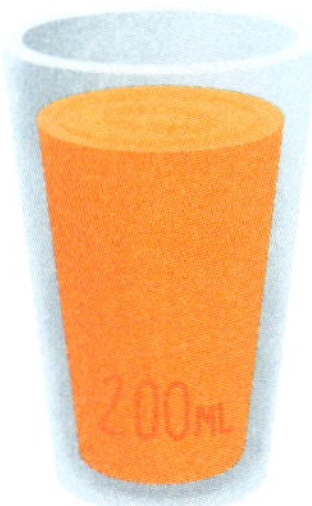

keine Ballaststoffe, 20 g Zucker, schnelle Aufnahme des Zuckers

4 g Ballaststoffe, 15 g Zucker, langsame Zuckeraufnahme

Trockenfrüchte:
in Maßen

Trockenfrüchte können ein gesunder Zusatz zu einem Snack sein, doch man sollte sie nur in Maßen genießen. Sie sind zwar reich an Ballaststoffen, haben aber auch einen viel höheren Zuckergehalt als frisches Obst, was auf den Trocknungsprozess zurückzuführen ist. So enthalten getrocknete Aprikosen mehr als 50 % Zucker, während frische nur 10 % enthalten. Eine gute Wahl sind ein bis zwei getrocknete Aprikosen, ein bis zwei Trockenpflaumen, etwa zehn Rosinen oder auch zwei bis drei getrocknete Datteln.

Zuckergehalt von 1 Aprikose

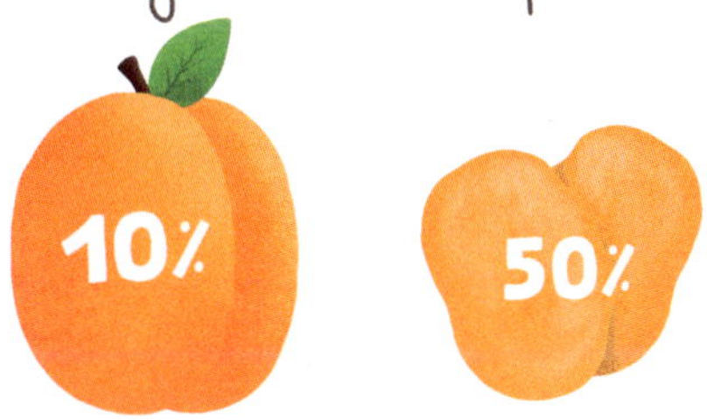

frische Aprikose — Trockenfrucht

Trockenfrüchte idealerweise mit Ölfrüchten (Walnuss-, Mandel-, Haselnusskernen …) kombinieren, denn ihr Proteingehalt und die Fettsäuren in den Ölfrüchten können den glykämischen Index (GI) des Snacks senken.

Außerdem sind Bio-Trockenfrüchte eine bessere Wahl, da diese keine zugesetzten Sulfite enthalten. Sulfite sind Zusatzstoffe, die zur Konservierung verwendet werden, aber auch, um den Trockenfrüchten eine kräftigere Farbe zu verleihen. Sie sind in der Zutatenliste unter den Codes E 220 bis E 228 zu finden. Sulfite können Unverträglichkeiten oder sogar allergische Reaktionen hervorrufen (darunter Hautausschläge, Dermatitis, Nesselsucht, Asthma, aber auch Bindehautentzündung, Migräne …).

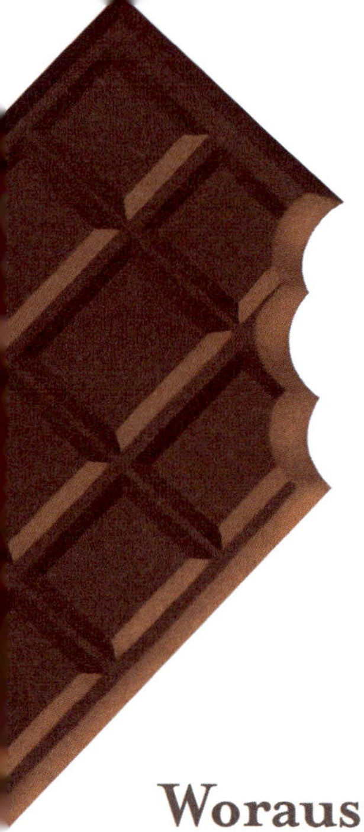

SCHOKOLADE

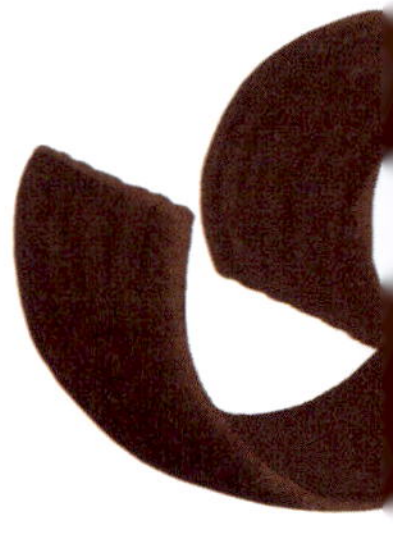

Feinschmecker lieben Schokolade! Und das ist ganz hervorragend, denn diese bietet eine Unmenge an gesundheitlichen Vorteilen. Schon vor mehr als 3000 Jahren verwendete das Volk der Maya in Mittelamerika Kakao, um diesen in unterschiedlicher Form in Heiltränken gegen Entzündungen, Durchfall oder Husten einzusetzen.

Woraus Schokolade *eigentlich besteht*

Ausgangsstoff sind die Kakaobohnen des Kakaobaumes. Sie bestehen zu 50–57 % aus Lipiden, der sogenannten Kakaobutter. Jede Schokolade wird prinzipiell aus den folgenden drei Hauptzutaten gemacht:

- **Kakaomasse:** zerkleinerte Kakaobohnen. Diese Kakaomasse besteht von Natur aus zu 55 % aus Kakaobutter und zu 45 % aus Kakaopulver.

- **Kakaobutter:** Sie entsteht durch Kaltpressung der Kakaobohnen, wobei Kakaobutter und Kakaopulver getrennt werden.

- **Zucker:** Die Menge variiert, wird aber immer zugegeben.

Der auf Schokoladenverpackungen angegebene Kakaoanteil ist die Summe aller Zutaten, die aus Kakao gewonnen werden (Kakaobohnen, Kakaobutter, Kakaopulver). Zartbitterschokolade muss in Deutschland mindestens 50 % Kakao enthalten, Edelbitterschokolade mindestens 60 %.

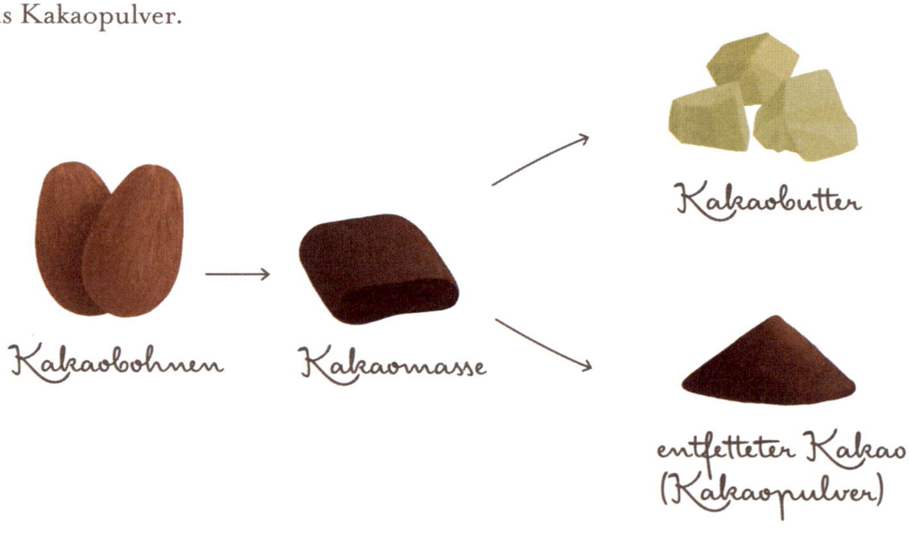

Eine außergewöhnliche antioxidative Kraft

Kakao hat aufgrund seines Polyphenolgehalts eine immense antioxidative Wirkung. Antioxidantien sind sehr vorteilhafte Moleküle, die unsere Zellen vor Alterung und Oxidation schützen (Seite 40). Unser Bedarf an Antioxidantien steigt, wenn wir diesen Faktoren ausgesetzt sind: UV-Strahlen der Sonne, Umweltverschmutzung, Nikotin, Alkohol, Stress oder auch unausgewogene Ernährung. Kakao unterstützt die Vorbeugung von Herz-Kreislauf- oder neurodegenerativen Erkrankungen und auch von Krebs.

Die schützenden Vorteile sind im Kakaopulver konzentriert, das sehr reich an Polyphenolen (hochwirksamen antioxidativen Molekülen) ist. Je höher der Kakaogehalt einer Schokolade, desto größer sind ihre antioxidativen Eigenschaften! Die meisten Antioxidantien sind also in dunkler Schokolade enthalten.

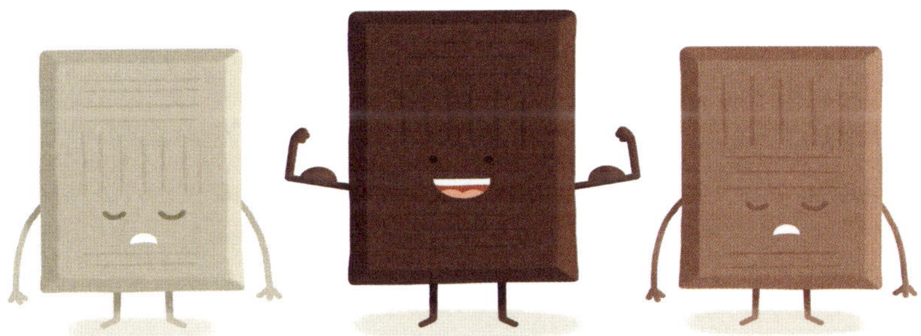

Nur 5 g Zartbitterschokolade mit 70 % Kakaoanteil enthalten die doppelte Menge Polyphenole wie 1 Glas Rotwein und genauso viel wie 1 Tasse grüner Tee (5 Minuten gezogen). Der Gehalt von Antioxidantien in Milchschokolade ist dagegen recht gering; in weißer Schokolade sind sie erst gar nicht vorhanden, da weiße Schokolade kein Kakaopulver enthält.

Ein täglicher Verzehr von 20 g Schokolade mit einem Kakaogehalt von mindestens 70 % liefert dem Körper eine sehr nützliche Ration an Antioxidantien und erweist sich als wertvolles Nahrungsmittel für die Gesundheit. Idealerweise als Snack am Nachmittag!

Weitere Vorteile von Schokolade

Schokolade bringt dank ihres Kakaogehalts auch viel Magnesium mit (dunkle Schokolade hat fast die doppelte Menge an Magnesium wie Milchschokolade). Magnesiumdefizite sind relativ häufig: Zwar leiden nur 10–20 % der westlichen Bevölkerung an einem ernsthaften Magnesiummangel, doch die von der DGE empfohlene Tagesaufnahme von 300–350 mg erreichen nur etwa 60 % der Deutschen. Defizite können zu Müdigkeit, Schlafstörungen und genereller Reizbarkeit führen.

Dadurch, dass Schokolade auch Zucker enthält, wird zusätzlich die Wirkung des Neurotransmitters Serotonin optimiert, der eine wichtige Rolle für unsere Stimmung spielt.

Kakao kann also unsere innere Ruhe und das Wohlbefinden fördern, und dank der spezifischen Verbindung Theobromin weist er eine zusätzliche stimmungsaufhellende Wirkung auf.

Schließlich sollen bestimmte Antioxidantien (Flavonole) in der Schokolade das Wachstum der für unsere Gesundheit nützlichen Darmbakterien fördern. Somit nehmen sie eine positive Rolle im Schutz unserer Darmflora ein. Im Gegenzug sollen sie das Wachstum von potenziell krankheitserregenden Mikroorganismen wie Staphylokokken verringern.

Welche Umweltauswirkungen hat der Kakaohandel weltweit?

Ob als Mitbringsel, als Geschenk für die Lieben oder für die eigene Naschlust: Die weltweite Nachfrage nach Schokolade steigt weiter an. Um dieser gerecht zu werden, rodet man Wälder für neue Kakaokulturen. Die Schokoladenindustrie ist der größte Faktor bei der Entwaldung in Ghana und der Elfenbeinküste. Darüber hinaus benötigt der Anbau von Kakaobäumen enorme Wasserressourcen.

Dies beginnt sich jedoch zu ändern: Viele große Schokoladenfirmen und Kakaohändler:innen beugen sich sogenannten »Null-Abholzungsverpflichtungen«.

Ein limitierter Schokoladenkonsum, der insbesondere die minderwertige Massenware meidet, die zu Feiertagen im Überfluss angeboten wird, ist sinnvoll. So häufig wie möglich solltet ihr Schokolade aus fairem Handel kaufen, der etwas strengere Umweltkriterien vorschreibt.

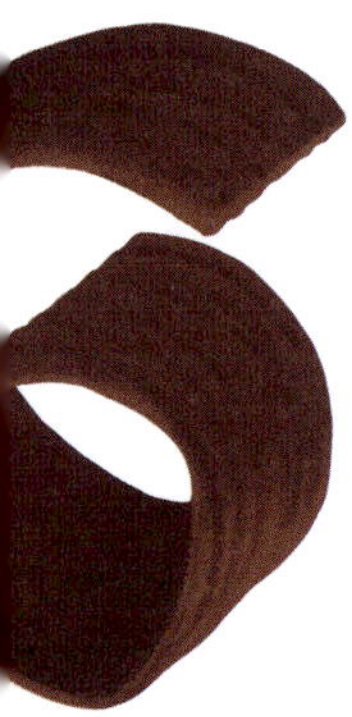

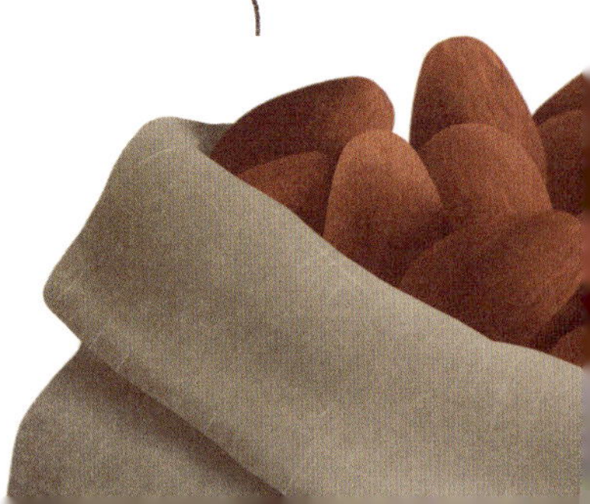

So findet ihr einfach gute Schokolade

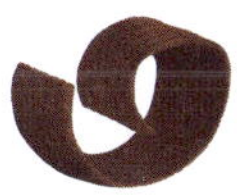

Dunkle Schokolade mit mindestens 70 % Kakaoanteil vorziehen, denn es ist das Kakaopulver, in dem alle Vorteile der Schokolade konzentriert sind. Idealerweise versuchst du dich an Schokolade mit 90 % Kakaoanteil heranzutasten.

Die Zutatenliste checken, denn für die Herstellung von Schokolade werden nur drei Grundzutaten benötigt: Kakaomasse, Zucker und Kakaobutter. Kaufe keine Schokolade, die Aromen oder Zusatzstoffe wie Lecithine enthält.

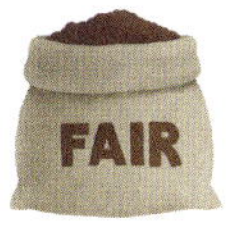

Schokolade aus fairem Handel garantiert bessere Arbeitsbedingungen in der Produktion und ist Teil eines umweltfreundlicheren Ansatzes zur nachhaltigen Entwicklung.

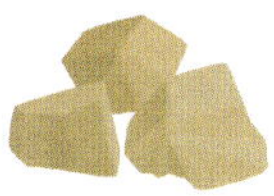

Such dir eine Schokolade mit »reiner Kakaobutter« (siehe Zutatenliste). Manche Produkte enthalten nämlich billigere Fette wie Palmöl oder Sheabutter.

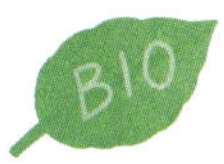

Um Giftstoffe zu minimieren, die beim klassischen Kakaoanbau verwendet werden, setze auf Bio-Schokolade.

Schokolade bleibt trotz allem ein fetthaltiges und kalorienreiches Nahrungsmittel. Begrenze deinen Konsum daher auf zwei bis drei Stückchen Schokolade mit 70 % Kakaoanteil pro Tag; das reicht, um von all ihren gesundheitlichen Vorteilen zu profitieren.

Das rohe Kakaopulver enthält nur wenige Zucker, es ist also empfehlenswert. Du kannst es über Speisen oder Desserts streuen oder auch gut in herzhaften Gerichten einsetzen: in Sauce zu Fleisch, in Kartoffelpüree oder auch in einem Salatdressing.

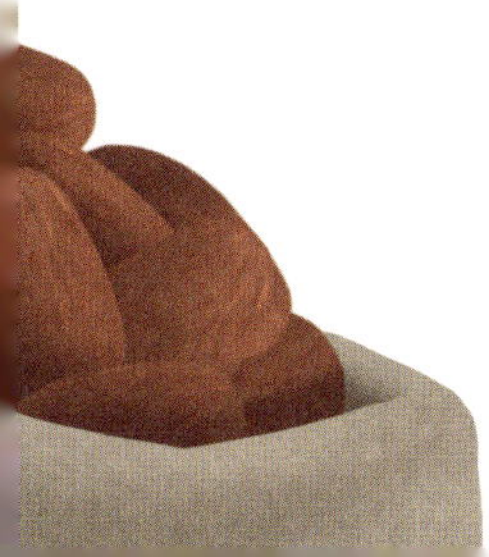

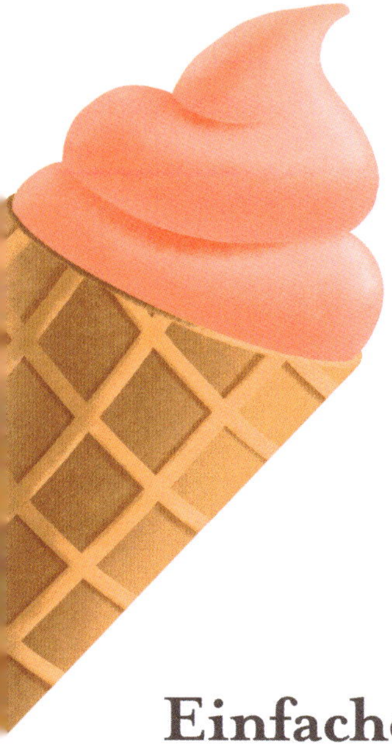

Zucker

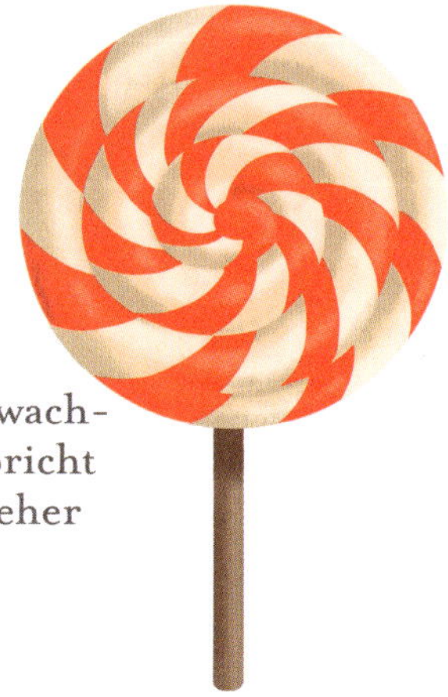

Die Weltgesundheitsorganisation (WHO) empfiehlt für Erwachsene eine maximale Tagesration von 25 g Zucker, das entspricht etwa 6 TL. Aber unsere durchschnittliche Aufnahme liegt eher bei 100 g pro Tag, was fast 25 TL entspricht!

Einfache Zucker
und komplexe

Grundlegend kann man Zucker in zwei große Kategorien unterteilen:

einfache Zucker

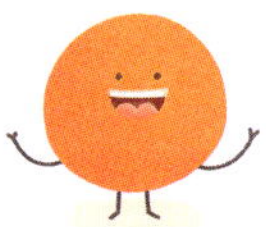

- bestehen aus ein oder zwei Verbindungen
- süß im Geschmack
- unter anderem im Streuzucker, in Obst, Keksen, Süßigkeiten (in Form von Zuckerzusatz)

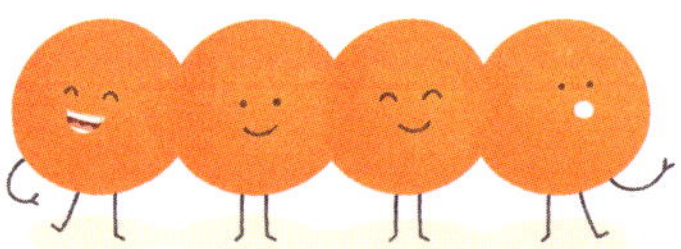

komplexe Zucker

- bestehen aus aneinanderhängenden Zuckermolekülen
- schmecken nicht süß
- enthalten unter anderem in Stärke und Ballaststoffen von Brot, Nudeln, Reis, Getreide und Hülsenfrüchten

Ist in diesem Buch die Rede von Zucker, so meinen wir damit die Einfachzucker, die auch süß schmecken. Im Allgemeinen sind Zucker mit hohem glykämischem Index (»schnelle« Zucker) gesundheitlich am problematischsten (Seite 22).

Unterschiedliche Arten
von Einfachzuckern

– **Glukose:** Sie kommt als solche in Lebensmitteln fast nie vor (nur in Obst, aber immer in Verbindung mit Fruktose). Dies liegt daran, dass unsere Nahrung keine Glukose in Reinform enthält. Vielmehr wird ein Großteil der Kohlenhydrate, die wir zu uns nehmen, anschließend im Körper während der Verdauung in Glukose umgewandelt. Die wird dann als Energiequelle genutzt oder in Form von Glykogen gespeichert (Seite 20).

– **Fruktose:** der Zucker, der natürlicherweise in Früchten und Honig vorkommt. Er hat eine hohe Süßkraft.

– **Saccharose:** Das ist der weiße Zucker, den wir bei Tisch verwenden und der aus Zuckerrüben oder Zuckerrohr gewonnen wird. Er besteht aus einem Glukose- und einem Fruktosemolekül.

– **Laktose:** Der Milchzucker besteht aus jeweils einem Glukose- und Galaktosemolekül. Durch die Laktose haben selbst ungesüßter Joghurt und Quark einen natürlichen Zuckergehalt von etwa 4 %.

Zuckerzusatz überall!

Ein großes Problem stellen die Zucker dar, die bei der Herstellung von Lebensmitteln oder Getränken erst hinzugefügt werden.

In industriell hergestellten Lebensmitteln (Kekse, Limonaden, Konfitüren und Marmeladen …) ist Zucker allgegenwärtig, auch in eigentlich »salzigen« Produkten (Pizzas, Fertiggerichte, Saucen, Schinken …). Auf den Packungsangaben kann er unter zahlreichen Bezeichnungen auftauchen: Zucker, Maltose, Maltodextrin (hydrolisierte Stärke), Invertzucker, Mais-, Glukose-, Fruktosesirup, Dextrin … Zuckerzusätze können auch Haushaltszucker und Honig sein, die die Verbraucher:innen den selbst gemachten Mahlzeiten hinzufügen.

Der versteckte Zucker trägt wesentlich zu einem übermäßigen Zuckerkonsum bei. Dies hat zur Folge, dass unsere Insulinempfindlichkeit sinkt und somit langfristig das Risiko für Diabetes steigt. Wenn wir nämlich sogenannten »schnellen« Zucker zu uns nehmen, schüttet der Körper Insulin aus, um den Blutzuckerspiegel zu regulieren (Seite 20). Geschieht das zu häufig, werden unsere Zellen gegen die Wirkung des Insulins resistent und regulieren den Blutzuckerspiegel nicht mehr effektiv. Diese hohen Insulin- und Zuckerwerte können dann durchaus zu Typ-2-Diabetes führen.

Außerdem trägt Zucker zu einer Ansammlung von Fett bei, insbesondere von viszeralem Fett (im Bauchbereich, das alle Organe umschließt). Dieses überschüssige viszerale Fett erhöht das Risiko für Diabetes und Herz-Kreislauf-Erkrankungen.

Und zu guter Letzt macht der regel- und übermäßige Konsum von Zucker stark abhängig. Zucker aktiviert in unserem Gehirn einen Belohnungskreislauf. Wir »müssen« die Erfahrung wiederholen.

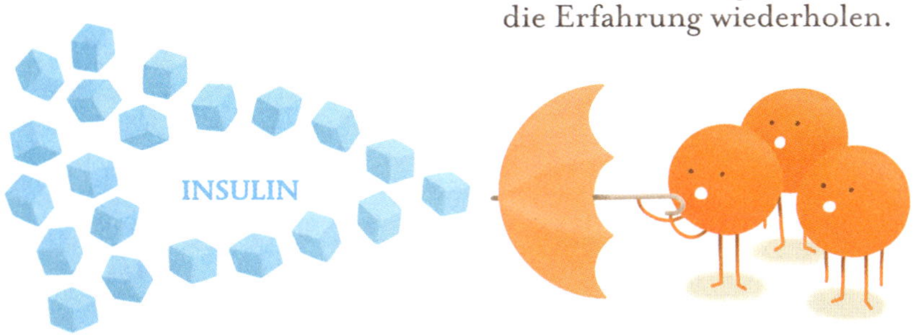

Vorsicht vor Verschleierungs-Marketing!

Ein Keks kann aus Bio-Rohstoffen und Vollkornmehl hergestellt worden sein, doch das heißt noch lange nicht, dass er zuckerarm ist. Kuchen und Kekse aus Industrieproduktion haben häufig einen Gehalt von mindestens 25 % Zucker! Ihr Verzehr führt also auch schnell dazu, dass die empfohlene Tagesdosis überschritten wird.

Auch Müsliriegel werden als gesunde Snackoption angepriesen mit ihren Haferflocken, Nusskernen und Samen. Sie enthalten aber häufig auch viel Zuckerzusatz und sind deshalb keine ideale Option für einen Imbiss zwischendurch.

Das Problem mit
der Fruktose

In ihrer natürlichen Form kommt Fruktose in Obst und Früchten vor. Es mag also verwundern, dass sie zu den Problemzuckern zählt. Wenn man Obst isst, nimmt man Fruktose (und Glukose) zusammen mit Ballaststoffen und anderen Nährstoffen zu sich, die ihre Aufnahme verlangsamen. So hat die Leber Zeit, die Energie zu nutzen. In dieser Form und in angemessenen Mengen genossen, stellt Fruktose kein Problem dar.

Aufgrund ihrer hohen Süßkraft, ihres niedrigen Preises und ihrer technologischen Eigenschaften wird diese hoch konzentrierte Fruktose jedoch mit Vorliebe von der Industrie extrahiert (hauptsächlich aus Mais) und vielen Produkten zugesetzt: oft unter dem Namen »Glukose-Fruktose-Sirup« (siehe Zutatenliste). Ohne Ballaststoffe und Nährstoffe der frischen Früchte wird die Fruktose sehr schnell von unserem Körper absorbiert, und die Leber muss sie sofort als Energie nutzen – oder sie speichern!

Wenn Zucker im Übermaß konsumiert wird, speichert ihn unser Organismus in Form von Fett. Glukose wird vor allem in Muskeln gelagert, um später als Energiequelle zu dienen. Fruktose muss von der Leber verstoffwechselt werden, damit sie genutzt werden kann. Sie bildet dann Triglyceride (Bestandteile von Fettzellen), die sich in der Peripherie unserer Leber ansammeln.

Die Leber produziert also Fett, wird größer und es entsteht eine Fettleber (Steatosis hepatis). Dies kann dann zu einer Beeinträchtigung der Leberfunktion führen, vor allem aber erhöht es das Risiko für Diabetes und kann langfristig zu einer Entzündung (NASH-Syndrom) führen und eine Leberzirrhose auslösen.

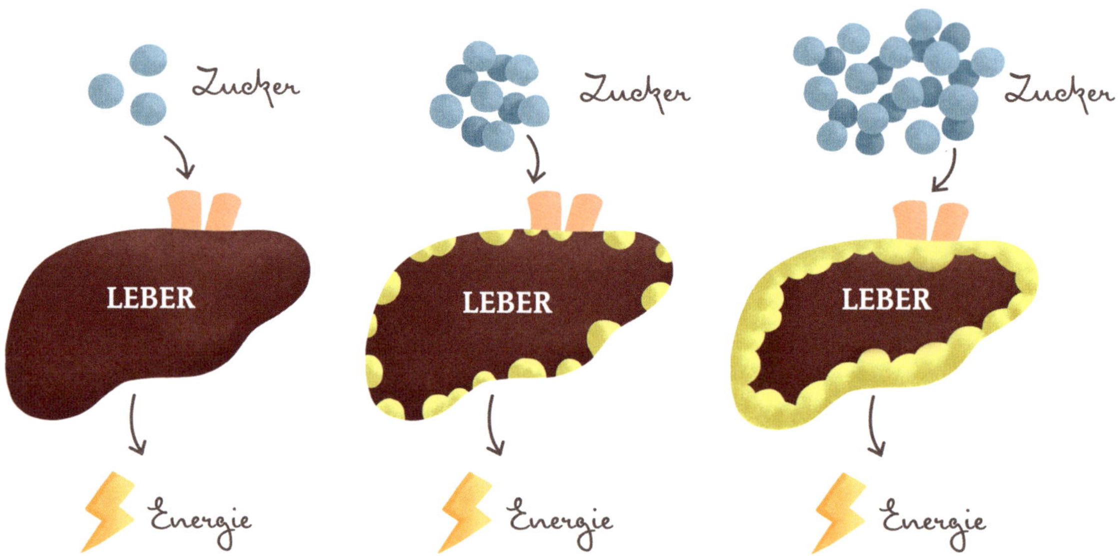

Sechs Zuckeralternativen

Zucker bleibt immer Zucker, in welcher Form auch immer. Seine Zufuhr sollten wir beschränken. Einige Zucker sind jedoch nicht so stark verarbeitet und dadurch gesundheitlich interessanter.

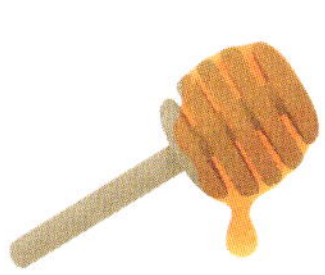

Honig

– die beste Alternative zu Zucker
– weniger Kalorien und starke Süßkraft
– enthält Vitamine und Mineralstoffe, wenn auch in geringem Maße
– nicht zu viel konsumieren, denn er enthält immerhin 80 % Zucker

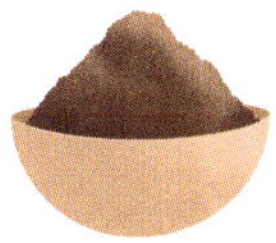

Vollrohrzucker

– aus Zuckerrohr, nicht raffiniert (etwa Muskovado), wird bei Herstellung nicht erhitzt
– Dadurch bleiben Vitamine und Mineralstoffe erhalten, wenn es auch wenige sind.
– Saccharose, daher auch problematisch
– Achtung: Rohzucker ist nicht zwingend Vollrohrzucker (siehe Zutatenliste).

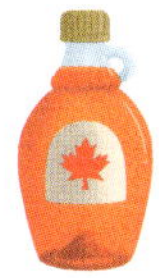

Ahornsirup

– recht hohe Süßkraft (ihr könnt also mit wenig auskommen)
– Häufig wird der niedrige glykämische Index (GI) gelobt, der hängt jedoch stark von Qualität und Herkunft des Produkts ab.
– hergestellt aus dem Saft des Zuckerahornbaums, 60–90 % Fruktose

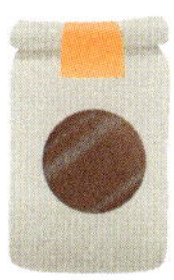

Kokosblütenzucker

– starke Süßkraft
– geringer GI wird häufig erwähnt, hierzu gibt es aber unterschiedliche Forschungsergebnisse
– in nicht raffinierter Form auch ballaststoffreich
– gute Alternative zum Kuchenbacken
– hoher Fruktosegehalt, daher mit Vorsicht zu genießen

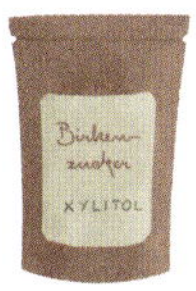

Birkenzucker (Xylit)

– aus Birkensaft hergestellt, gilt als Süßungsmittel
– gleicher Geschmack und weniger Kaloriengehalt wie weißer Zucker
– hohe Süßkraft und niedriger glykämischer Index
– Nebenwirkungen (insbesondere abführende Wirkung) bei hohem Konsum möglich

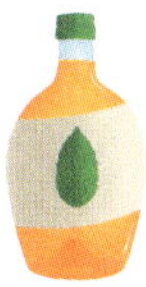

Stevia (Extrakt)

– Süße natürlichen Ursprungs, jedoch mit bitterem Nebengeschmack
– aus einer Pflanze gewonnen, aber zahlreiche chemische Umwandlungen
– Süßkraft 100–300 × höher als die von weißem Zucker
– kann jedoch wie die meisten Süßstoffe die Darmflora stören

Samen, Kerne & Körner

Samen sind pflanzliche Embryonen, aus ihnen wachsen Pflanzen heran. In der Ernährung bilden sie eine wichtige Quelle für gute Fettsäuren, Proteine und Ballaststoffe. Außerdem enthalten sie viele Nährstoffe wie Magnesium, Kalzium und Zink.

Samen, Kerne und Körner sind ein guter Snack, da sie zwischendurch Energie spenden. Einfach mit Ölfrüchten mischen oder eine Handvoll über Joghurt streuen. Die Nährwerte variieren je nach Pflanzenart, also gern Abwechslung reinbringen!

Chiasamen

Reich an: Omega-3-Fettsäuren, pflanzlichen Proteinen, Magnesium, Kalium und Kalzium (20 g enthalten 120 mg Kalzium: Sie stellen also eine interessante Kalziumquelle für Veganer:innen dar). Ihr hoher Ballaststoffgehalt macht sie zu einem wertvollen Verbündeten bei der Regulierung von Verdauung, Appetit und Blutzuckerspiegel.

Verzehr: schlecht löslich, daher über Nacht in Wasser oder einem pflanzlichen Getränk einweichen und dann als Pudding mit einigen (Öl-)Früchten verzehren. Die eingeweichten Samen bilden ein zähflüssiges Gel, das in Desserts anstelle von Eiern verwendet werden kann. Sie können auch gemahlen verzehrt werden: über Joghurt, Salate … streuen.

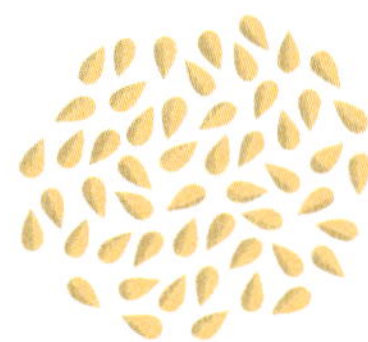

Leinsamen

Reich an: Omega-3-Fettsäuren, pflanzlichen Proteinen, Kalzium, Zink und Eisen

Verzehr: Die äußere Schale ist schwer verdaulich und verhindert eine gute Aufnahme der Nährstoffe; deshalb ernährungswissenschaftlich nicht die beste Wahl. Die Samen sollten geschrotet oder gemahlen und sehr schnell verzehrt werden (oxidieren in dieser Form schnell und verlieren ihre Mineralstoffe). Enthalten auch nährstofffeindliche Faktoren, die eine gute Aufnahme verhindern: Weicht die Samen mehrere Stunden in Wasser ein, um diese Faktoren zu begrenzen (es bildet sich ein zähflüssiges Gel, das nicht allen schmeckt).

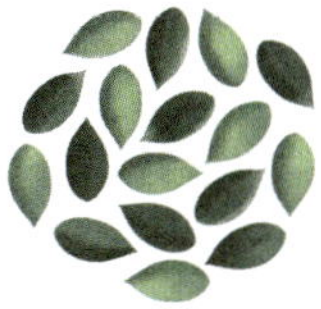

Kürbiskerne

Reich an: Omega-3-/6-Fettsäuren, pflanzlichen Proteinen (20 g von 100 g), Ballaststoffen, Magnesium, Vitamin E. Sie sollen günstig gegen einige Krebsarten wirken, besonders Prostatakrebs.

Verzehr: in Joghurt, Suppen oder Salate mischen; im Winter die Kerne von Kürbissen (Hokkaido, Butternuss …) sammeln und im Ofen oder in der Pfanne trocknen, aber nur ganz leicht rösten, damit keine Maillard-Reaktion entsteht (Seite 63)

Mohn

Reich an: Omega-3-Fettsäuren, Kalzium, Magnesium, Eisen und Mangan

Verzehr: häufig in Brot- und Brötchenteigen, wo er für eine knusprige Kruste sorgt. Besonders Schwangere, Stillende und Kinder sollten nicht zu viel Mohn essen, denn in einigen Studien konnten nach Verzehr erhöhte Morphin- und Kodeinwerte belegt werden.

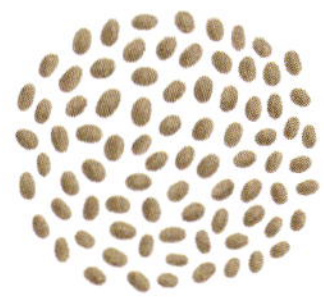

Hanf

Reich an: Proteinen, Vitamin E (mit antioxidativer Wirkung), Omega-3-Fettsäuren (optimales Verhältnis von Omega-3- zu Omega-6-Fettsäuren); nützliche Körner, da sie nur wenige nährstofffeindliche Faktoren aufweisen

Verzehr: über Suppen, Salate, Müslis, Pfannengemüse … streuen

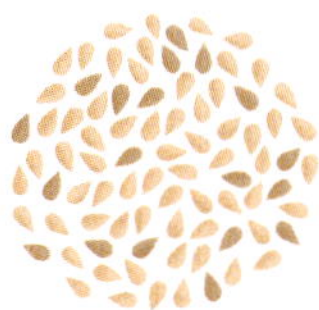

Sesamsamen

Reich an: Omega-6-Fettsäuren (also nicht zu viel davon verzehren), Mineralstoffen (Kalzium, Magnesium, Eisen, Mangan, Zink) und Vitamin E

Verzehr: zu Mus verarbeitet erhältlich als Tahini, besonders in der nahöstlichen Küche; in Maßen einsetzen

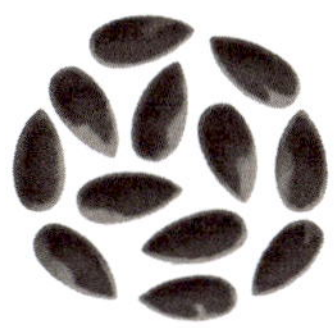

Sonnenblumenkerne

Reich an: Omega-6-Fettsäuren (nicht die gesündesten Kerne in dieser Hinsicht, obwohl die pflanzlichen Omega-6-Fettsäuren weniger problematisch sind als die aus tierischen Produkten), Vitamin E, Magnesium

Verzehr: über Salate, Müslis und Gerichte streuen; in Maßen einsetzen

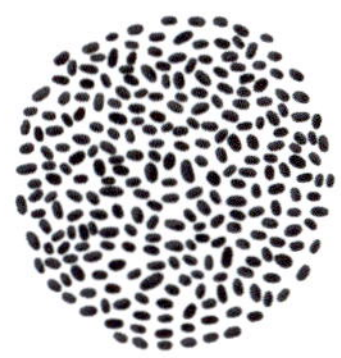

Schwarzkümmelsamen

Reich an: Omega-3-Fettsäuren (gutes Verhältnis zu Omega-6), spezifischen Verbindungen, die Verstopfung und allergisch bedingte Niesanfälle verringern

Verzehr: zu Gerichten und in Brotteig geben, der Geschmack ist jedoch sehr intensiv

Ölfrüchte

Ölfrüchte weisen einen hohen Fettgehalt auf. Bei dem Begriff handelt es sich um einen Überbegriff aus der Landwirtschaft, botanische gesehen sind viele Ölfrüchte überhaupt nicht miteinander verwandt. In diese Gruppe gehören: Mandeln, Walnüsse, Pekannüsse, Paranüsse, Macadamianüsse, Haselnüsse sowie Erdnüsse, Pinienkerne und Pistazien.

Hervorragende *Quelle für gute Fette!*

Ölfrüchte sind von Natur aus reich an ungesättigten Fettsäuren. Für die Gesundheit am interessantesten sind Walnusskerne, die sehr viele Omega-3-Fettsäuren enthalten, die wir heutzutage nicht genügend über die Nahrung aufnehmen, die aber für unsere Gesundheit unentbehrlich sind (Seite 27).

Andere Ölfrüchte sind reich an Omega-9-Fettsäuren, die ebenfalls nützlich wirken.

Ölfrüchte solltet ihr weder geröstet noch gesalzen verzehren, um von ihren Nährstoffen zu profitieren. Die wertvollen Omega-3-Fettsäuren in Walnusskernen sind besonders hitzeempfindlich.

Proteine und *Ballaststoffe*

In Ölfrüchten findet man eine gesundheitlich nützliche Menge an pflanzlichem Eiweiß. Mandelkerne enthalten mit etwa 21 g Protein pro 100 g am meisten davon.

Sie können so zu einem Ersatz für tierisches Eiweiß werden, wenn man sie mit anderem pflanzlichem Eiweiß kombiniert und auf eine gute Aufnahmefähigkeit des Körpers achtet (Seite 25).

Weiterhin enthalten Ölfrüchte viele Ballaststoffe: Sie fördern die Verdauung, helfen bei der Regulierung des Blutzuckers und haben einen sättigenden Effekt.

Lust auf Abwechslung!

Jeder Nusskern bietet eine besondere Kombination von Nährstoffen, daher lohnt es sich, die verschiedenen Sorten zu mischen!

Walnusskerne

Omega-3-Fettsäuren, Antioxidantien

Mandelkerne

Omega-9-Fette, Protein, Kalzium, Magnesium, Vitamin E

Cashewkerne

Omega-9-Fettsäuren, Magnesium, Kupfer, Zink

Haselnusskerne

Omega-9-Fettsäuren, Vitamin E, Antioxidantien, Kupfer, Mangan

Macadamiakerne

Omega-9-Fettsäuren, Kalium, Phosphor, Kalzium

Pekannusskerne

Omega-9-Fettsäuren, Mangan, Kupfer, Zink

Paranusskerne

Omega-6-/9-Fettsäuren, Magnesium, Selen, Kalzium

Pistazienkerne

Omega-9-Fettsäuren, Proteine, Antioxidantien

Pinienkerne

Magnesium, Zink, Mangan

Im Alltag

Cashewkerne eher weniger verzehren: Sie haben keinen guten CO_2-Fußabdruck und werden unter grenzwertigen sozialen Bedingungen hergestellt. Sie sollten rasch nach dem Kauf verzehrt werden, denn ohne ihre Schutzhülle, die abgeschält wurde, verlieren sie ihre guten Eigenschaften.

Ja zu Mus! Mandel- und Haselnusskernmuse sind zum Beispiel eine gute Alternative zu Brotaufstrichen. Sie sollten ungesüßt sein, bei Bedarf ganz wenig Honig untermischen.

Ölfrüchte eignen sich besonders gut zum Frühstück oder als kleiner Nachmittagssnack.

Zum Snacken: 30–60 g (1 kleine Handvoll) je nach Bedarf und Appetit

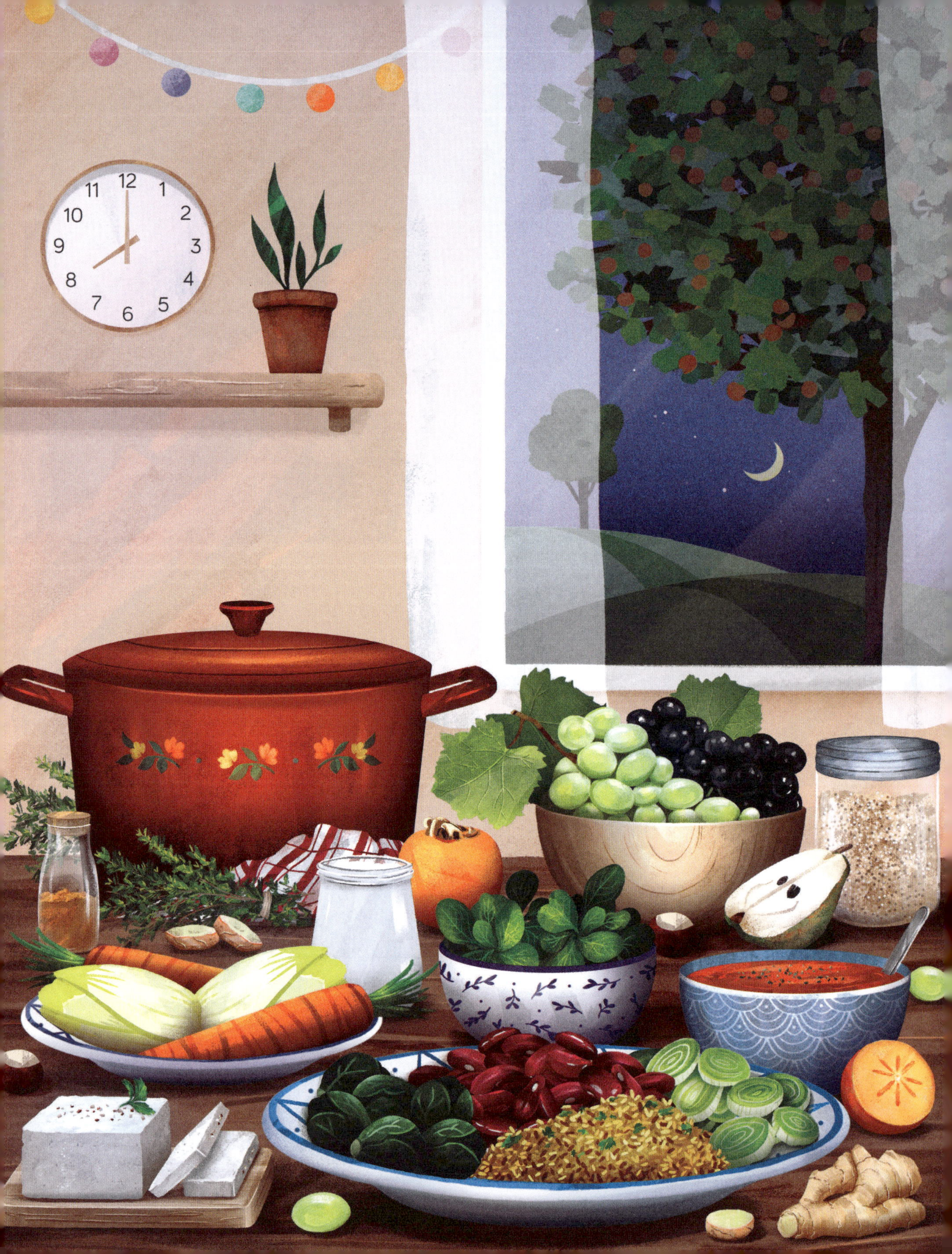

Das ideale Abend-essen

Viele verzehren zu wenig tierisches Eiweiß zum Frühstück, dafür aber zu viel am Abend – was den Schlaf nicht gerade begünstigt. Tierisches Eiweiß trägt nämlich dazu bei, die Wachheit und Motivation zu fördern, was am Morgen optimal, am Abend jedoch wohl eher unerwünscht ist.

Ein vegetarisches Abendessen, also eines ohne Wurst, Fleisch oder Fisch, aber auch eines ohne Eier ist aus diesem Grund ratsam. Eine solche Mahlzeit lässt uns zur Ruhe kommen und verbessert unseren Schlaf.

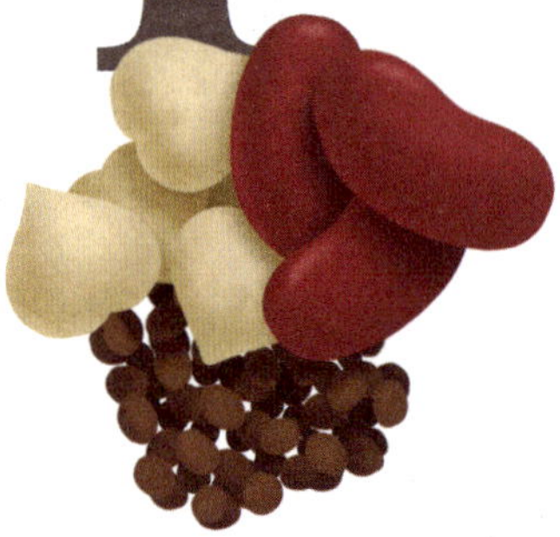

1 Pflanzliche Proteine

Am Abend lieber pflanzliche Proteine als solche aus tierischer Quelle wählen. Tierisches Eiweiß unterstützt die Produktion von Dopamin, einem Botenstoff, der für Aufmerksamkeit und Motivation verantwortlich ist. Während dieser Energieschub morgens gewünscht ist, braucht unser Körper abends eher Serotonin, ein Neurotransmitter, der für innere Ruhe und einen guten Schlaf sorgt.

Serotonin wird aus Tryptophan hergestellt, einer Aminosäure, die in pflanzlichen Proteinen aus Hülsenfrüchten, Soja, Vollkornreis, Sonnenblumenkernen, Schokolade … vorkommt. Diese Produkte solltest du bevorzugt abends zu dir nehmen. Tierische Proteine dagegen enthalten Aminosäuren, die mit Tryptophan konkurrieren und seinen Weg zum Gehirn verlangsamen. Die Aminosäure wird deshalb weniger gut aufgenommen, was die Serotoninbildung und damit unseren Schlaf beeinträchtigt. Durch die Kohlenhydrate in Hülsenfrüchten und Getreideprodukten kann die Serotoninbildung optimiert werden.

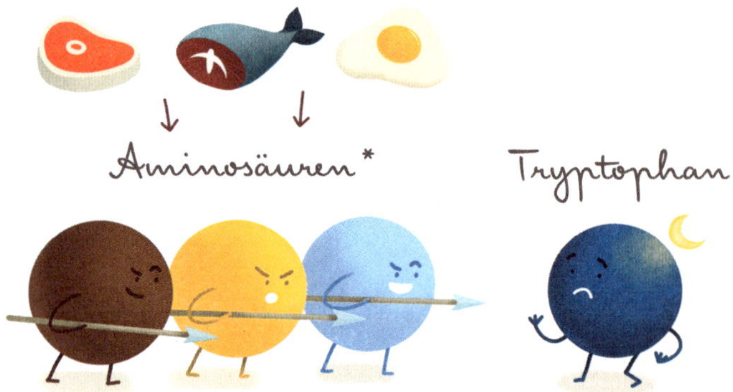

** bestimmte (aromatische oder verkettete) Aminosäuren in tierischem Eiweiß*

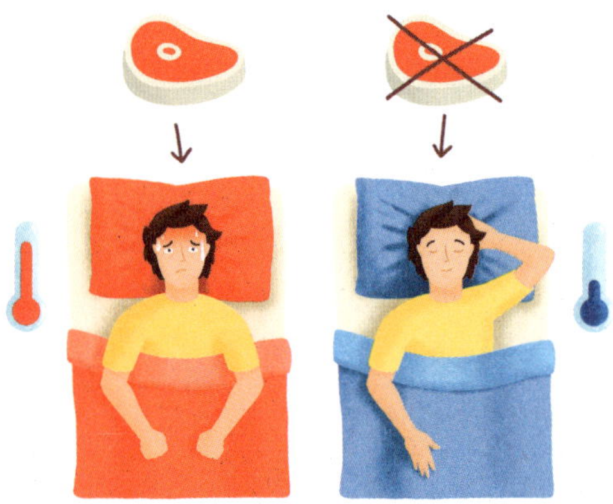

Außerdem belasten tierische Proteine wie auch Fette (vor allem gekochte) unseren Körper am Abend zu sehr. Proteinreiche, fette Lebensmittel bestehen aus Molekülen, die eine lange Verdauungszeit benötigen können, weil sie aufwendiger zersetzt werden müssen. Dies verlangt dem Körper viel Energie ab, der sich dabei erhitzt. Am Abend muss die Körpertemperatur jedoch sinken, um den Schlaf zu fördern.

2 SCHLAFFÖRDERNDE Lebensmittel

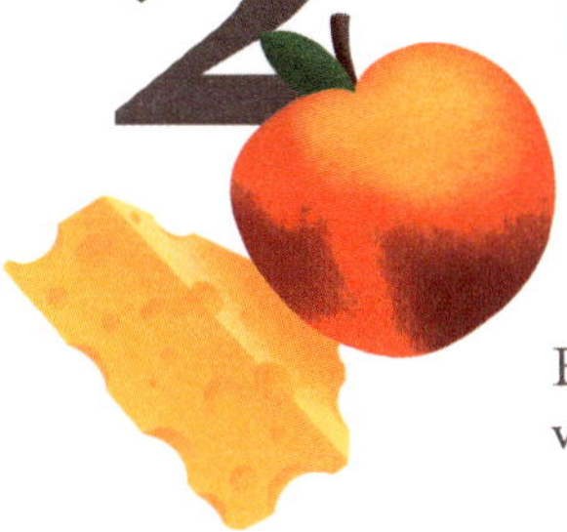

Einige Lebensmittel können die Produktion von Serotonin fördern und verbessern so die Schlafqualität:

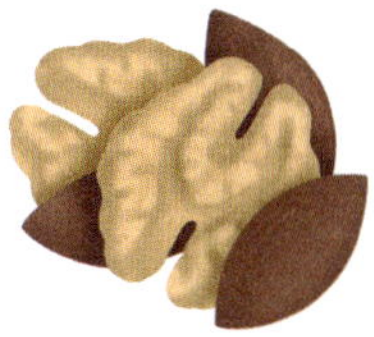

Walnuss- und Mandelkerne

Sie enthalten nicht nur Tryptophan, sondern auch Magnesium. Magnesiummangel kann eine Ursache für Schlafprobleme sein.

Joghurt und Käse

Diese Fermentationsprodukte aus der Milch enthalten Tryptophan. Greift am besten zu Joghurt und Käse aus Ziegen- und Schafsmilch (Seite 86).

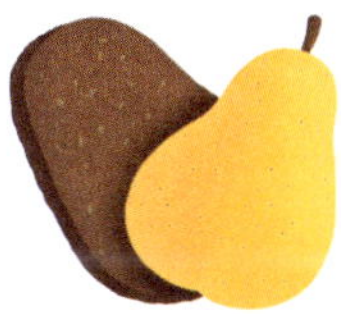

Kohlenhydrate (aus Vollkorngetreide oder Obst)

Durch den Ausstoß von Insulin werden die Aminosäuren in das Gehirn und nicht in unsere Muskeln umgeleitet. Dadurch macht das Gehirn Platz für Tryptophan. So kann dort das Glückshormon Serotonin besser verfügbar gemacht werden.

Letzte Mahlzeit 3 Stunden vor dem Schlaf

Wir schlafen in der Horizontalen. Die Nahrung kann jedoch in der Vertikalen leichter in den Darm absinken. Daher wird empfohlen, das Abendessen mindestens 3 Stunden vor der Schlafenszeit zu beenden. Die Leber benötigt 1–3 Stunden für die Verdauung.

3 Eine bunte Vielfalt

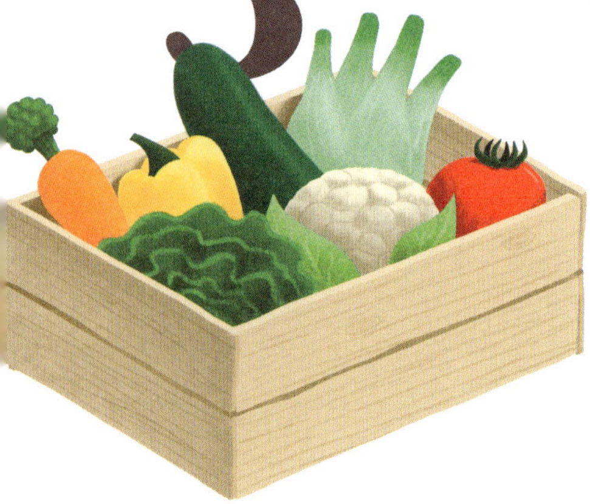

Unser Abendessen sollte zu mindestens einem Drittel aus Gemüse bestehen. So nehmen wir Ballaststoffe auf, die ein andauerndes Sättigungsgefühl verschaffen, und wir müssen nicht nach dem Abendessen etwas knabbern (Seite 30). Gemüse ist besonders wichtig gegen den Hunger, denn abends sollten keine tierischen Proteine auf dem Tisch landen. Dazu kommen noch die enthaltenen Vitamine und Mineralstoffe.

Ballaststoffe erleichtern die Verdauung im Darmtrakt und den Stuhlgang. Sie helfen, Blähungen, Völlegefühl und Bauchschmerzen zu reduzieren, die auch die Schlafqualität beeinträchtigen können. Empfindliche Personen sollten gegartes Gemüse bevorzugen, da es leichter verdaulich ist als rohes.

Gemüse mit 1–2 EL Öl würzen, wobei Öle mit hohem Omega-3-Gehalt gesundheitsfördernd sind: Raps-, Walnuss- oder Leindotteröl (Seite 112).

Sollte man abends wirklich »wie ein Bettler« essen?

Die geläufige Redewendung besagt: »Morgens wie ein König, mittags wie ein Prinz und abends wie ein Bettler essen«. Aber Sprichwörter haben nicht unbedingt recht! Wie zum Beweis ist das Frühstück nicht unbedingt eine notwendige Mahlzeit und schon gar nicht die wichtigste des Tages. Manche Menschen brauchen morgens nicht unbedingt etwas zu essen.

Am Abend muss also niemand hungern. Dennoch sollten wir zu fortgeschrittener Tageszeit unbedingt eine Überforderung unseres Organismus vermeiden, um den Schlaf zu fördern. Esst daher nicht zu viel und keine tierischen Proteine. Stattdessen empfehlen sich eine Auswahl an Gemüse, Vollkornprodukte und pflanzliche Proteine.

Abends im Restaurant

Wenn du abends auswärts isst, bestelle dir lieber ein vegetarisches Gericht mit hohem Gemüseanteil. Frag ohne Scheu nach Anpassungen der Gerichte auf der Speisekarte, um den Gemüseanteil zu maximieren und tierisches Eiweiß durch eine andere Zutat zu ersetzen. Oder du bestellst mehrere Beilagen statt eines Hauptgerichts.

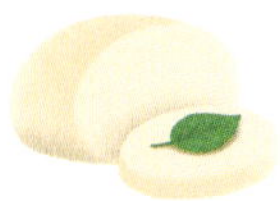

Beim Italiener

Teller mit eingelegtem Gemüse (Auberginen, Tomaten, Zucchini, Paprikaschoten, Artischocken), dazu eine Kugel Mozzarella oder Burrata, Risotto mit Gemüse

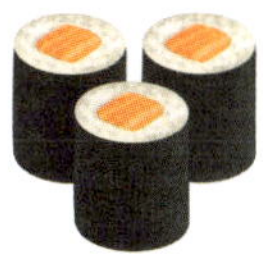

Beim Asiaten

Makis und vegetarische Rollen mit einem Salat aus Kohl, Chop Suey (Mischung aus kurzgebratenem Gemüse), pfannengerührter Reis mit Gemüse, Pad Thai mit Tofu (ohne Fleisch oder Garnelen)

In der Kneipe

Einige Kneipen und traditionelle Gaststätten haben gar keine vegetarischen Gerichte im Angebot. Wähle in diesem Fall einfach mehrere Vorspeisen, dort wirst du vielleicht eher fündig.

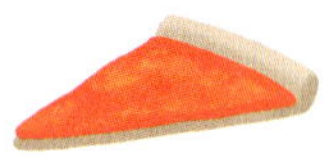

In der Pizzeria

Eine vegetarische Pizza bestellen und einfach um mehr Gemüse statt Käsebelag bitten. Vermeide zu dunkel gebräunte Pizzas (wegen der Maillard-Reaktion (Seite 63).

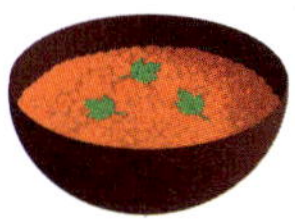

Beim Inder

Gemüsecurry, Dhal (rote Linsen in Currysauce gegart), Palak Paneer (Spinat-Käse-Gericht)

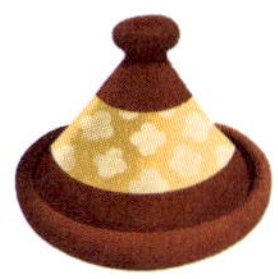

Beim Marokkaner

Bestell dir eine Gemüse-Tajine oder Couscous nur mit Gemüse.

Das ideale

Dessert nach Wahl

1 Stück Obst nach Vorliebe oder auch 1 Portion nicht gesüßter Naturjoghurt

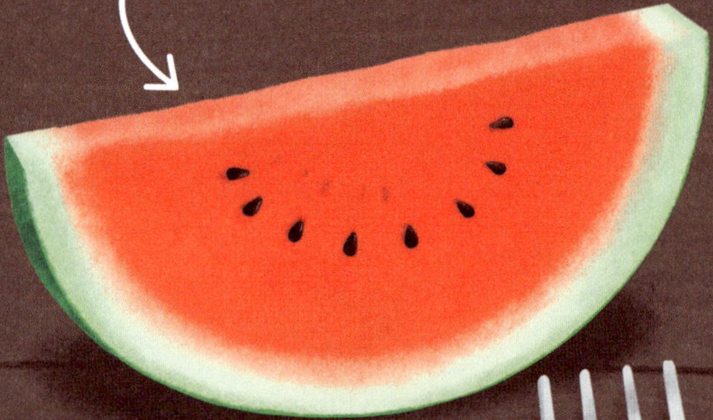

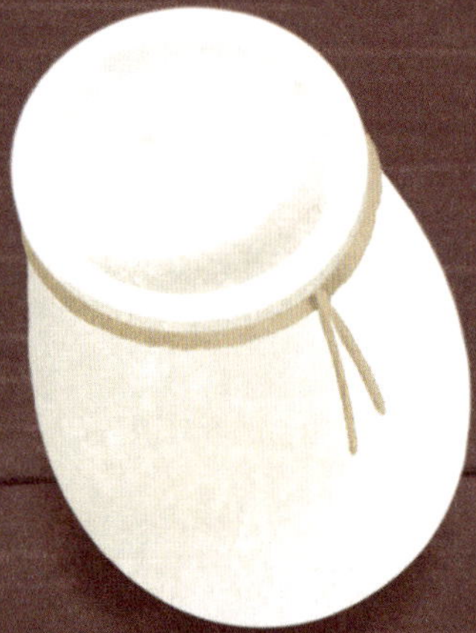

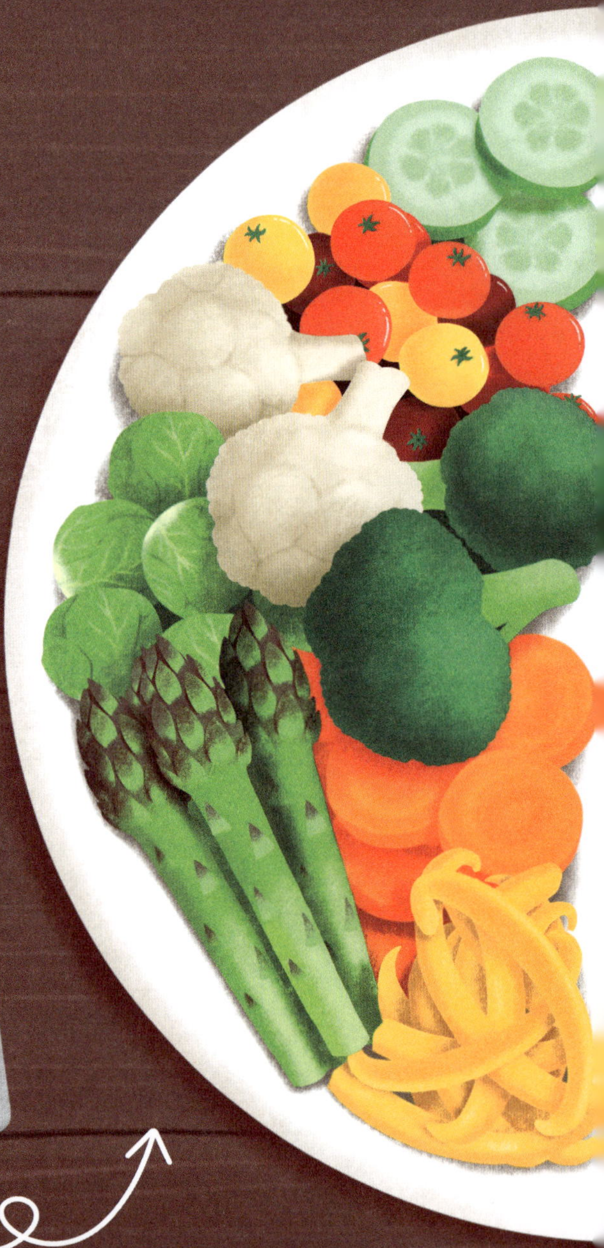

Gemüse

Mindestens die Hälfte des Tellers sollte von Gemüse bedeckt sein. Mit 1 EL Raps- oder Walnussöl zubereiten; auch möglich im Dressing für rohes Gemüse

Abendessen

Hülsenfrüchte und/oder Vollkorngetreide

Die Hälfte des Tellers sollte wahlweise Hülsenfrüchte und/oder Vollkorngetreide enthalten. Diese Auswahl an das anpassen, was ihr zu Mittag hattet, für mehr Abwechslung.

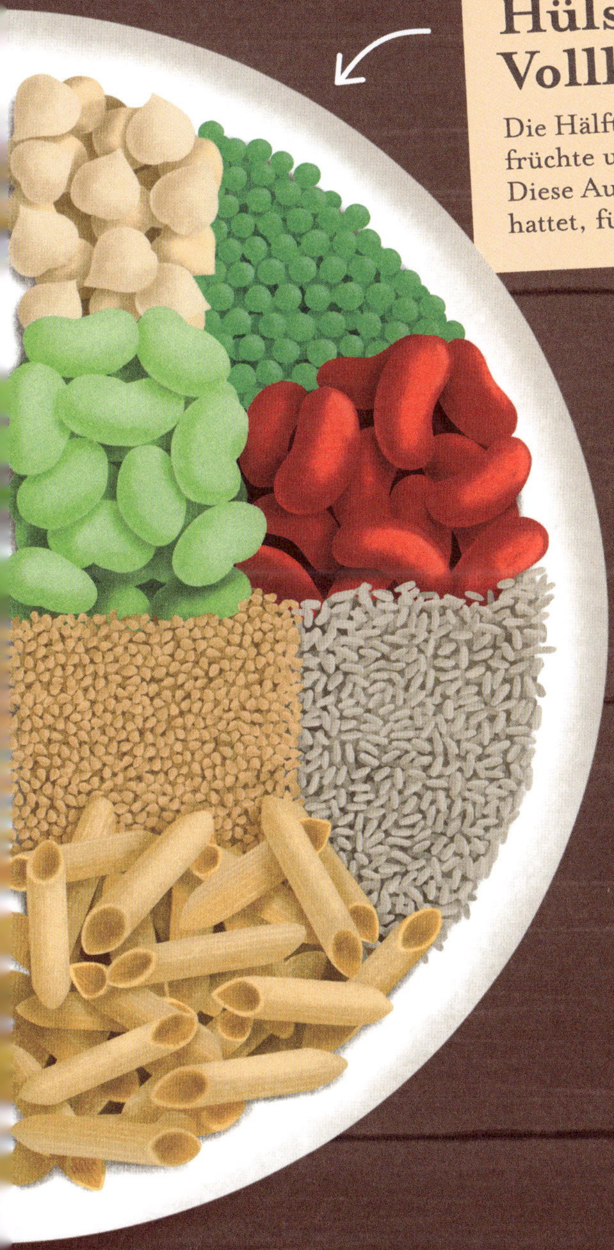

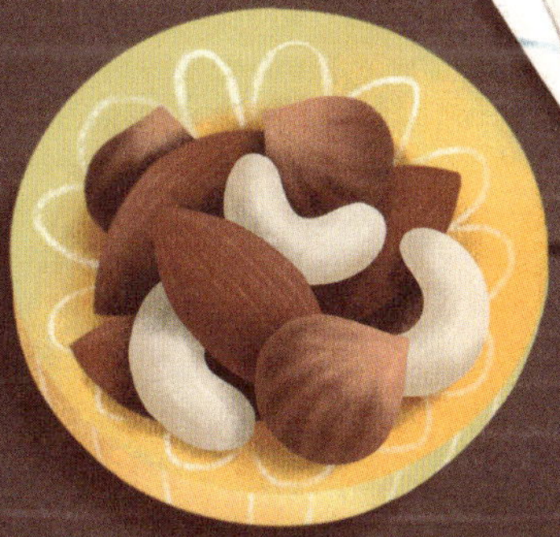

Ölfrüchte

Optional und je nach Appetit. Wer nach dem Essen noch ein bisschen Hunger verspürt, nimmt einige Walnuss-, Mandel- oder auch Haselnusskerne zu sich.

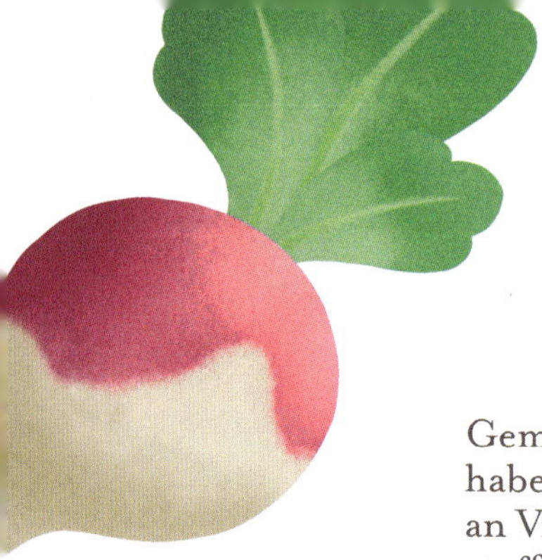

GEMÜSE

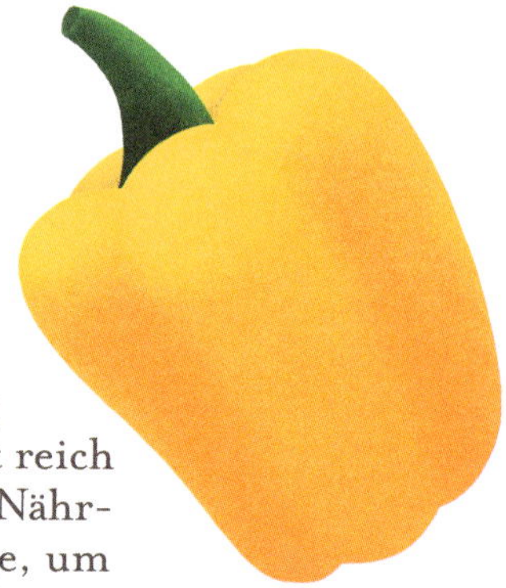

Gemüse sollte einen großen Anteil an unserer Ernährung haben … wovon wir heute jedoch weit entfernt sind! Es ist reich an Vitaminen, Ballaststoffen und vielen anderen wichtigen Nährstoffen und bietet unserem Körper dadurch die Grundlage, um gesund und ungestört funktionieren zu können.

Täglich vier gemischte *Gemüsesorten*

Bei unserem heutigen Lebensstil sollten wir mindestens 7–8 Portionen (à 80 g) Obst und Gemüse pro Tag essen, davon mindestens vier oder fünf verschiedene Gemüsesorten.

Gemüse ist sehr reich an Ballaststoffen, die für die Optimierung der Gesundheit wichtig sind (Seite 30). Diese tragen zum Sättigungsgefühl bei und spielen daher eine Rolle bei der Gewichtskontrolle. Sie reduzieren auch die Geschwindigkeit der Zuckeraufnahme in unseren Organismus und regulieren so den Blutzuckerspiegel. Außerdem erleichtern sie die Darmpassage und helfen, unsere Belastung durch Giftstoffe zu verringern.

Gemüse ist darüber hinaus auch sehr reich an Vitaminen, Mineralstoffen und wertvollen Antioxidantien (Seite 40). Eine optimale Versorgung mit Antioxidantien ist besonders wichtig für die Vorbeugung von Krebs und degenerativen oder Herz-Kreislauf-Erkrankungen. Antioxidantien konzentrieren sich vor allem in der Schale von Gemüse: Kauft also Bio-Gemüse, damit ihr die Schale mitessen könnt, denn auch die meisten Pestizide befinden sich in ihr.

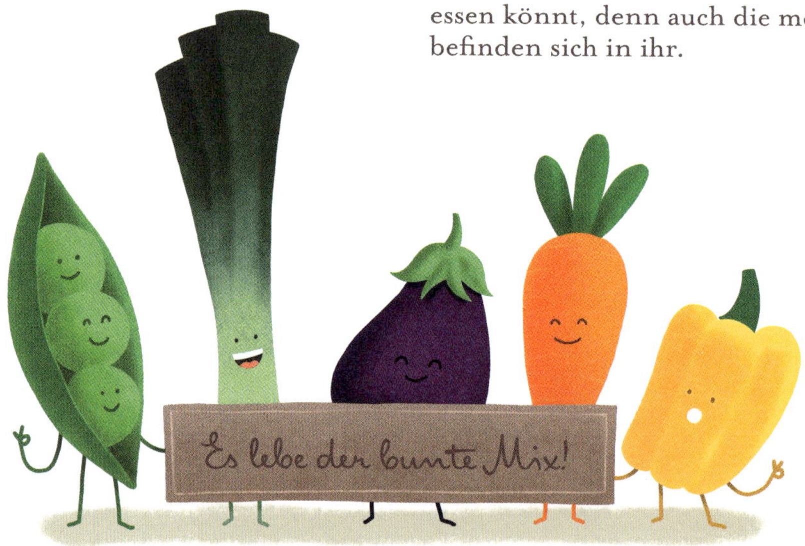

Unsere Gemüsewahl *sollte bunt sein!*

Farbige Gemüsesorten sind besonders interessant, da sie in der Regel die meisten Vitamine, Mineralstoffe und Antioxidantien in sich vereinen. Esst einfach bunt für eine gut gemischte Zufuhr:

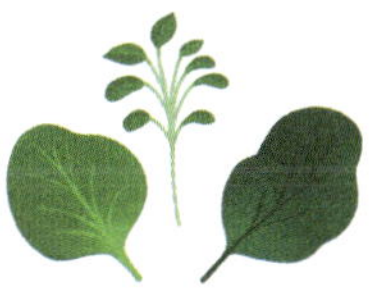

Dunkelgrünes Gemüse wie Spinat, Feldsalat, Rucola oder auch Kresse ist sehr reich an Vitamin A, einem starken Antioxidans.

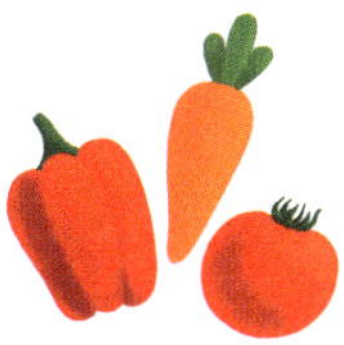

Rote Gemüsesorten, aber auch orange und gelbe wie Paprikaschoten, Tomaten und Möhren enthalten Carotinoide, sehr nützliche Antioxidantien. Sie sind auch reich an Vitamin C.

Blaues und violettes Gemüse wie Rotkohl, Auberginen, Rote Bete und rote Zwiebeln sind reich an Anthocyanen. Das sind violette Pigmente mit stark antioxidativen Eigenschaften.

Vorsicht bei »Luftgemüse«

Mais, Kartoffeln und auch Süßkartoffeln gelten aus ernährungswissenschaftlicher Sicht nicht als Gemüse. Sie enthalten sehr viele Kohlenhydrate und werden somit als stärkehaltige Nahrungsmittel kategorisiert. Sie können daher nicht bei der Gemüseportion eingerechnet werden.

Rohes und gegartes *Gemüse mischen*

Idealerweise sollten wir bei jeder Mahlzeit rohes Gemüse (je nach Verdauungstoleranz) und gegartes Gemüse verzehren.

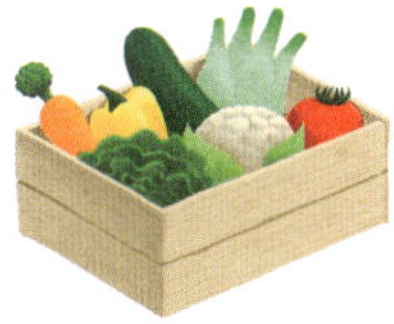

In rohem Gemüse bleiben die meisten Vitamine und Mineralien erhalten, während das Kochen einen Teil dieser Nährstoffe zerstört. Allerdings solltet ihr schrittweise auf mehr rohes Gemüse und Obst umstellen: Wenn der Körper nicht daran gewöhnt ist, kann dies bei manchen Menschen zu Verdauungsbeschwerden führen. Die große Menge an Ballaststoffen erhöht nämlich die Verdauungsarbeit und fördert eine Reizung der Darmschleimhäute.

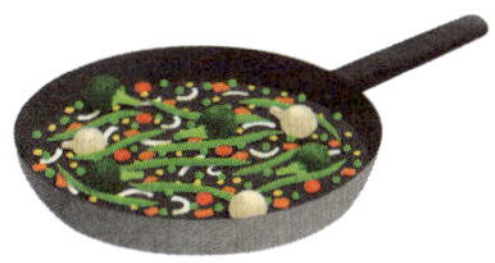

Gegartes Gemüse ist leichter verdaulich. Das Kochen trägt dazu bei, dass die Ballaststoffe gelatinöser und damit bekömmlicher werden. Außerdem erhöht sich durch den Garvorgang das Gewicht des Endprodukts und damit auch die Ballaststoffkonzentration des Gemüses, das sich mit Wasser vollsaugt. Es wird dabei empfohlen, eine schonende Garmethode zu bevorzugen (Seite 62), um nicht zu viele Nährstoffe zu verlieren.

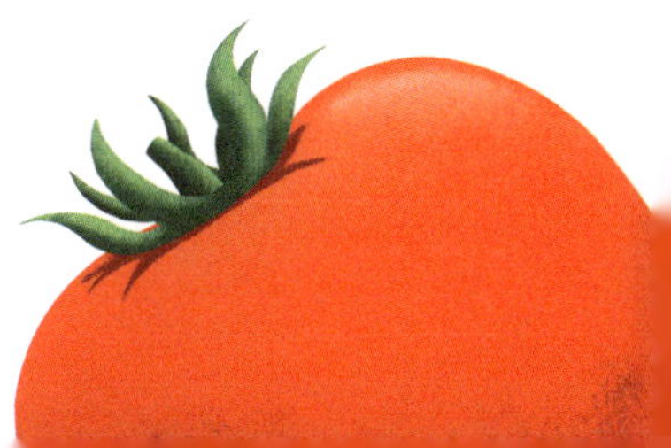

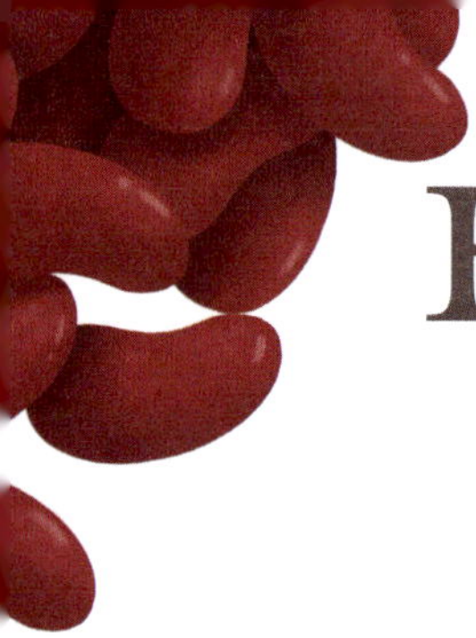

Hülsenfrüchte

Hülsenfrüchte sind ebenfalls Teil der Gemüsefamilie. Im engeren Sinn sind hier die getrockneten Samen der Pflanzen gemeint. Zu den Hülsenfrüchtlern gehören:

- Bohnen (rote, schwarze, weiße/gelbe Wachsbohnen)
- Linsen
- Kichererbsen
- Sojasamen
- Edamame
- Erbsen und Spalterbsen
- Dicke Bohnen
- Lupinen
- Flageolet
- Erdnusskerne

Reich an Proteinen und Ballaststoffen

Hülsenfrüchte enthalten große Mengen an Eiweiß und sind eine Alternative zu tierischen Proteinquellen (Seite 25). Gekochte Linsen oder Kichererbsen enthalten etwa 10 g Protein pro 100 g. Sie stellen also eine gesundheitlich nützliche Zufuhr dar, wenn man bedenkt, dass unser Tagesbedarf laut DGE bei 0,8–1 g pro kg Körpergewicht liegt.

Hülsenfrüchte sind sehr ballaststoffreich (Seite 30). Gekochte weiße Bohnen enthalten etwa 13 g Ballaststoffe pro 100 g, gekochte Linsen 8 g und gekochte Kichererbsen 6 g. Damit ihr das besser vergleichen könnt: Ein Apfel enthält lediglich um die 3 g Ballaststoffe pro 100 g.

Dank ihrer Ballaststoffe tragen Hülsenfrüchte zu einer gesunden Verdauung bei und beugen Verstopfungen vor. Sie haben einen sättigenden Effekt und sind eine ideale Wahl für das Gewichtsmanagement.

Darüber hinaus zeichnen sich Hülsenfrüchte durch einen niedrigen glykämischen Index (GI)aus: Sie erhöhen den Blutzuckerspiegel nur leicht, halten ihn im Gegenteil eher stabil (Seite 20).

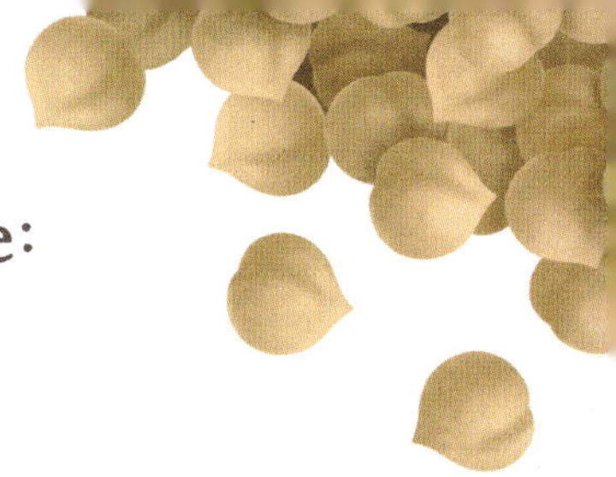

Gesundheitsfördernde Mineralstoffe

In ihren Samen konzentrieren Pflanzen zahlreiche Mineralien und Vitamine, die für das Wachstum der zukünftigen Pflanze benötigt werden.

So findet sich eine gesundheitsförderliche Menge an Eisen in Hülsenfrüchten, insbesondere in Kichererbsen, Sojabohnen und Linsen. Eisen aus Pflanzen ist jedoch weniger gut verwertbar als Eisen aus tierischen Quellen (außer aus Eiern).

Für eine bessere Aufnahme von Mineralstoffen sorgen:

- optimale Versorgung mit Vitamin C
- Tee und Kaffee während und um die Mahlzeiten herum vermeiden
- Obst essen, da es Citrate enthält, welche die Aufnahme von Eisen fördern

Hülsenfrüchte sind außerdem eine wichtige Quelle für Magnesium, Kalium und Kalzium. So können 200 g gekochte Kichererbsen etwa 20 % des täglichen Magnesiumbedarfs bei Erwachsenen decken.

Hülsenfrüchte: einweichen

Hülsenfrüchte enthalten sogenannte nährstofffeindliche Faktoren, das sind Verbindungen wie Phytate und Lektine. Diese Elemente behindern eine optimale Aufnahme von Mineralstoffen (Magnesium, Zink, Eisen, Kalzium) und sie können die Darmschleimhaut angreifen.

Um die Aufnahme nährstofffeindlicher Faktoren zu reduzieren, sollten Hülsenfrüchte vor dem Kochen über Nacht in Wasser einweichen (Verhältnis Kichererbsen zu Wasser 1:3). Durch das Einweichen wird auch die Verdaulichkeit der Hülsenfrüchte verbessert.

Anschließend sollten die Hülsenfrüchte gut durchgegart werden, um die Ausscheidung von nährstofffeindlichen Faktoren zu fördern, und dabei vorzugsweise auf kleiner Flamme oder in Dampf. Beim Kochen könnt ihr auch das Wasser nach der Hälfte der Garzeit wechseln, um einen weiteren Teil der Faktoren zu eliminieren.

Mit 1 EL Natron im Kochwasser werden Hülsenfrüchte bekömmlicher.

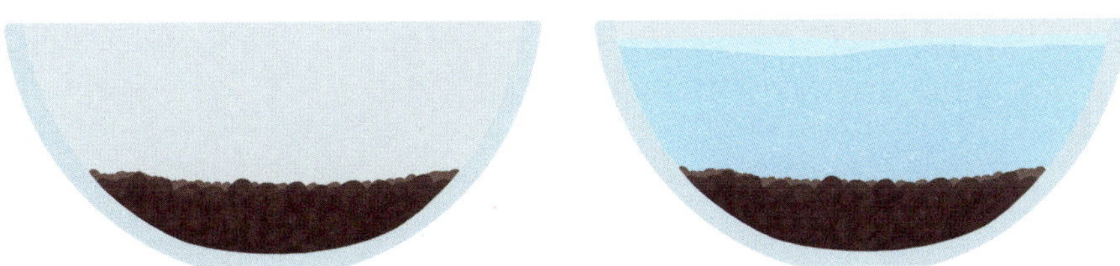

Hülsenfrucht : Wasser =
1 : 3

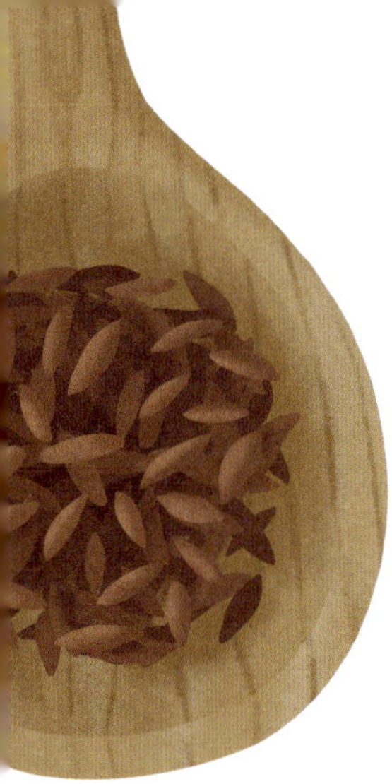

Gewürze & Kräuter

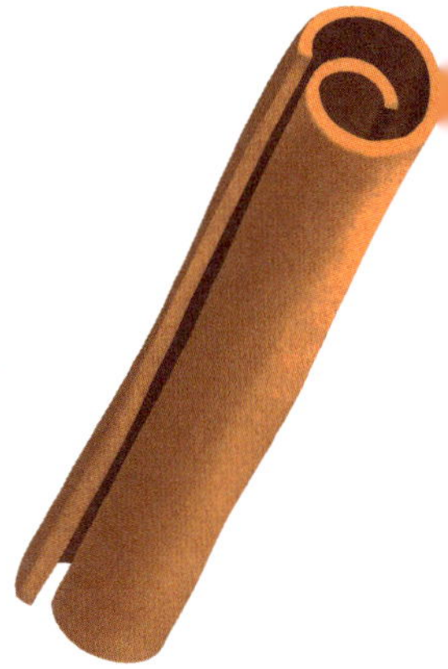

Für unsere Ernährung spielen Gewürze und Kräuter eine bedeutsame Rolle. Sie erlauben uns, mit weniger Salz oder Zucker abzuschmecken, und bieten dazu noch eine Reihe an gesundheitlichen Vorteilen, wie etwa die enthaltenen Antioxidantien.

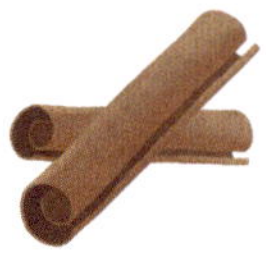

Zimt

Vorteile: eines der Lebensmittel mit der höchsten Konzentration an Antioxidantien (die u. a. dazu beitragen, dem Risiko für Herz-Kreislauf-Erkrankungen vorzubeugen), fördert die Darmtätigkeit, hilft bei der Regulierung des Blutzuckerspiegels, insbesondere bei Diabetes (ersetzt jedoch nicht die medizinische Behandlung)

Verzehr: am besten die ganze Zimtstange verwenden und während der Zubereitung im Gericht ziehen lassen, da gemahlener Zimt schnell seine Nährstoffe verliert; zum Kochen mit etwas Öl erhitzen, damit sich die Antioxidantien entfalten können

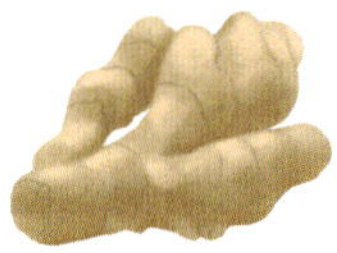

Ingwer

Vorteile: eines der Lebensmittel mit der höchsten antioxidativen Wirkung (enthält um die 40 antioxidative Verbindungen), wirkt entzündungshemmend und kann Übelkeit lindern

Verzehr: frischen Ingwer zu Beginn des Kochens an Gemüse, Fleisch und Fisch als Aromat geben, mit Fett (z. B. Öl) garen oder mit einem Entsafter auspressen, um die Aufnahme der antioxidativen Inhaltsstoffe zu fördern

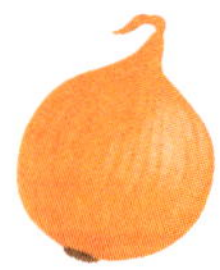

Zwiebel

Vorteile: reich an Quercetin, einem natürlichen Farbstoff mit antioxidativen Eigenschaften, der dazu beitragen kann, allergische Reaktionen zu reduzieren und die Immunfunktion zu optimieren

Verzehr: eher frisch, nicht als Pulver und so wenig wie möglich schälen; nicht zu stark rösten, damit keine Maillard-Reaktion entsteht. Bevorzugt rote Zwiebeln, da sie mehr Antioxidantien enthalten. Zwiebeln können – wie Knoblauch – schwer verdaulich sein und sollten in Maßen und gekocht verzehrt werden, wenn ihr einen empfindlichen Darm habt.

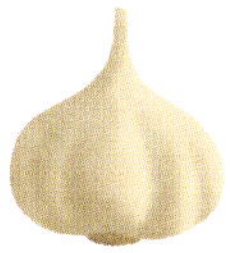

Knoblauch

Vorteile: hat antioxidative und entzündungshemmende Eigenschaften, wirkt schützend gegen Krebs und Herz-Kreislauf-Erkrankungen, hilft bei der Bekämpfung von Infektionen (durch Viren, Parasiten, Pilze)

Verzehr: in Pulverform kaum noch positive Eigenschaften, also lieber frisch verwenden. Knoblauch nicht zu lange Hitze aussetzen, denn die beschädigt seine positiven Eigenschaften, erst zum Schluss des Garvorgangs zugeben. Verzehrt ihn am besten roh oder eingelegt.

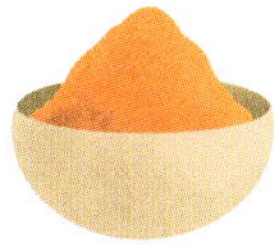

Kurkuma

Vorteile: sehr reich an Curcuminoiden, das sind starke Antioxidantien aus der Familie der Polyphenole, die Kurkuma ihre leuchtend orange Farbe verleihen und außerdem eine sehr starke entzündungshemmende Wirkung haben

Verzehr: wird vom Körper sehr schlecht verwertet, Kurkuma sollte deshalb mit etwas Öl zubereitet werden; möglichst frisch und regelmäßig verzehren, um die Aufnahme zu fördern; weniger Antioxidantien in Pulverform

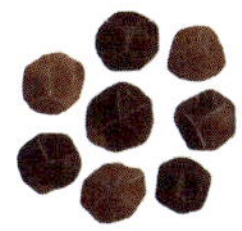

Pfeffer

Vorteile: kann der Verdauung helfen, hat antioxidative sowie entzündungshemmende Eigenschaften, fördert die Aufnahme von Kurkuma im Organismus. Pfeffer erhöht jedoch die Durchlässigkeit des Darms und kann den Stoffwechsel stören wegen Beseitigung von Fremdmolekülen durch die Leber.

Verzehr: in Anbetracht der unterschiedlichen Wirkungen in Maßen konsumieren. Ersetzt Pfeffer möglichst durch andere Gewürze und Kräuter, um eure Speisen zu würzen.

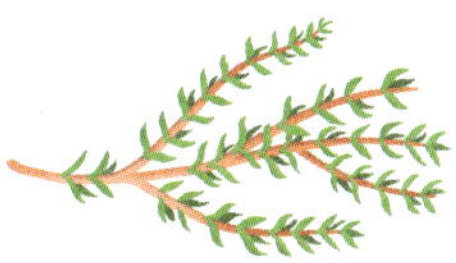

Thymian

Vorteile: sehr reich an Antioxidantien und enthält Apigenin, ein Molekül mit einer positiven Wirkung auf das Gehirn; besitzt entzündungshemmende, antivirale sowie auch antimikrobielle Eigenschaften

Verzehr: frisch oder getrocknet, kann viele Gerichte verfeinern; passt sehr gut zu einer Vielzahl von Gemüse-, Fleisch- und Fischgerichten; kann auch als Tee getrunken werden

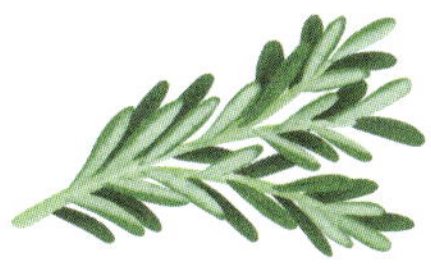

Rosmarin

Vorteile: fördert die Verdauung und kann dadurch bei Darmbeschwerden helfen, ist außerdem ein starkes Antioxidans

Verzehr: frisch oder getrocknet zum Würzen verschiedener Gerichte; kann auch als Tee getrunken werden, gemischt mit anderen Kräutern wie etwa Thymian

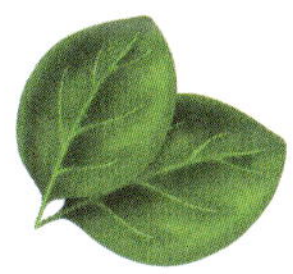

Basilikum

Vorteile: besitzt eine antioxidative und entzündungshemmende Wirkung, fördert die Darmtätigkeit und wirkt gegen Übelkeit und Erbrechen

Verzehr: im Sommer frisch, als Beilage zu Salaten, passt besonders gut zu Tomaten; getrocknet das ganze Jahr über zum Würzen von Gerichten oder als Tee

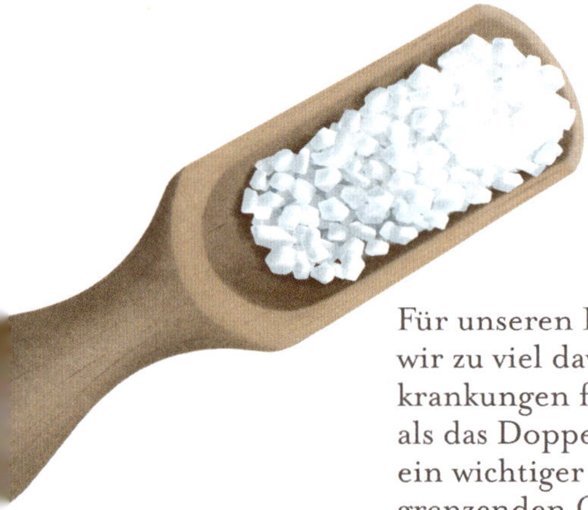

Salz

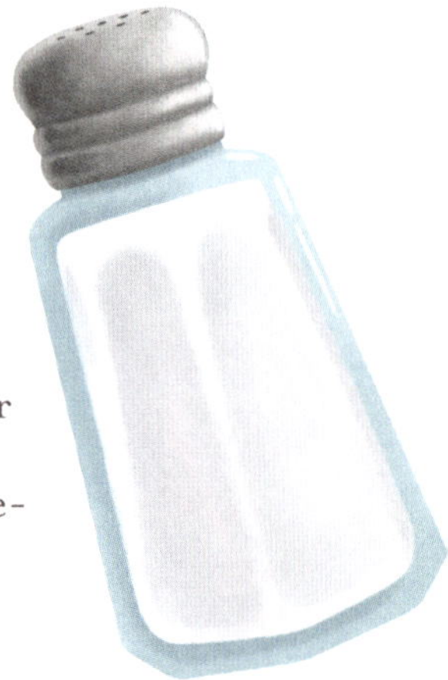

Für unseren Körper ist Salz lebensnotwendig, aber wenn wir zu viel davon zu uns nehmen, kann das bestimmte Erkrankungen fördern. Und heutzutage verbrauchen wir mehr als das Doppelte unseres tatsächlichen Bedarfs! Wie konnte ein wichtiger Nährstoff zu einem der am schwierigsten zu begrenzenden Gifte in unserer Ernährung werden?

Essenzieller Nährstoff *für unseren Körper*

Der wissenschaftliche Name für Salz lautet Natriumchlorid, es besteht nämlich zu 60 % aus Chlorid und zu 40 % aus Natrium. Letzteres ist auch ein Mineralstoff.

Natrium spielt eine wichtige Rolle für unseren Organismus. Es ermöglicht das reibungslose Funktionieren des Nervensystems, indem es die Kanäle der Neuronen für elektrische Signale öffnet. Außerdem kommt es in unseren Muskelzellen zum Tragen, indem es Kontraktionen, auch die des Herzens, auslöst.

Natrium reguliert zusätzlich den Wasserhaushalt des Körpers, indem es die Nieren unterstützt, die das Wasser aus dem Körper filtern und es im Körper verteilen helfen. Natrium sorgt dafür, dass Wasser im Körper zurückgehalten und nicht vollständig über den Urin ausgeschieden wird. Es hilft auch bei der Regulierung des Blutvolumens und damit des Blutdrucks. Schließlich spielt es eine wesentliche Rolle bei den Wasserbewegungen zwischen dem Inneren und Äußeren der Zellen.

Täglich maximal 5 g Salz reichen aus, um den Bedarf eines Erwachsenen zu decken. Der Konsum sollte dabei nicht unter 2 g pro Tag liegen.

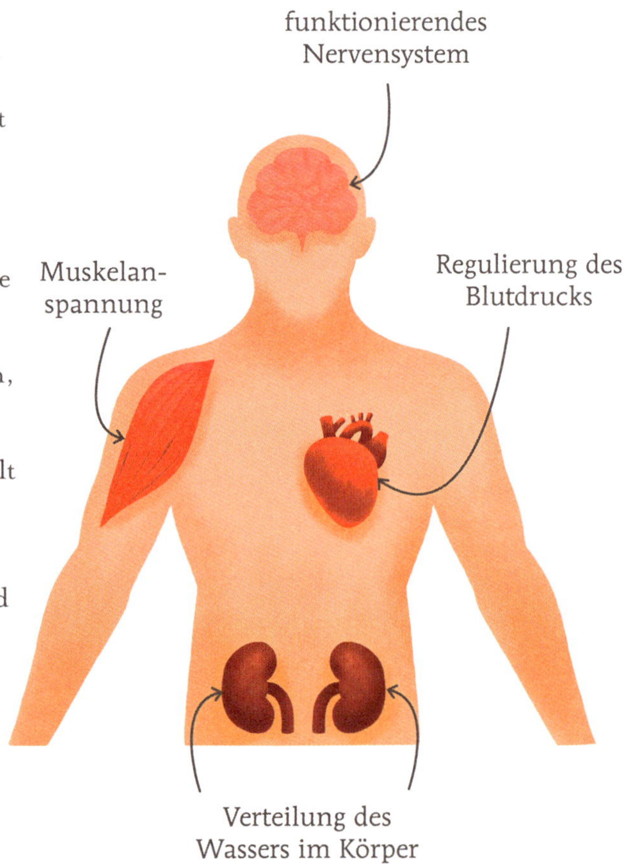

Die Tagesmenge wird schnell erreicht, auch ohne beim Kochen Salz einzusetzen. Viele Produkte sind heute von Haus aus salzreich.

Wer Sport treibt, hat erhöhten Bedarf: Beim Training schwitzen wir viel und verlieren so Wasser samt Natrium über die Haut. Natriummangel kann dann zu Erschöpfung, einer verminderten Leistungsfähigkeit bis hin zur Unfähigkeit, eigenständig zu trinken, und zur Bewusstlosigkeit führen. Dies kann insbesondere bei lange andauernden Belastungen (über 4 Stunden hinweg) und starkem Schwitzen passieren, wenn der Natriumverlust nicht durch ein geeignetes Getränk ausgeglichen wird oder wenn eine übermäßige Flüssigkeitszufuhr allein durch Wasser erfolgt.

Gesundheitsrisiko *bei großen Mengen*

Die durchschnittliche Tagesration an Salz liegt laut WHO bei 9–12 g, also viel zu viel. Übermäßiger Salzkonsum fördert Bluthochdruck. Bei Genuss von Salz entsteht auf zellulärer Ebene ein Sog, ähnlich wie wenn man eine Gurke mit Salz bestreut, um sie zu entwässern. So kann übermäßig konsumiertes Salz den Wasseraustausch im Körper verändern. Die Blutgefäße werden mit zu viel Wasser gefüllt und der Blutdruck steigt: Dies ist der Beginn von Bluthochdruck. Der wiederum kann auf Dauer bestimmte Herzerkrankungen begünstigen oder zu Schlaganfällen führen.

Zu hoher Salzkonsum erhöht auch das Krebsrisiko und die Entwicklung von Magengeschwüren. Salz trägt nämlich dazu bei, die Magenwand anzugreifen und zu beschädigen, was die Infektion mit einem Bakterium namens Helicobacter pylori begünstigen kann. Dies führt zu einem erhöhten Risiko für Magengeschwüre und Magenkrebs. Außerdem ist Nitritpökelsalz, das als Konservierungsmittel in vielen Wurstwaren verwendet wird, ein Bestandteil, der nachweislich das Risiko für Darmkrebs fördert (Seite 56).

Schließlich kann ein Überschuss an Natriumchlorid (Tafelsalz) das Säure-Basen-Gleichgewicht stören, wenn die Ernährung ansonsten auch wenig Obst und basisches Gemüse enthält (Seite 46). Um einen Ausgleich wieder herbeizuführen, greift unser Körper nämlich auf seine eigenen basischen Reserven zurück, einschließlich des Knochengewebes, wenn das Säure-Basen-Ungleichgewicht länger anhält. Die Folge ist ein Austritt bestimmter Mineralien über den Urin und bei chronischer Überversorgung sogar eine Demineralisierung der Knochen.

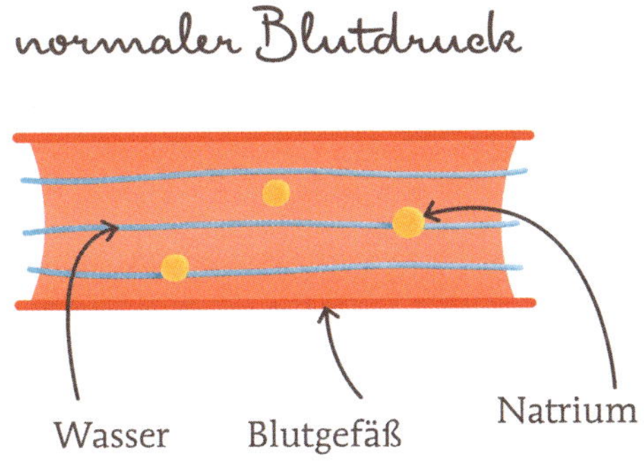

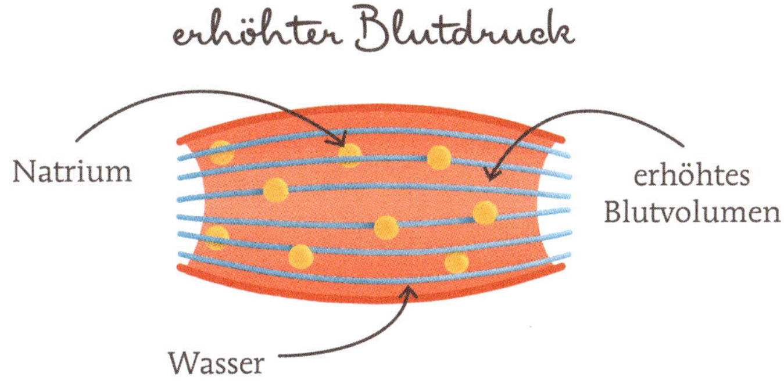

Wie verzehren wir weniger Salz?

Ein paar einfache Tricks, wie du automatisch weniger Salz zu dir nimmst:

– **weniger sehr salzhaltige Lebensmittel kaufen:** Fertiggerichte, Chips, Wurstwaren, Pizza, Saucen, Käse …

– **Alternativen suchen:** Knoblauch, Zwiebel, Thymian, Schnittlauch, Basilikum, Zitrone, Pfeffer, Curry-, Paprikapulver und andere Gewürze sind weitere Möglichkeiten, eine Speise zu würzen. So bringst du auch geschmacklich mehr Abwechslung hinein.

– **Gewohnheiten ändern:** vor dem Salzen probieren, das Kochwasser nicht salzen, keine Salzstreuer am Tisch. Das sind kleine, einfache und wirksame Angewohnheiten für einen reduzierten Salzkonsum.

– **»Salzliebe« gar nicht erst angewöhnen:** Die Vorliebe für Salz ist nicht angeboren, sondern muss erlernt werden. Vor allem in den Mahlzeiten der Kinder sollte also möglichst wenig Salz auftauchen. So entwickeln sie gesundheitlich bessere Gewohnheiten, die sie auch im Erwachsenenalter beibehalten.

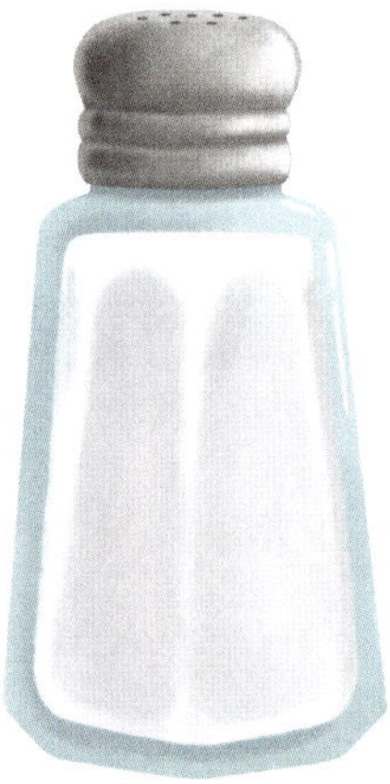

1 g Salz

=

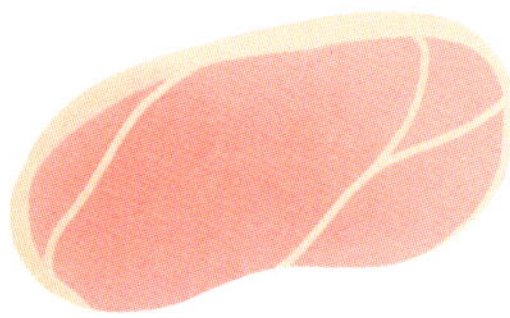

1–2 Scheiben Schinken (50 g)

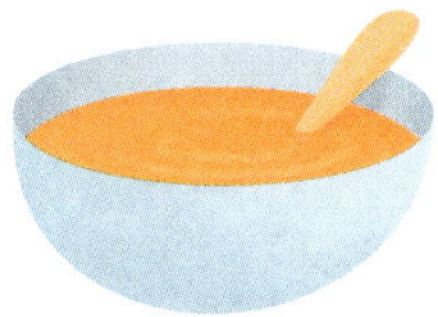

1 kleine Schüssel mit Fertigsuppe (150 ml)

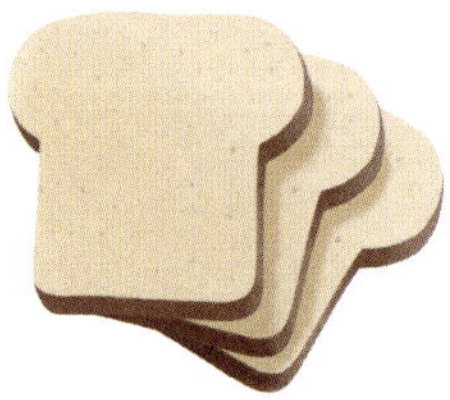

3 kleine Scheiben Weißbrot (75 g)

1 Stück Camembert (50 g)

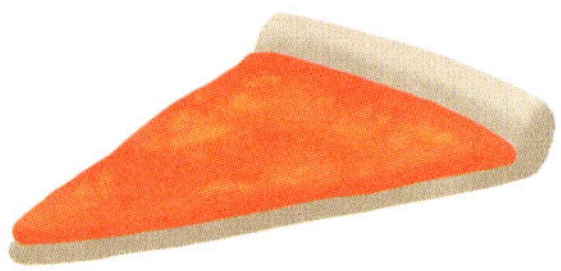

1 Stück Tiefkühlpizza (90–130 g)

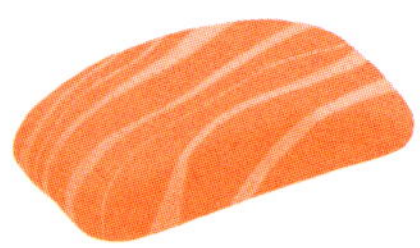

1 Scheibe Räucherlachs (30 g)

Die richtige Wahl des Tafelsalzes

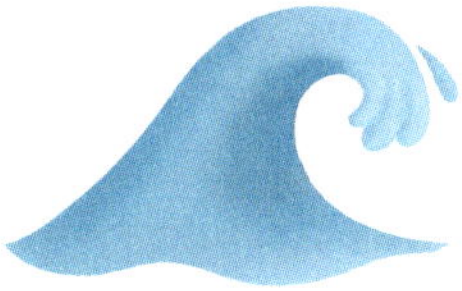

Meersalz ist besser
Salz stammt aus dem Meer oder aber aus Ablagerungen in der Erde. Meersalz wird auf natürliche und umweltfreundliche Weise durch die Verdunstung von Meerwasser in Salzbecken gewonnen. Steinsalz, zu dem auch Himalaja-Salz gehört, wird dagegen aus unterirdischen Salzschichten abgetragen.

Dazu müssen Minen gebohrt werden, wobei viel Energie benötigt und teilweise auch der Boden beschädigt wird.

Lieber nicht raffiniertes Salz
Sowohl Meer- als auch Steinsalz können zur Gewinnung von Speisesalz raffiniert werden. Dabei wird das Salz chemisch behandelt, um es zu bleichen, streufähig zu machen und auch seine Haltbarkeit zu optimieren. Weitere Mineralien und Spurenelemente, aus denen das Salz besteht, werden dabei entfernt, sodass nur Natrium verbleibt. Außerdem werden dem raffinierten Salz Trennmittel zugesetzt: E 535 (Natriumferrocyanid), E 536 (Kaliumferrocyanid) oder E 538 (Calciumferrocyanid). Diese Zusatzstoffe bergen ein Allergierisiko und können mit Schwermetallen verunreinigt sein.

Unraffiniertes Salz wird dagegen weder verarbeitet noch chemisch behandelt. Es ist meist gräulich und enthält noch seine natürlichen Mineralien und Spurenelemente. Seine einzige Zutat ist Salz.

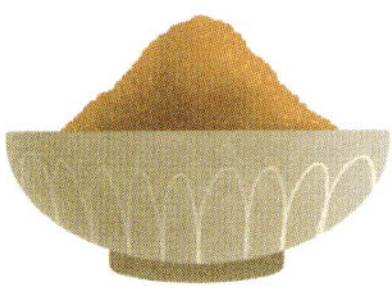

Welche natriumärmere Alternative gibt es?
»Natriumarmes« Salz, mit Kalium oder Kräutern angereichert, ist eine gute Alternative zum übermäßigen Konsum von Natrium. In diesen Produkten solltet ihr jedoch auf die Zugabe von Zusatzstoffen achten!

Bevorzugt organisches Kalium (Kaliumcitrat) gegenüber Kaliumchlorid, da Letzteres zur Übersäuerung des Körpers beiträgt. Gomasio, eine Mischung aus gemahlenen Sesamsamen und Meersalz, ist eine weitere gute Option zum Salzen.

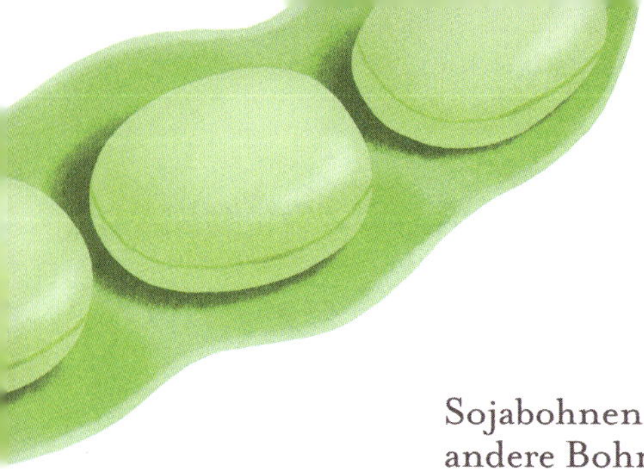

Soja

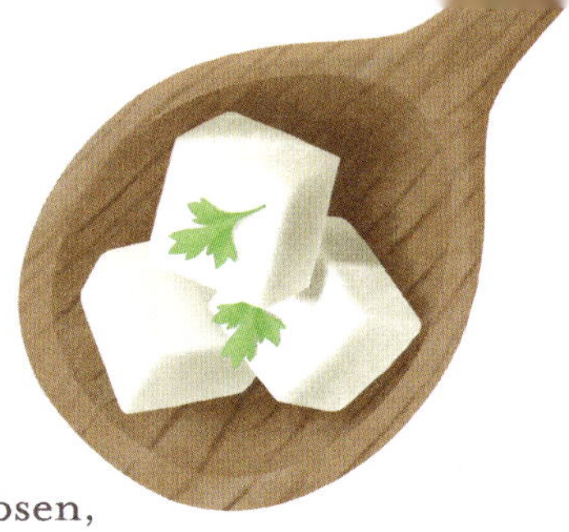

Sojabohnen sind Hülsenfrüchte, genau wie Kichererbsen, andere Bohnen und Linsen auch. Dabei gibt es auf dem Markt ganz unterschiedliche Lebensmittel aus Soja: die eingelegten, unreifen Bohnen (Edamame), Sojasprossen, Sojaöl, in gepresster Form als Tofu, als Getränk oder auch als Mehl.

Eine Quelle für *pflanzliche Proteine*

Soja ist reich an hochwertigen Pflanzenproteinen, sodass es ein Lieblingsprodukt in der vegetarischen und veganen Küche ist. Unter den Proteinen befinden sich auch essenzielle Aminosäuren in ausreichender Menge, die gut bekömmlich ist.

Der Proteingehalt variiert je nach der Verarbeitung der Sojabohnen. Pro 100 g Produktmasse enthalten sind: 45 g in Sojamehl, 19 g in Tempeh, je 12 g in Tofu, in Miso sowie in gegarten Sojabohnen, 5 g in Sojadesserts und 4 g in Sojadrinks.

Soja und die Hormone

Soja enthält Substanzen aus der Familie der Phytoöstrogene, die sich an einige Rezeptoren der weiblichen Hormone (Östrogene) binden können. Daher gibt es reichlich Diskussionen über die Wirkung von Soja.

Die Darmflora (Seite 121) ist essenziell für Phytoöstrogene. Ist sie gesund, werden Phytoöstrogene zu Equol, einem Molekül, das die positiven Wirkungen verstärken soll.

Phytoöstrogene sollen eine vorbeugende Wirkung gegen hormonbedingte Krebsarten, insbesondere gegen Brustkrebs, haben. Bei Frauen, die bereits an Brustkrebs erkrankt sind, bringen einige Studien hingegen hervor, dass sie zur Vermehrung der Krebszellen beitragen könnten.

Phytoöstrogene sollen auch dazu beitragen, die Risiken von Herz-Kreislauf-Erkrankungen zu senken, sich positiv auf Osteoporose auswirken und zur richtigen Expression unserer Gene beitragen.

Die Debatten zu diesem Thema sind noch nicht beendet. Die Studien sind bis heute kontrovers, und weitere Untersuchungen sind erforderlich.

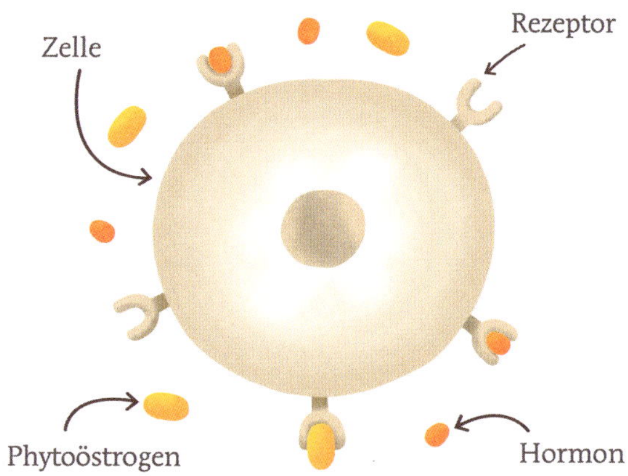

Welche Umweltauswirkungen hat Sojakonsum?

Ein großer Teil der massiven Abholzung im Amazonas-Regenwald Brasiliens ist auf den Sojaanbau zurückzuführen. Außerdem wird massiv auf den Einsatz von Pestiziden gesetzt. Diese verseuchen Böden und Flüsse und führen zu gesundheitlichen Problemen für die Bevölkerung vor Ort.

Schließlich wird der Großteil der weltweiten Sojaproduktion – und insbesondere der brasilianischen – aus gentechnisch veränderten Pflanzen hergestellt, deren langfristige Auswirkungen auf das Ökosystem noch nicht hinreichend bekannt sind.

Jedoch wird der Großteil der weltweiten Sojabohnenernte als Viehfutter verwendet. Es ist also nicht der menschliche Verbrauch, der diese Probleme auslöst, sondern die intensive Produktion von (Rind-)Fleisch. Wer seinen ökologischen Fußabdruck verringern will, sollte im Umkehrschluss also lieber den Fleischkonsum reduzieren als den von Sojaprodukten.

Welche Lösung gibt es?

Mehrere aktuelle Studien zeigen die gesundheitlichen Vorteile des Verzehrs von Soja (vor allem von fermentierten Sojaprodukten) auf, das gilt für einen Konsum von moderaten Mengen. Bis die Studienlage umfassender ist, sollte man jedoch Vorsicht walten lassen.

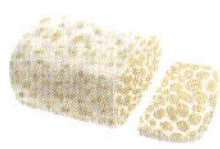

Soja lieber in Form von fermentierten Produkten (Miso, Tempeh) verzehren, denn durch die Fermentation wird die Wirkung von Soja optimiert, da weniger Verbindungen vorhanden sind, die eine Nährstoffaufnahme verringern.

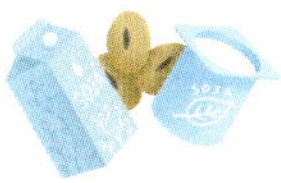

Man empfiehlt einen wöchentlichen Verzehr von Sojaprodukten 3–7 × (das gilt besonders für kleine Kinder, Jungen und Schwangere sowie Stillende).

Achtet auf gen echnik freie Sojabohnen, was im Allgemeinen auf der Verpackung vermerkt sein muss. Bio-Produkte dürfen leider bis zu 0,9 % genmanipulierte Produkte enthalten.

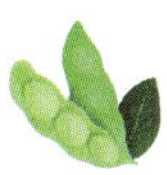

Verzehrt Soja nur in seiner natürlichen Pflanzenform und nicht als Nahrungsergänzungsmittel samt Phytoöstrogenen.

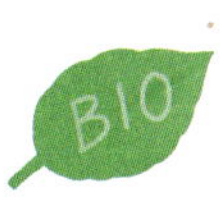

Kauft Bio-Soja aus möglichst lokalem Anbau (in Deutschland: Baden-Württemberg und Bayern), wegen Anbaubedingungen in den klassischen Ländern der Sojaproduktion.

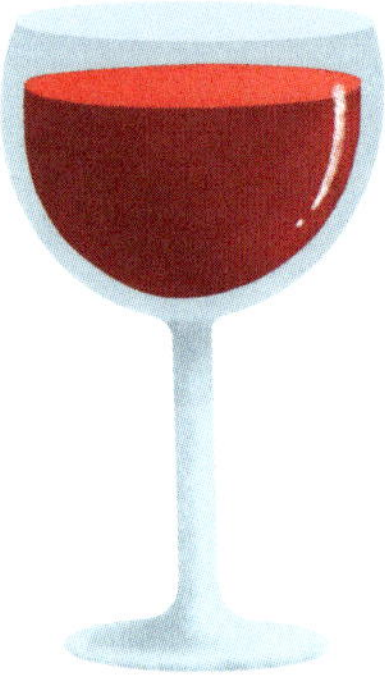

ALKOHOL

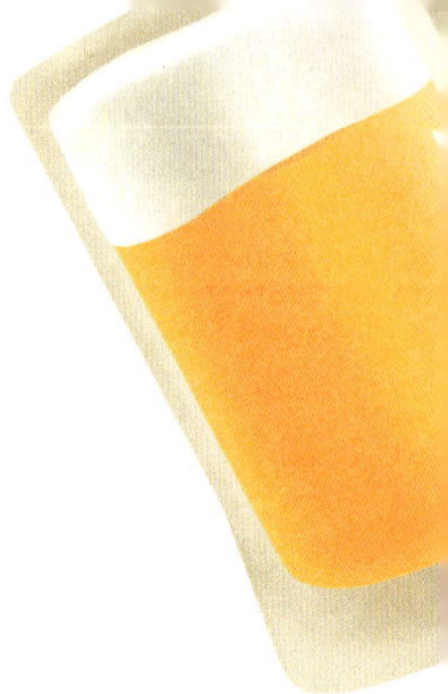

Ein Gläschen Rotwein sei durchaus förderlich für die allgemeine Gesundheit, hört man immer wieder. Gleichzeitig werden wir regelmäßig mit Informationen über die gesundheitlich und psychisch dramatischen Folgen von Alkoholkonsum konfrontiert. Aber wie steht es denn nun wirklich um die Auswirkungen von Alkohol?

Wie Alkohol auf den Körper wirkt

Alkohol gelangt vom Magen teilweise sofort ins Blut und wird über die Blutgefäße in Leber, Gehirn und Bauchspeicheldrüse geleitet. Dort beginnt der Abbau: Alkohol wird in Acetaldehyd umgewandelt. Dieses Molekül ist giftig für die Leber. Nach weiterer Umwandlung wird es in Form von Kohlendioxid und Wasser ausgeschieden.

Die Leber braucht etwa 1 Stunde, um eine Einheit Alkohol (10 g) abzubauen. Bei einer sehr großen Alkoholmenge oder je nach Person benötigt unsere Leber jedoch auch länger, um den gesamten Alkohol abzubauen.

Acetaldehyd, das in größeren Mengen produziert wird, erhöht die Produktion freier Radikale in der Leber und führt zu oxidativem Stress. Dies erklärt zum Teil die Toxizität von Alkohol, die sich bei chronischem Alkoholismus zu einer Zirrhose entwickeln kann.

Starker Alkoholkonsum wird außerdem mit einem erhöhten Risiko für Speiseröhren-, Leber-, Brust-, Kehlkopf- oder Kolorektalkrebs in Verbindung gebracht. Und er erhöht auch das Risiko für Herz-Kreislauf-Erkrankungen und langfristige kognitive Beeinträchtigungen (Gedächtnisverlust, Aufmerksamkeitsschwierigkeiten …).

Das Risiko, das mit dem Alkoholkonsum verbunden ist, ist jedoch von Person zu Person unterschiedlich, da es auch von verschiedenen Faktoren abhängt, u. a.:

- genetische Veranlagung
- generelle Lebensweise, vor allem auch die Art der Ernährung

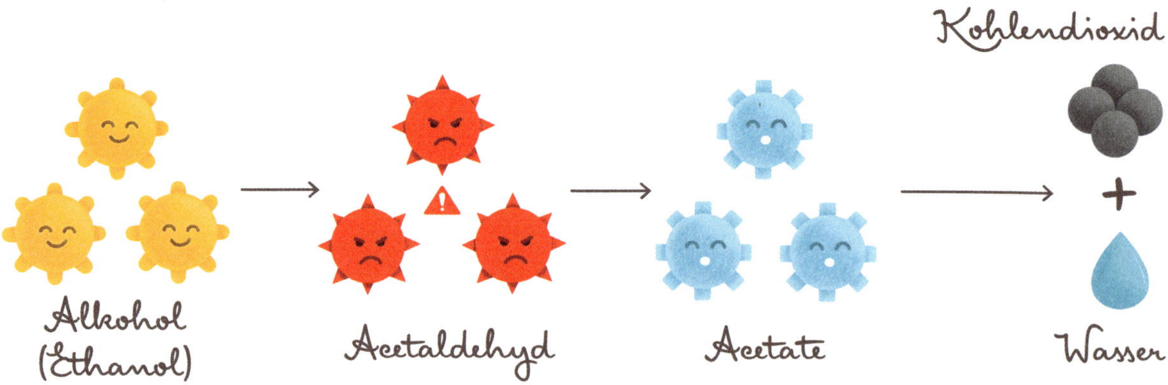

Wie viel Alkoholgehalt *in einem Glas?*

Wenn man von 1 Glas Alkohol spricht, sind das 10–14 g reiner Alkohol. Das entspricht 125 ml Wein, 100 ml Champagner, 300 ml Bier, 40 ml Spirituose (Whisky, Rum …), die abgebaut werden müssen.

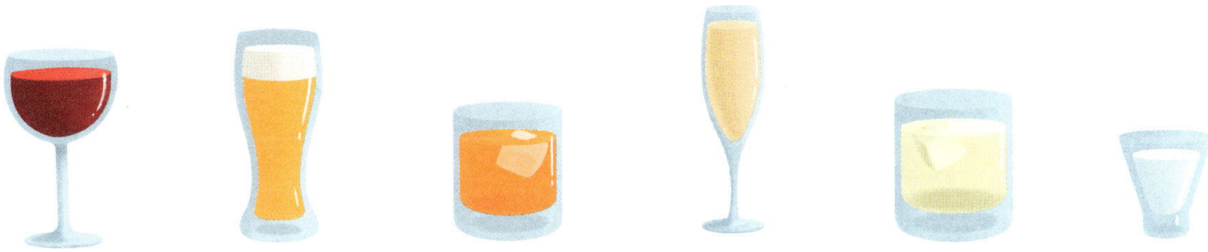

1 Glas	1 kleines	1 Glas	1 Glas	1 Glas	1 Schnapsglas
Wein	*Weizenbier*	*Whisky*	*Champagner*	*Gin*	*Wodka*
125 ml	300 ml	40 ml	100 ml	40 ml	40 ml

Ist Rotwein dann eine *bessere Wahl?*

Rotwein enthält Resveratrol, ein starkes Antioxidans (Polyphenol), das in Haut und Kernen von Weintrauben vorkommt und in Tanninen wiederzufinden ist. Antioxidantien schützen unsere Zellen vor den Auswirkungen freier Radikale (Seite 40). Junge, tanninhaltige Rotweine und die Rebsorte Pinot Noir sind gesundheitlich am nützlichsten, da sie den höchsten Anteil an Resveratrol enthalten.

Die Vorteile, die ein mäßiger Rotweinkonsum potenziell mit sich bringen könnte, hängen jedoch von der genetischen Veranlagung und der allgemeinen Lebensweise der Person ab. Angesichts der schädlichen Auswirkungen, die der Alkoholkonsum darüber hinaus haben kann, wird weitgehend empfohlen, die Zufuhr von Antioxidantien stattdessen über die Ernährung zu decken, da sie in vielen Lebensmitteln enthalten sind.

Alkohol am besten nur zum Essen trinken!

Es ist ratsam, Alkohol während der Mahlzeiten zu konsumieren und nicht zwischendurch. So wird er mit der Nahrung, die wir zu uns nehmen, verdünnt. Dadurch verteilt er sich langsamer und wird bekömmlicher.

Vorsicht vor den Sulfiten

Wein enthält zwar von Natur aus Sulfite, die während des Herstellungsprozesses entstehen. Andere Sulfite werden jedoch in der Regel als Konservierungsmittel zugesetzt. Diese Schwefelverbindungen können Intoleranzen oder sogar allergische Reaktionen hervorrufen (Hautausschläge, Dermatitis, Nesselsucht, Asthma, Bindehautentzündung, Migräne …). Davon soll ein erheblicher Teil der Bevölkerung betroffen sein.

Der Sulfitgehalt variiert je nach Art und Qualität des Weins stark, wobei Süßweine die höchsten Werte aufweisen. Leider gibt es keine geregelte Angabe des Sulfitgehalts, sodass es nicht möglich ist, die genaue Menge in Weinen zu erfahren. Ein 200-ml-Glas herkömmlichen Rotweins kann bis zu 32 mg Sulfite enthalten, was 70 % der zulässigen Tagesdosis für eine 65 kg schwere Person entspricht. Man kann also schnell großen Mengen an Sulfiten ausgesetzt sein, die deutlich über der empfohlenen Tagesdosis liegen.

Auch in Bio-Weinen dürfen Sulfite vorkommen, aber die Vorschriften sind hier etwas strenger. Die Regelungen für biodynamischen Wein gehen sogar noch weiter, indem sie die erlaubte Menge an Sulfiten stark beschränken. Schließlich bieten immer mehr Winzer:innen sogenannte natürliche Weine an, bei denen keine oder nur sehr wenige Sulfite hinzugefügt werden. Leider beeinträchtigt dies manchmal den Geschmack des Weins und darüber hinaus auch seine Lagerfähigkeit. Diese speziellen Weine werden in der Regel als »Naturwein« oder »ohne Schwefelzusatz« etikettiert.

Erlaubte* Menge an Sulfiten im Wein (mg/l)

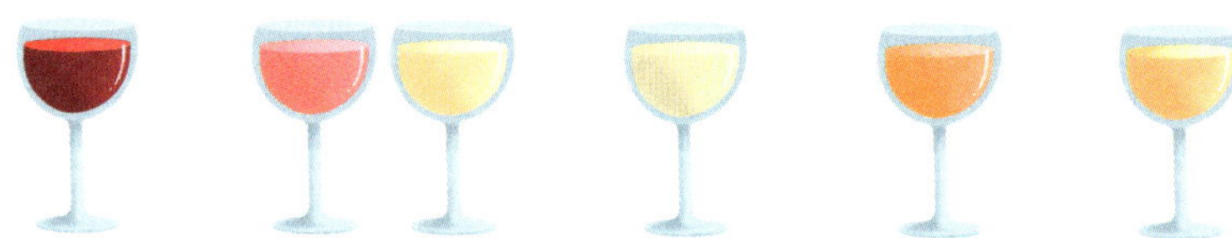

	Rotwein	Weiß-/Roséwein	Schaumwein	Süßwein	Likörwein
konventioneller Ausbau	150–200	200–250	185–235	300–400	150–200
biologisch	100–170	150–220	155–205	270–370	120–170
biodynamisch-ökologisch nach Demeter	100–140	140–180	140–180	250–360	–
AVN **	30	40	60	150	80

** Laut EU-Recht und Demeter-Vorgaben*
*** Association des vins naturels*

Was bedeutet biodynamisch?

Die biodynamische Landwirtschaft ist eine besonders strenge biologische Landwirtschaft. Sie geht davon aus, dass nur ein gesunder Boden qualitativ hochwertige Lebensmittel hervorbringen kann. Sie achtet daher besonders auf seine Qualität und den Respekt vor dem Leben. So wird beispielsweise der Einsatz chemischer Mittel streng begrenzt, gentechnisch veränderte Organismen (GVO) sind verboten, und es gibt eine Fruchtfolge, um die Abnutzung des Bodens zu begrenzen.

Das wichtigste biodynamische Siegel ist das Demeter-Siegel, dessen Vorgaben über die des europäischen Bio-Siegels hinausgehen. Das Biodyvin-Siegel ist weniger verbreitet und hat bezüglich der Menge an Sulfiten geringere Ansprüche als Demeter.

Naturwein geht noch weiter als der biodynamische Wein, da er die beiden Methoden des biologischen und des biodynamischen Anbaus miteinander verbindet.

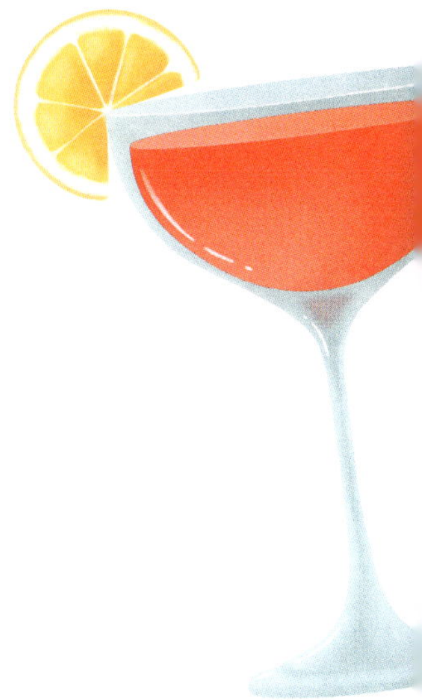

Im Alltag

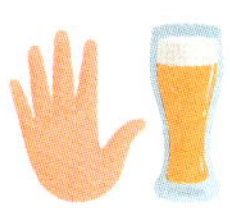

Vermeidet den Konsum von Alkohol so weit wie möglich, da er im Übermaß zu schwerwiegenden gesundheitlichen Problemen führen kann.

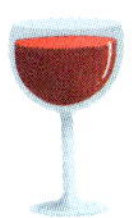

Wöchentlich 5 Gläser und maximal 1 Glas pro Tag: am besten Rotwein

Bio-Wein aus biodynamischem Anbau bevorzugen: Er ist weniger mit Pestiziden kontaminiert und enthält weniger Sulfite.

Junger und tanninhaltiger Rotwein oder auch Wein der Rebsorte Pinot Noir enthalten die meisten Antioxidantien.

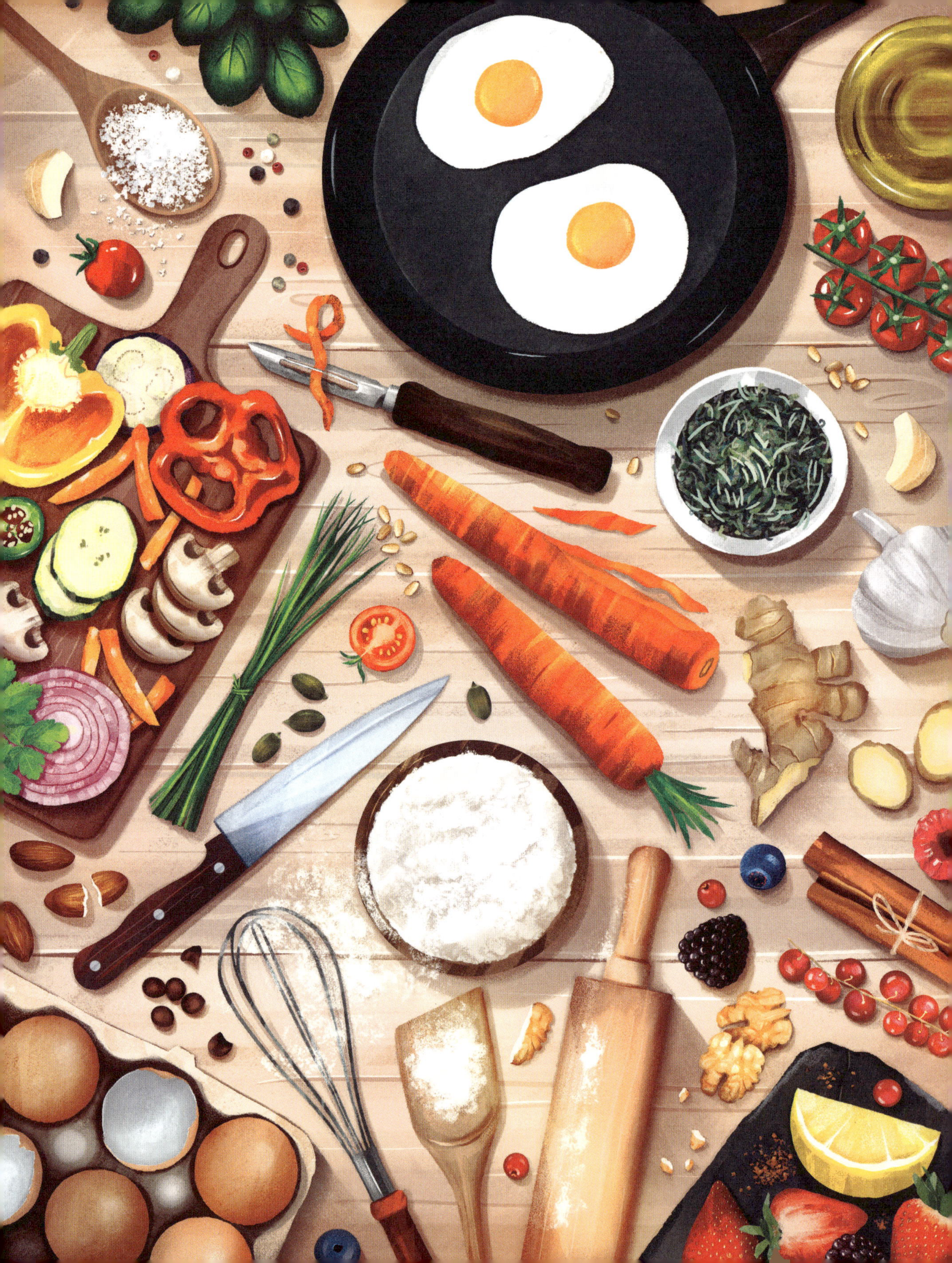

Bunte Rezepte der Saison

Wer sich besser ernähren will, sollte auf hochwertige Lebensmittel in einem bunten Mix achten, aber auch selbst kochen! Sich aus Grundzutaten Gutes zuzubereiten, statt Fertigprodukte zu verwenden, bildet eines der wichtigsten Elemente einer gesunden Ernährung.

Verbringen wir wieder mehr Zeit in der Küche, verleiht das unserem Essen Bedeutung und wir genießen es in vollen Zügen. Doch zusätzlich zum stressigen Alltag auch noch Zeit zum Kochen zu finden, ist nicht immer einfach. Deshalb kommen hier einige leckere Rezepte, die einfach und schnell zuzubereiten sind. Guten Appetit!

VOLLKORNTOAST MIT AVOCADO UND RÜHREI

SAISON	ZUBEREITEN	GAREN	FÜR
ganzjährig	5 Minuten	5 Minuten	4 Personen

ZUTATEN

- 4 Scheiben Vollkornbrot
- 2 reife Avocados
- 1 EL Zitronensaft
- 4 Eier
- 100 g Ziegenfrischkäse
- 1 EL Olivenöl
- einige Kürbiskerne
- Schnittlauchröllchen
- Fleur de Sel, Pfeffer

ZUBEREITUNG

1 — Das Brot im Toaster rösten.

2 — Die Avocados halbieren, von Kern und Schale befreien und das Fruchtfleisch in dünne Scheiben schneiden.

3 — Diese mit Zitronensaft beträufeln.

4 — In einer kleinen Schüssel die Eier verquirlen. Den Frischkäse grob untermischen. Salzen und pfeffern.

5 — In einer Pfanne das Öl bei mittlerer Temperatur erhitzen. Die Eiermasse unter Rühren stocken lassen.

6 — Das Rührei auf das Brot geben, mit Avocados belegen und mit Kürbiskernen sowie Schnittlauch bestreuen.

Unser Tipp

Auch andere Toppings eignen sich gut; so sind Hanf- oder Schwarzkümmelsamen aus ernährungswissenschaftlicher Sicht beispielsweise ebenfalls eine sehr gute Wahl.

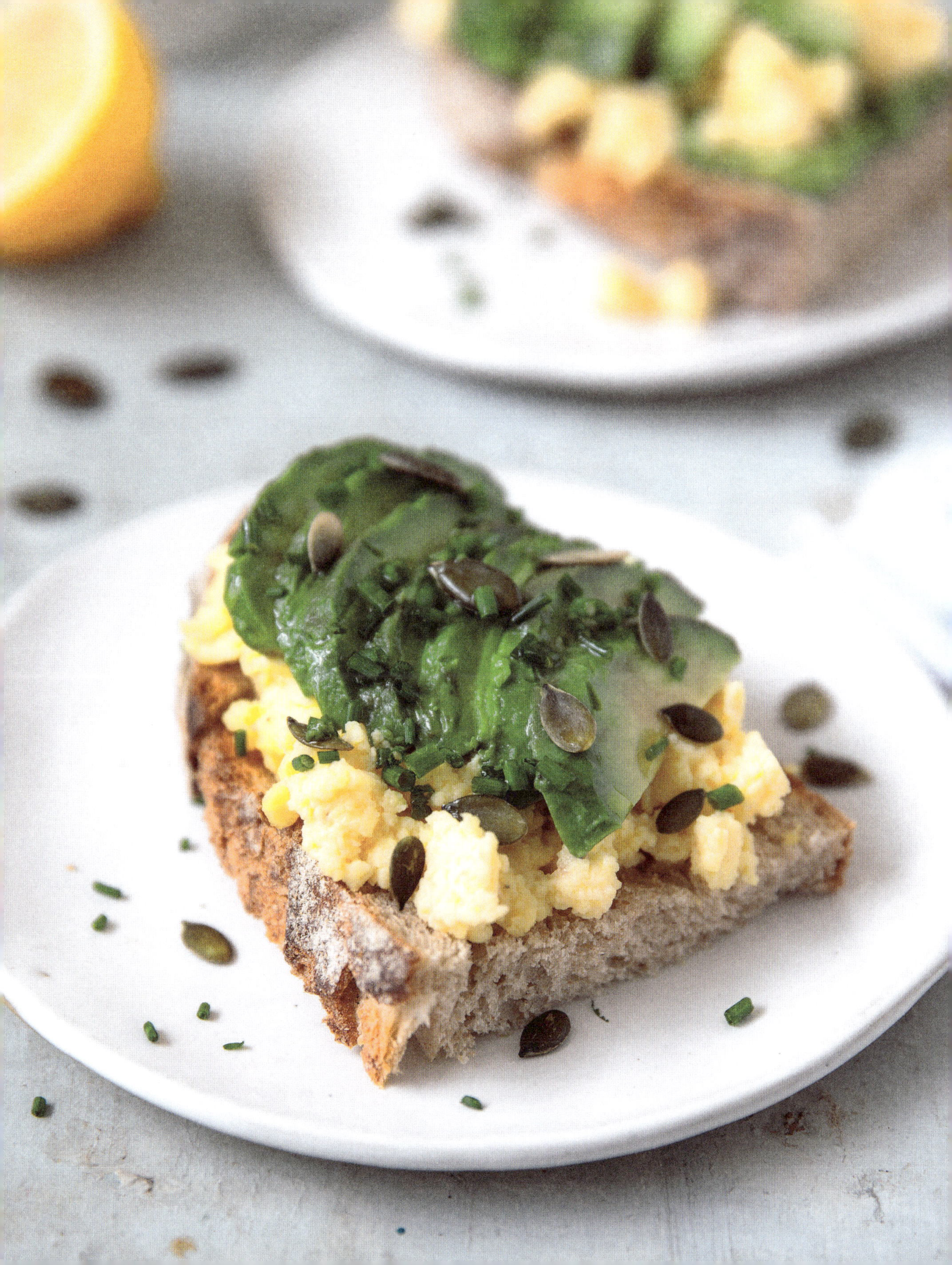

BANANEN-BROT

SAISON	ZUBEREITEN	GAREN	FÜR
ganzjährig	10 Minuten	50 Minuten	4 Personen

ZUTATEN

- 3 vollreife Bananen
- 200 g Dinkelmehl
- 2 geh. TL Backpulver
- 100 g Erdnussmus
- 50 ml Pflanzendrink
- 3 Eier
- optional: 50 g Schokotröpfchen (ersatzweise gehackte Zartbitterschokolade)
- etwas Öl für die Form

ZUBEREITUNG

1 — Den Backofen auf 180 °C vorheizen.

2 — Die Bananen schälen. 1 Banane der Länge nach halbieren, davon eine Hälfte für die Garnitur beiseitelegen. Den Rest mithilfe einer Gabel zerdrücken.

3 — In einer großen Schüssel das Mehl mit dem Backpulver vermischen, dann Erdnussmus und veganen Drink unterrühren.

4 — Wenn alles gut verrührt ist, die Eier und dann die zerdrückten Bananen untermischen. Alles kurz zu einem glatten Teig rühren. Die Schokotropfen (nach Belieben) untermischen.

5 — Eine Kastenform einfetten. Den Teig hineingeben, mit der Bananenhälfte belegen und den Kuchen im Backofen 50 Minuten backen.

Unser Tipp

Je reifer und fleckiger die Bananen sind, desto süßer wird das Bananenbrot. Das Dinkelmehl könnt ihr hier durch eine Mischung aus Reis- und Kokosmehl (im Verhältnis 1:1) ersetzen.

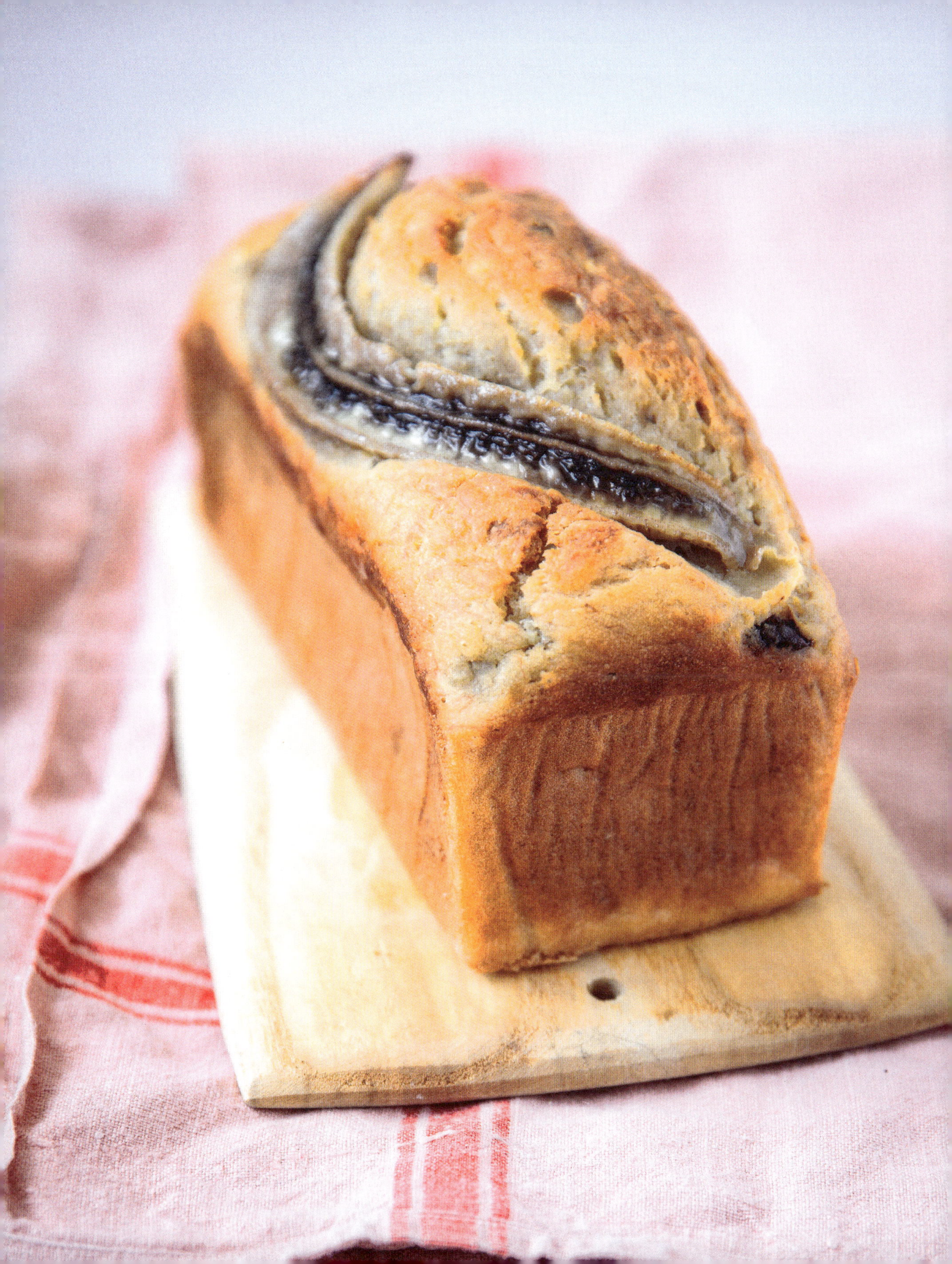

MÜSLI MIT ÄPFELN UND ROSINEN

SAISON	ZUBEREITEN	RUHEN	FÜR
ganzjährig	15 Minuten	1 Stunde (mind.)	4 Personen

ZUTATEN

- 200 g Haferflocken
- 500 ml Pflanzendrink
- 1 säuerlicher Apfel (etwa Granny Smith)
- 2 EL Zitronensaft
- 125 g Naturjoghurt
- 50 g Rosinen
- optional: 2 TL Honig (ersatzweise Ahornsirup)
- optional: einige Ölfrüchte (Mandel-, Hasel-, Walnusskerne …)

ZUBEREITUNG

1 — Haferflocken mindestens 1 Stunde vor dem Servieren (am besten am Vorabend) in einer Schüssel im veganen Drink einweichen.

2 — Den Apfel mit Schale grob reiben oder in ganz feine Stifte schneiden und auf einem Teller ausbreiten. Mit dem Zitronensaft beträufeln.

3 — Den Joghurt grob unter die eingeweichten Haferflocken rühren, dann den Apfel und die Rosinen. Nach Belieben noch Honig oder Ahornsirup untermischen.

4 — Abschließend das Müsli (nach Belieben) mit Ölfrüchten bestreuen.

Unser Tipp

Dieses Rezept lässt sich auf vielerlei Weise variieren. Die süße Note ist dementsprechend kein Muss. Statt Zitronensaft könnt ihr auch Limettensaft verwenden, dann wird das Ganze aromatischer.

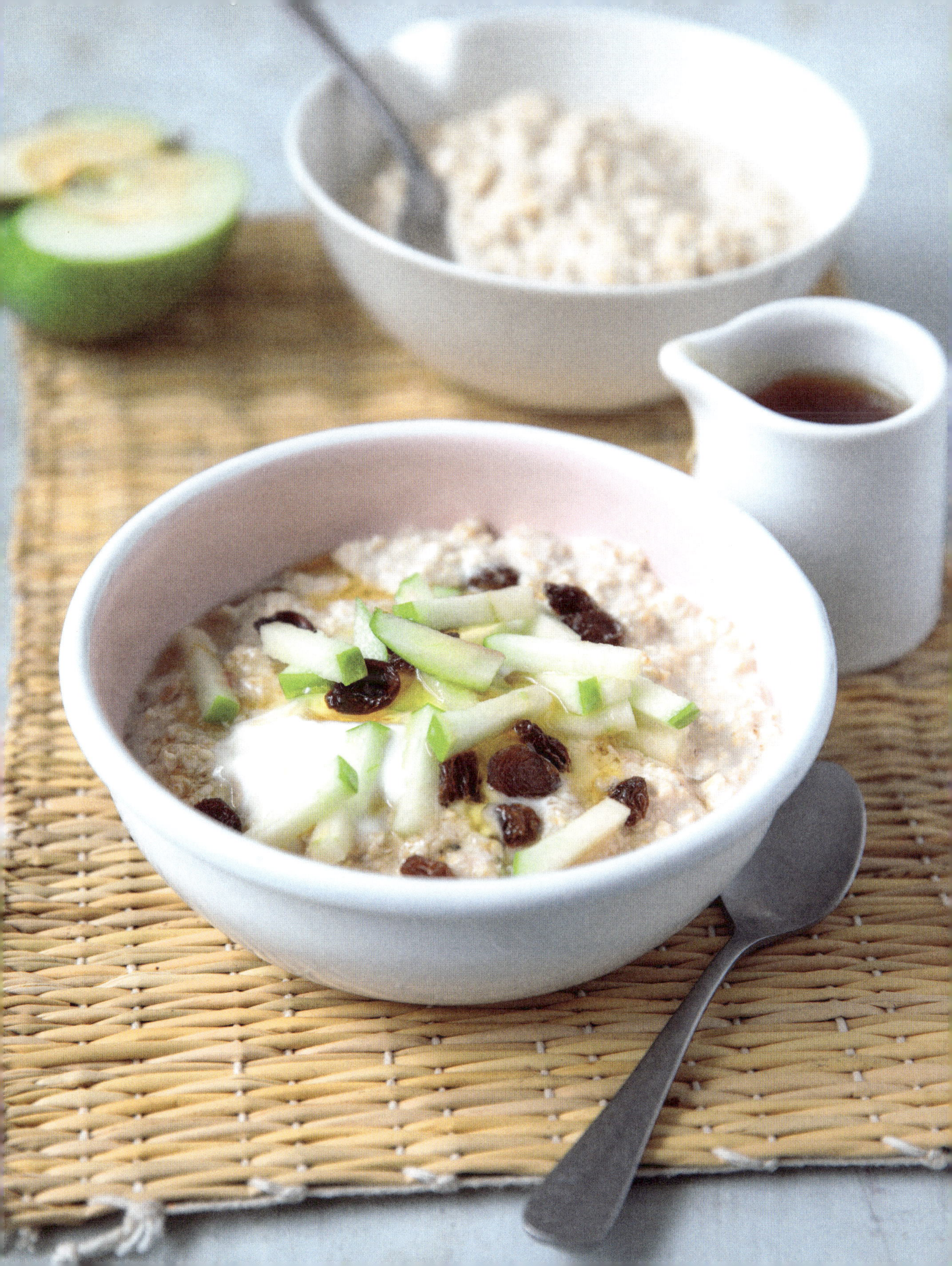

Chiapudding mit roten Früchten

SAISON	ZUBEREITEN	RUHEN	FÜR
Sommer	10 Minuten	über Nacht	4 Personen

ZUTATEN

- 8 EL Chiasamen
- 800 ml Mandeldrink
- 250 g rote Früchte (Beeren)
- optional: einige Kokosflocken und Minzeblätter für die Garnitur

ZUBEREITUNG

1 — Am Vortag die Chiasamen in einer Schüssel mit dem veganen Drink vermischen.

2 — Das Ganze auf vier Dessertgläser verteilen, gut durchrühren und zugedeckt über Nacht in den Kühlschrank stellen. Die Masse verfestigt sich.

3 — Am Folgetag die roten Früchte (einige schöne Exemplare für die Garnitur jedoch beiseitelegen) zu einer glatten Masse mixen.

4 — Diese über den Chiapudding gießen und mit ganzen roten Früchten garnieren. Nach Belieben mit Kokosflocken und Minzeblättern bestreuen.

Unser Tipp

Mit Früchten je nach Jahreszeit variieren! Den veganen Mandeldrink könnt ihr durch andere Pflanzendrinks ersetzen oder durch Kokosmilch, dann wird der Pudding cremiger.

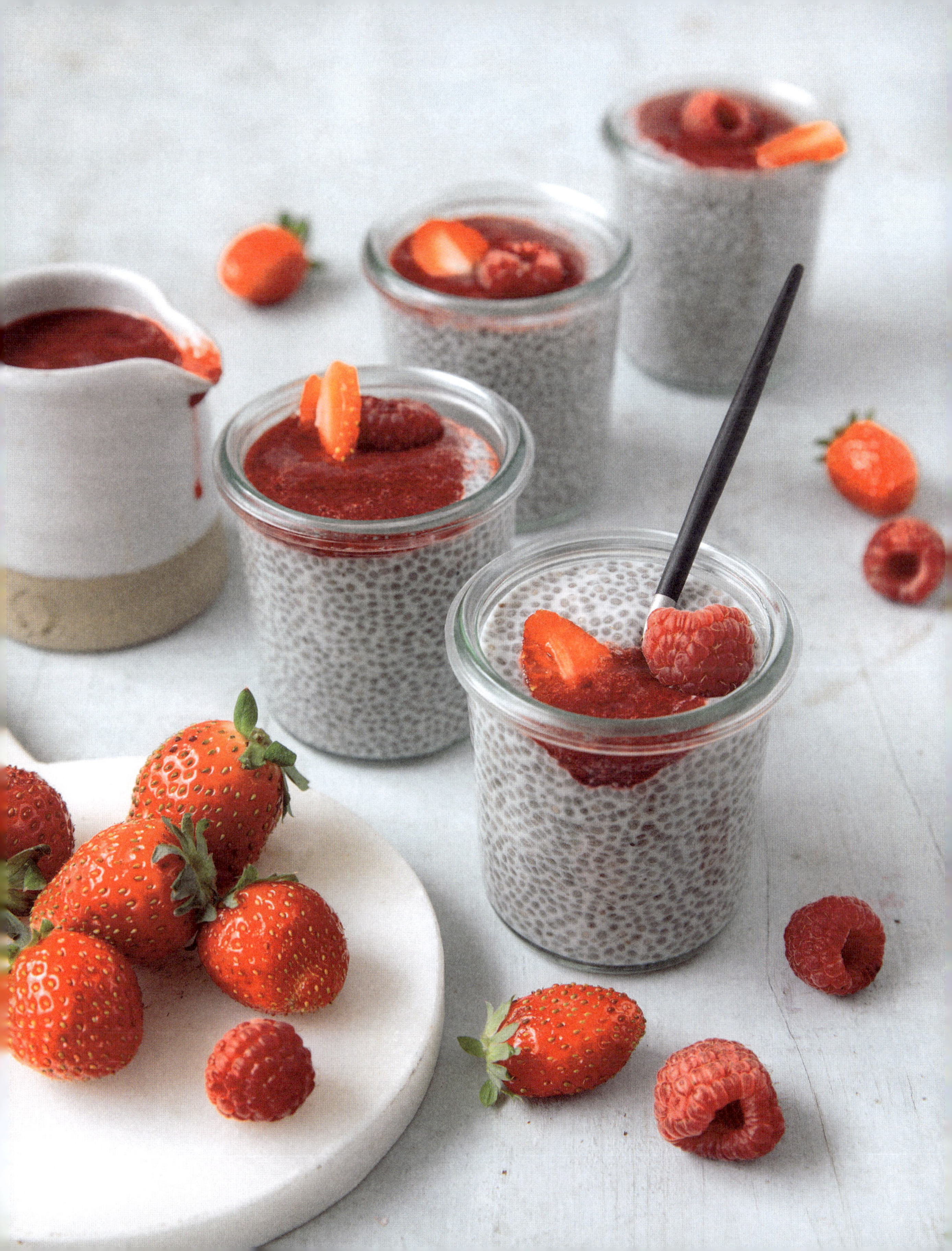

SELBST GEMACHTE GRANOLA

SAISON	ZUBEREITEN	GAREN	FÜR
ganzjährig	10 Minuten	15–20 Minuten	4 Personen

ZUTATEN

- 180 g glutenfreie Haferflocken (ersatzweise Dinkelflocken)
- 80 g Mandelkerne
- 40 g Walnuss-/ Haselnusskerne (oder gemischt)
- 40 g Kürbiskerne
- 40 g Sonnenblumenkerne
- 90 g Apfelkompott
- 1 EL Ahornsirup
- 2 Vanilleschoten

ZUBEREITUNG

1 — Den Backofen auf 200 °C vorheizen.

2 — In einer Schüssel die Haferflocken mit den Ölfrüchten, den Kernen, dem Apfelkompott und dem Ahornsirup vermischen. Die Vanilleschoten aufschlitzen, das Mark herauskratzen und unter den Haferflockenmix mischen. Dabei mit einem Holzlöffel arbeiten oder besser noch mit den Händen.

3 — Ein Backblech mit Backpapier auslegen, darauf die Masse glatt verstreichen. Im Ofen 15–20 Minuten backen, dabei regelmäßig (etwa alle 5 Minuten) durchwenden.

4 — Abschließend die Granola in einem verschließbaren Glas abkühlen lassen, dann luftdicht verschließen, damit sie sich gut hält.

Unser Tipp

Schmeckt köstlich pur oder zu veganem Joghurt oder Pflanzendrink! Ihr könnt diese Granola auch mit frischen Früchten verfeinern. Im Winter statt des Apfelkompotts den Saft von 2 Orangen hinzufügen.

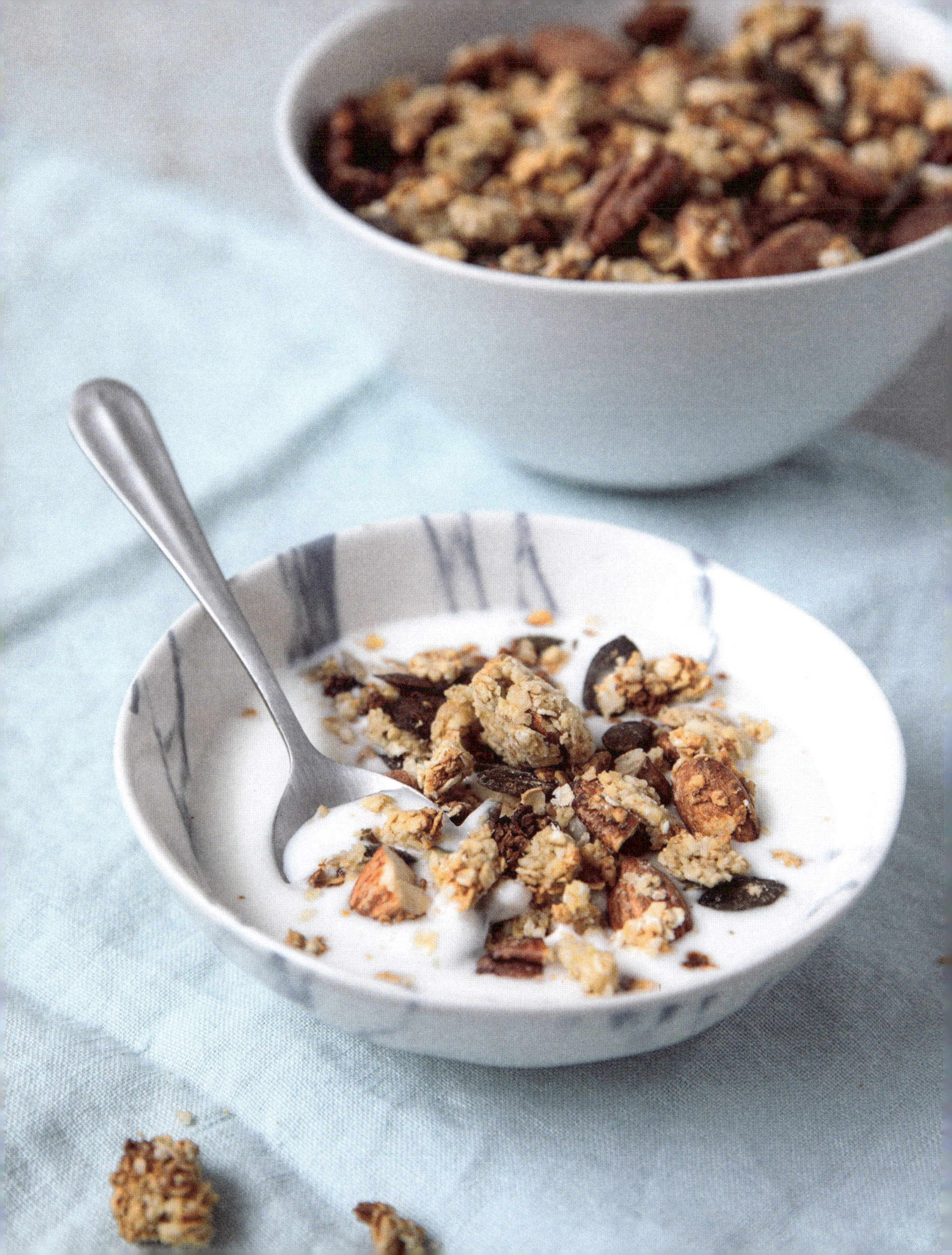

FRÜHLINGS-SALAT

SAISON	ZUBEREITEN	GAREN	FÜR
Frühling	15 Minuten	20 Minuten	4 Personen

ZUTATEN

- ½ Bund Radieschen (rote Sorte, wenig Weißes)
- 3 EL Haselnussöl
- 1 EL Essig
- 200 g Quinoa (etwa 600 g gekocht)
- 500 g grüner Spargel
- 4 Eier
- Kerne und Samen nach Wahl (Kürbis-, Sonnenblumenkerne, Hanfsamen …)
- einige Kerbelblätter
- Salz

ZUBEREITUNG

1 — Die Radieschen oben und unten kappen. In Scheiben schneiden.

2 — Aus Öl, Essig und Salz eine Vinaigrette rühren.

3 — Die Quinoa nach Packungsanweisung in Wasser garen. Die Enden der Spargelstangen kappen und den Spargel 10 Minuten dämpfen (oder alternativ in der Pfanne 10 Minuten in 1 EL Olivenöl dünsten).

4 — Die Eier in einem Topf mit kaltem Wasser zum Kochen bringen. Nach dem Aufkochen den Timer auf 5 Minuten einstellen, dann die Eier abschrecken.

5 — Auf jeden Teller etwas Quinoa geben und diese mit Spargel und Radieschen toppen. Die Eier pellen und leicht aufbrechen, auf die Teller verteilen. Alles mit Kernen, Samen und Kerbel bestreuen. Mit der Vinaigrette beträufeln.

Unser Tipp

In das Kochwasser für die Quinoa könnt ihr etwas Zitronensaft träufeln, das verfeinert den Geschmack. Die Samen und Kerne gern einige Minuten sanft rösten.

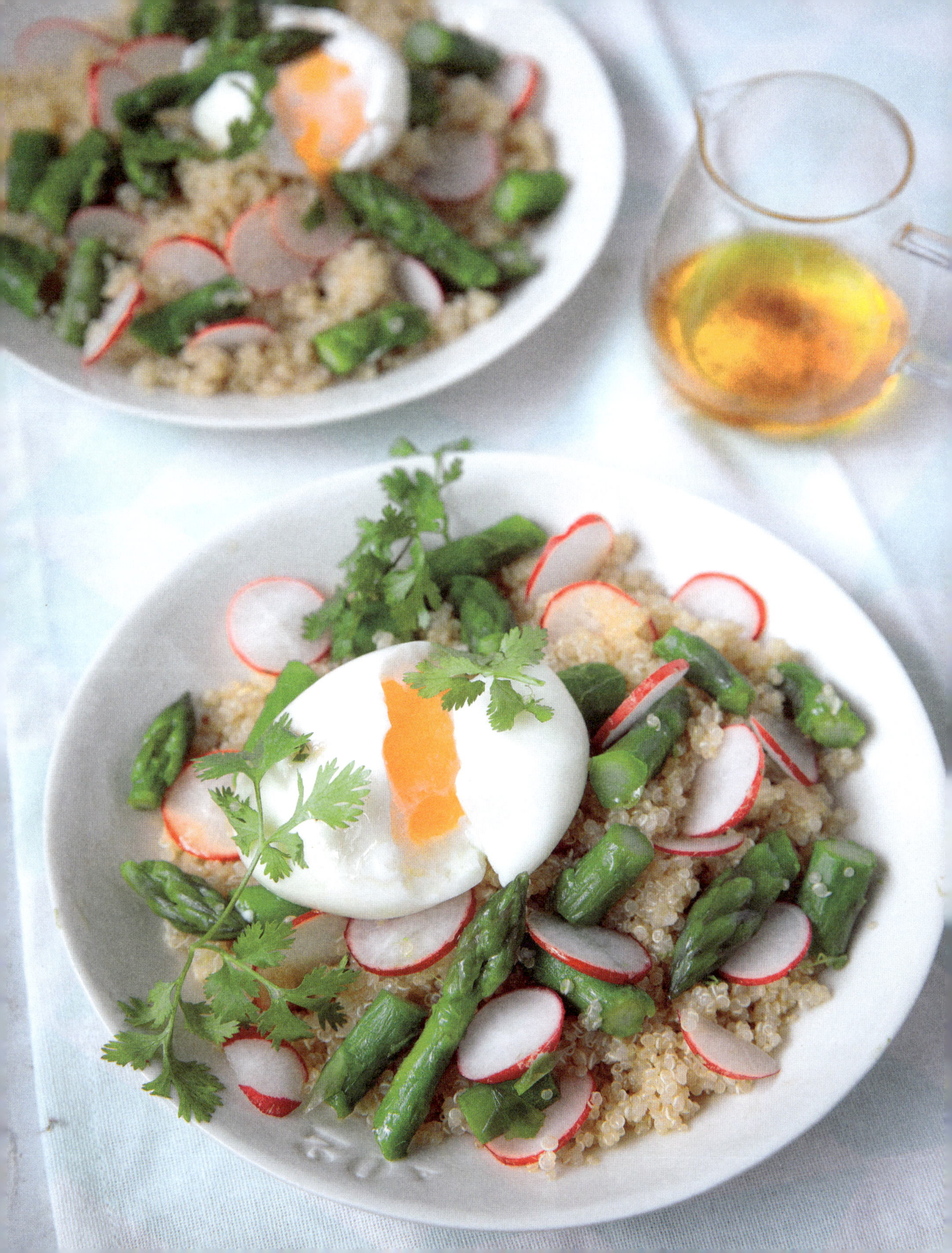

Makrelen mit Dämpfgemüse

SAISON	ZUBEREITEN	GAREN	FÜR
Frühling	20 Minuten	25 Minuten	4 Personen

ZUTATEN

- 200 g Vollkornreis (etwa 400 g gekocht)
- 400 g grüne Bohnen
- 800 g Zuckerschoten
- 1 Stück Ingwer (2 cm lang; ersatzweise 2 TL gemahlener)
- 4 kleine frische Makrelen
- 2 Bio-Zitronen
- 2 EL Sojasauce (am besten Tamari)

ZUBEREITUNG

1 — Den Reis nach Packungsanweisung in Wasser kochen. Inzwischen das Gemüse putzen, den Ingwer schälen. Die Fische waschen und trocken tupfen.

2 — Den Ofen auf 180 °C vorheizen. Jede Makrele auf ein Stück Backpapier legen. Den Ingwer darüberreiben.

3 — Die Zitronen in Scheiben schneiden und manche davon in die Fische, die anderen darauflegen. Jedes Päckchen mithilfe von Zahnstochern verschließen.

4 — Die Päckchen auf einem Backblech im Ofen 20 Minuten backen.

5 — Inzwischen das Gemüse in einem Topf mit Dämpfeinsatz oder im Dampfgarer in 10 Minuten bissfest garen. Die Fische in den Päckchen servieren, dazu das Gemüse mit dem Reis reichen, alles am Tisch mit Sojasauce beträufeln.

Unser Tipp

Frischer Ingwer lässt sich leichter schälen, indem ihr die Schale mithilfe eines Teelöffels abschabt. So kommt ihr besser an alle versteckte Stellen des knorrigen Rhizoms.

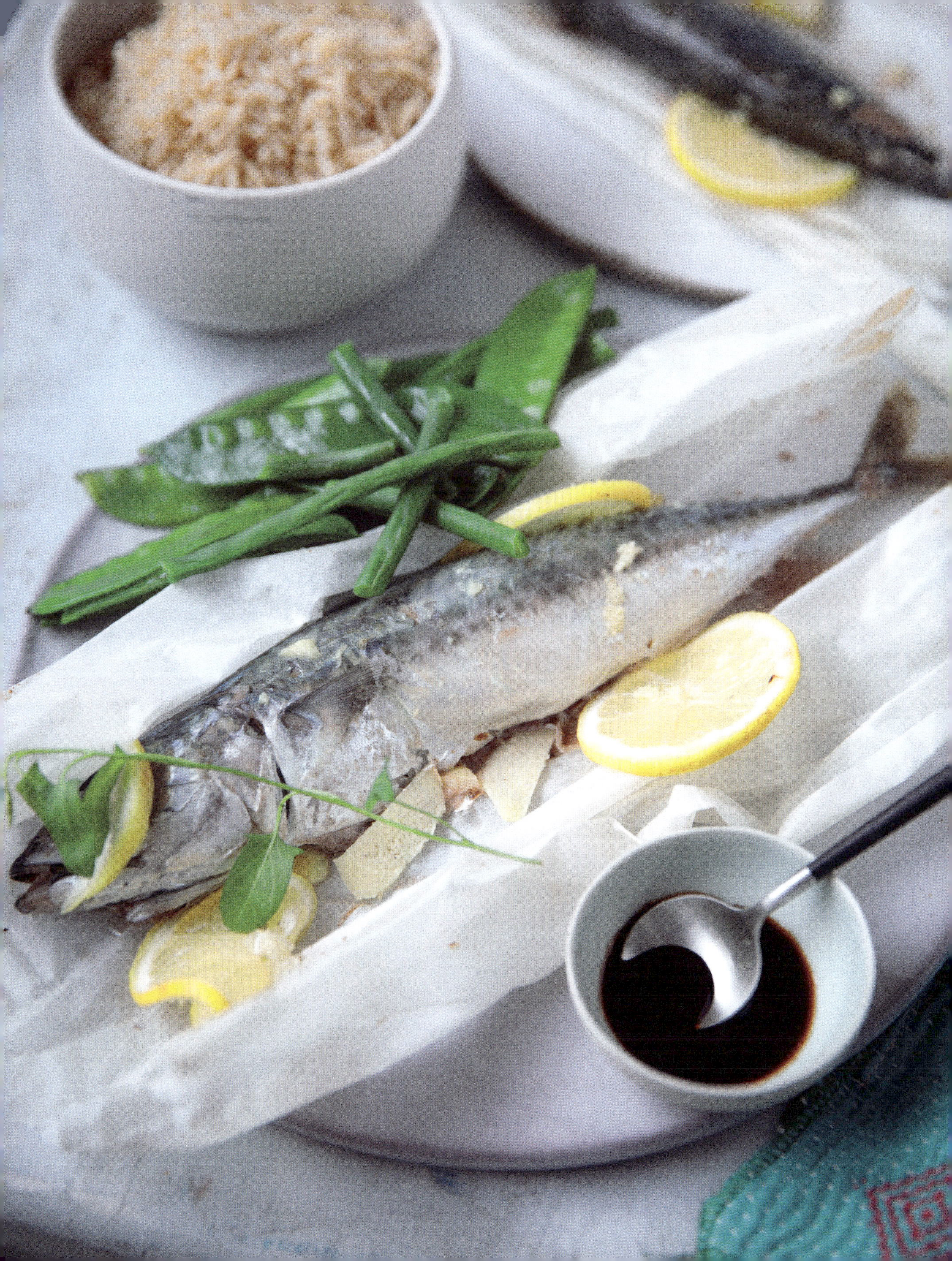

HÜHNERFILETS »AL VERDE«

SAISON	ZUBEREITEN	GAREN	FÜR
Frühling	20 Minuten	15 Minuten	4 Personen

ZUTATEN

- 400 g Erbsen in der Schote (etwa 100 g gepalt)
- 400 g Zuckerschoten
- 100 g grüne Bohnen
- 10 Minzeblätter, plus einige zum Garnieren
- 4 Stängel Petersilie
- 80 g gemahlene Haselnusskerne
- 400 g Filets vom Freilandhuhn
- 1 Ei
- 2 EL Sesamöl
- 1 EL Apfelessig
- 50 g Haselnusskerne
- Olivenöl, Salz, Pfeffer

ZUBEREITUNG

1 — Das Gemüse putzen und im Dämpfer in 10 Minuten bissfest garen.

2 — Inzwischen für die Kräuterkruste die Kräuter waschen, trocken schütteln und gemeinsam mit den gemahlenen Haselnusskernen fein hacken.

3 — Das Hühnerfleisch kalt abbrausen, trocken tupfen und in Stücke schneiden. Das Ei in einem tiefen Teller verquirlen. Das Fleisch darin wenden, dann mit der Kräutermischung panieren.

4 — In einer Pfanne etwas Olivenöl bei mittlerer Temperatur erhitzen, darin das Fleisch unter Wenden sanft anbraten. Aus Sesamöl, Essig, Salz und Pfeffer eine Vinaigrette rühren.

5 — Das Gemüse auf die Teller verteilen und mit der Vinaigrette beträufeln. Die Haselnusskerne in einer Pfanne ohne Fett rösten, grob hacken und mit der Minze auf dem Fleisch verteilen.

Unser Tipp

Für die Feinschmeckerversion jeweils 4 grüne Spargelstangen hinzufügen, genauso lange gekocht, wie das Dämpfgemüse gart.

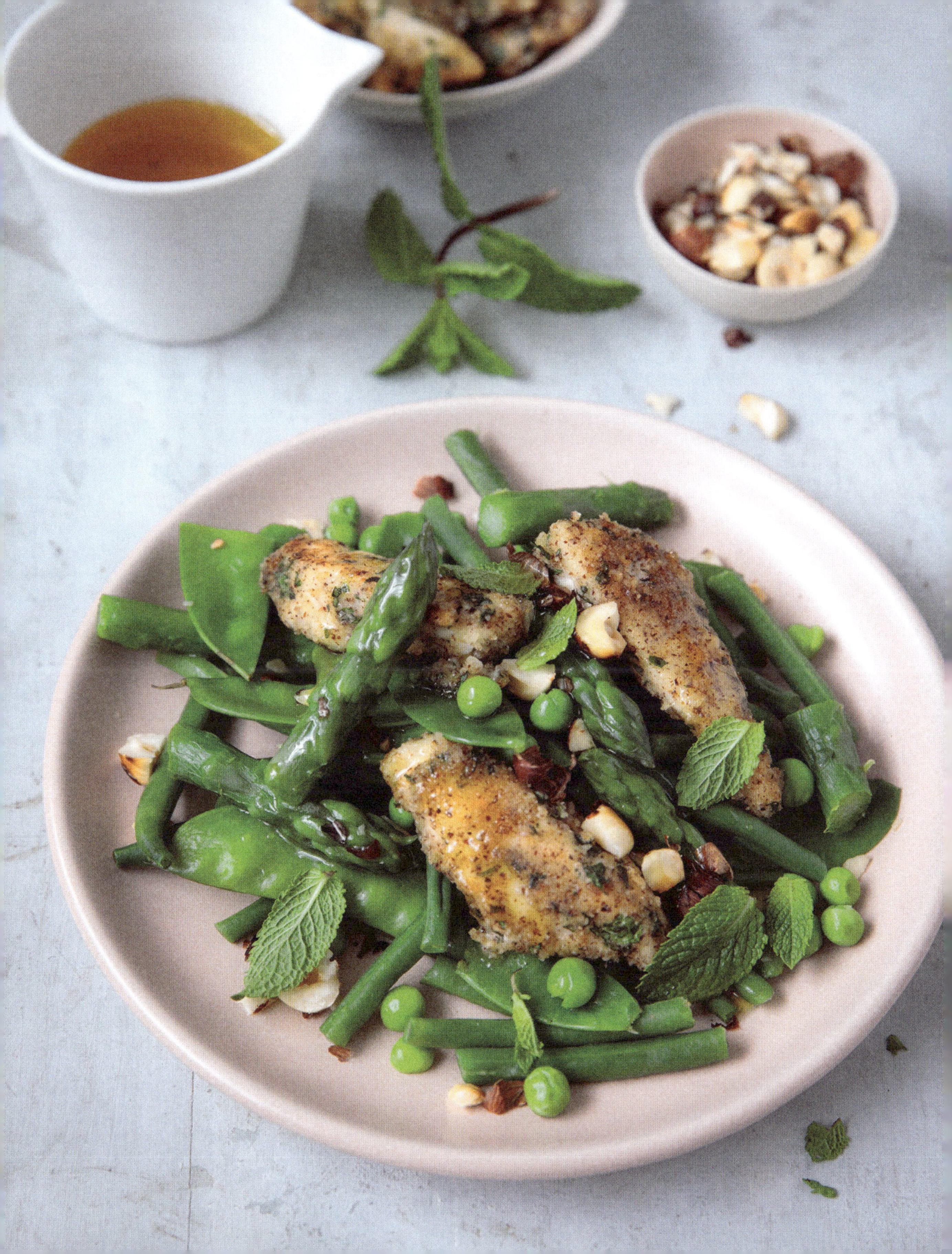

Ceviche vom Kabeljau

SAISON	ZUBEREITEN	GAREN	FÜR
Sommer	15 Minuten	1 Stunde	4 Personen

ZUTATEN

- 200 g Vollkornreis (etwa 400 g gekocht)
- 4 ganz frische Kabeljaurücken
- 4 EL Olivenöl, plus 1 Schuss mehr
- Saft von 2 Zitronen
- 400 g Tomaten
- 1 große rote Zwiebel
- 4 Schalotten
- Salz, Pfeffer

ZUBEREITUNG

1 — Den Reis nach Packungsanweisung in Wasser kochen.

2 — Inzwischen das Fischfilet in sehr kleine Würfel schneiden und mit Olivenöl sowie Zitronensaft beträufeln. Salzen, pfeffern und 1 Stunde im Kühlschrank marinieren lassen.

3 — Die Tomaten in kleine Würfel schneiden, die Zwiebel und die Schalotten fein hacken. Alles in eine Schüssel geben, mit 1 Schuss Olivenöl beträufeln und vermischen.

4 — Den Kabeljau abgießen und zum Tomatensalat geben. Das Ganze auf jeweils 1 Portion Vollkornreis verteilen.

Unser Tipp

Das Gericht bekommt eine noch frischere Note, wenn es mindestens 30 Minuten im Kühlschrank zieht. Kurz vor dem Servieren mit gehacktem Koriander oder mit Schnittlauchröllchen bestreuen.

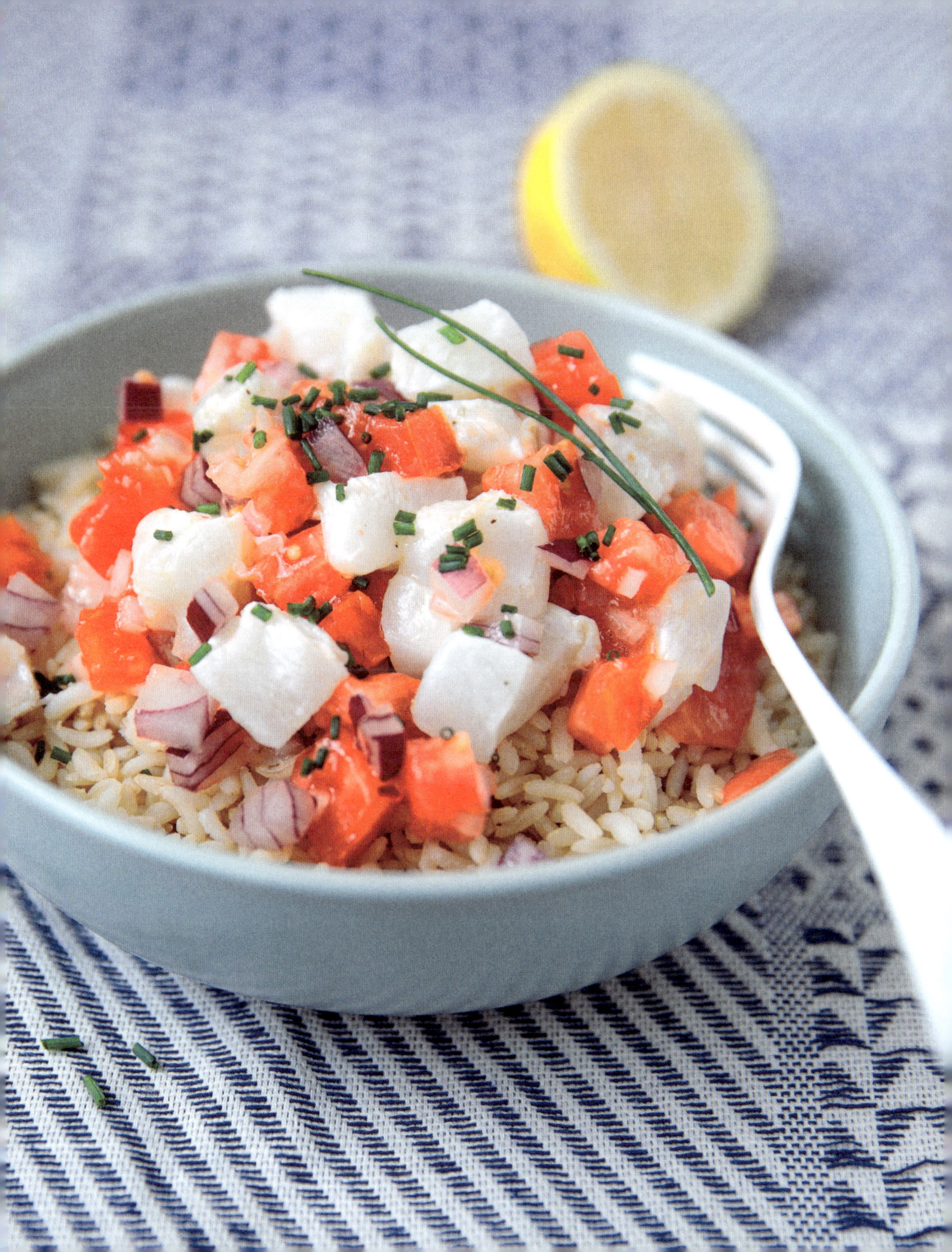

Mit Quinoa gefüllte Tomaten

SAISON	ZUBEREITEN	GAREN	FÜR
Sommer	15 Minuten	30 Minuten	4 Personen

ZUTATEN

- 4 große runde Fleischtomaten
- 100 g Quinoa (etwa 300 g gekocht)
- 1 Zwiebel
- 1 gelbe Paprikaschote
- 1 EL Olivenöl
- Kräuter der Provence
- 1 Handvoll Haselnusskerne
- 1 Ei
- Salz, Pfeffer

ZUBEREITUNG

1 — Von den Tomaten einen Deckel abschneiden. Das Innere herauskratzen und beiseitestellen. Die Tomaten in kochendem Wasser 10 Minuten garen.

2 — Inzwischen die Quinoa nach Packungsanweisung in Wasser garen.

3 — Zwiebel klein und Paprika in Streifen schneiden. In einer großen Pfanne die Zwiebel bei mittlerer Temperatur mit Olivenöl anschwitzen. Dann die Paprika sowie das Tomatenfruchtfleisch einrühren, ebenso die Kräuter. Das Ganze salzen und pfeffern und 10 Minuten unter gelegentlichem Rühren garen.

4 — Die Haselnusskerne grob hacken und in einer Pfanne ohne Fett rösten.

5 — Den Backofen auf 160 °C vorheizen. Die Tomatenmischung in einer Schüssel mit dem Ei vermengen sowie mit der Quinoa und den Haselnusskernen. Die Tomatenhüllen in eine Auflaufform nebeneinanderstellen und mit der Masse füllen. Die restliche Füllung um die Tomaten herum in der Form verteilen. Dann das Ganze 15 Minuten im Ofen backen. Dazu passt grüner Salat.

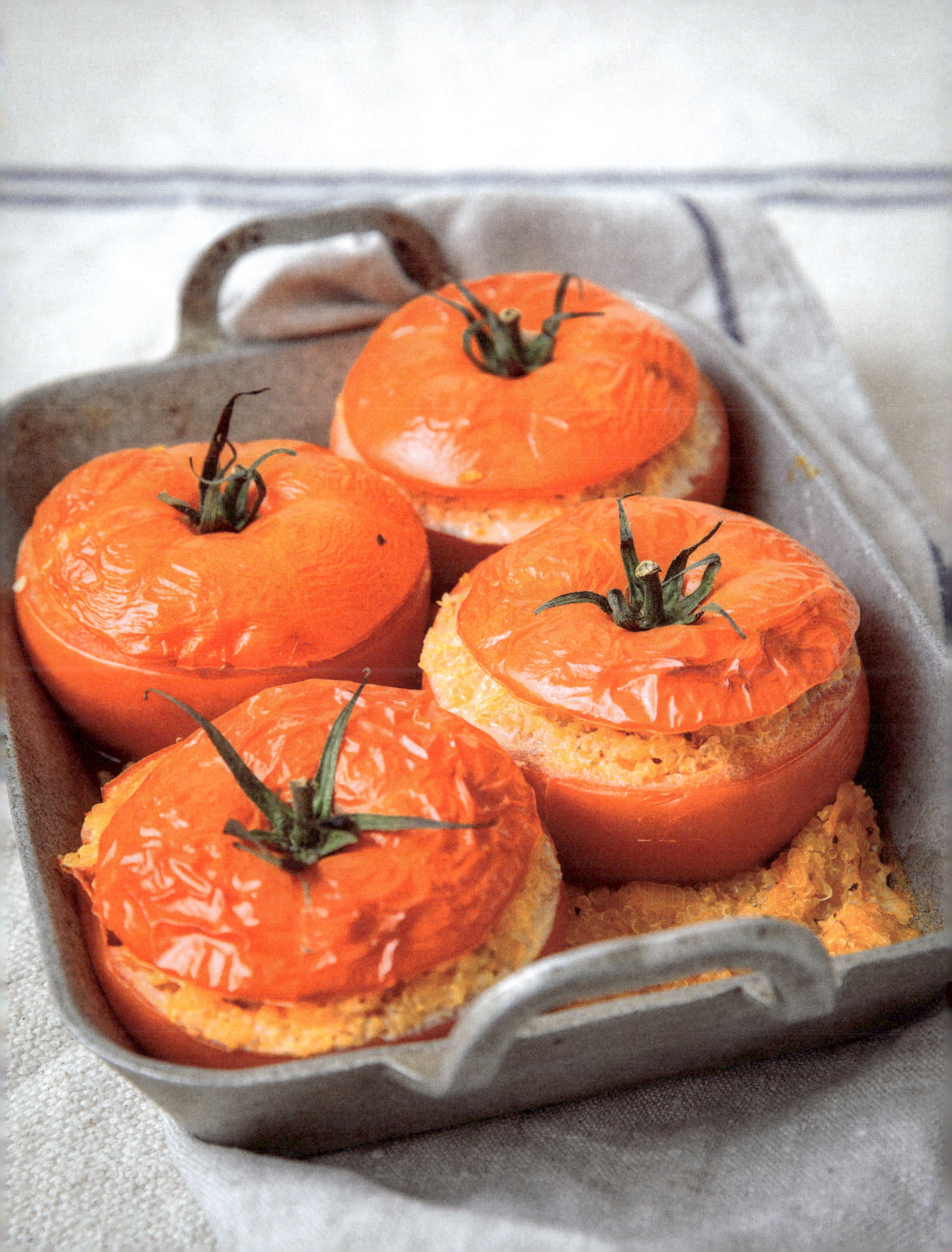

Sonntagsbrat-huhn

SAISON	ZUBEREITEN	GAREN	FÜR
Sommer	20 Minuten	2 Stunden	4 Personen

ZUTATEN

- 2 EL Olivenöl
- 1 Freilandhuhn (1,2 kg), Schenkel gebunden
- 2 Zweige Thymian
- 2 Knoblauchzehen
- 2 große vorwiegend festkochende Kartoffeln (etwa Charlotte oder Gala)
- 1 EL Kokosöl
- 1 EL gemahlene Kurkuma
- 2 Zucchini
- 20 g Pinienkerne
- Salz, Pfeffer

ZUBEREITUNG

1 — Den Backofen auf 180 °C vorheizen. In einem Bräter 1 EL Olivenöl verteilen. Das Huhn kalt abbrausen, abtupfen, in den Bräter legen, salzen und pfeffern. Den Thymian und die geschälten Knoblauchzehen rundherum verteilen. Alles abgedeckt 1½ Stunden im Ofen garen.

2 — Inzwischen die Kartoffeln schälen und in Stifte (Pommes frites) schneiden. Auf einem mit Backpapier ausgelegten Backblech mit Kokosöl beträufeln. Mit Kurkuma bestreuen und alles mit den Händen durchwenden.

3 — Die Zucchini schälen und mit einem Sparschäler in lange, dünne »Tagliatelle«-Streifen schneiden. In einer Pfanne mit dem restlichen Olivenöl bei niedriger Hitze 10 Minuten dünsten. Zum Ende der Garzeit die Pinienkerne hinzufügen und alles warm beiseitestellen.

4 — Das Huhn aus dem Ofen nehmen und ebenfalls warm beiseitestellen. Die Pommes frites bei 220 °C im Backofen 30 Minuten backen, nach der Hälfte der Zeit einmal durchwenden. Das Huhn zusammen mit orangefarbenen Pommes und »Tagliatelle« servieren.

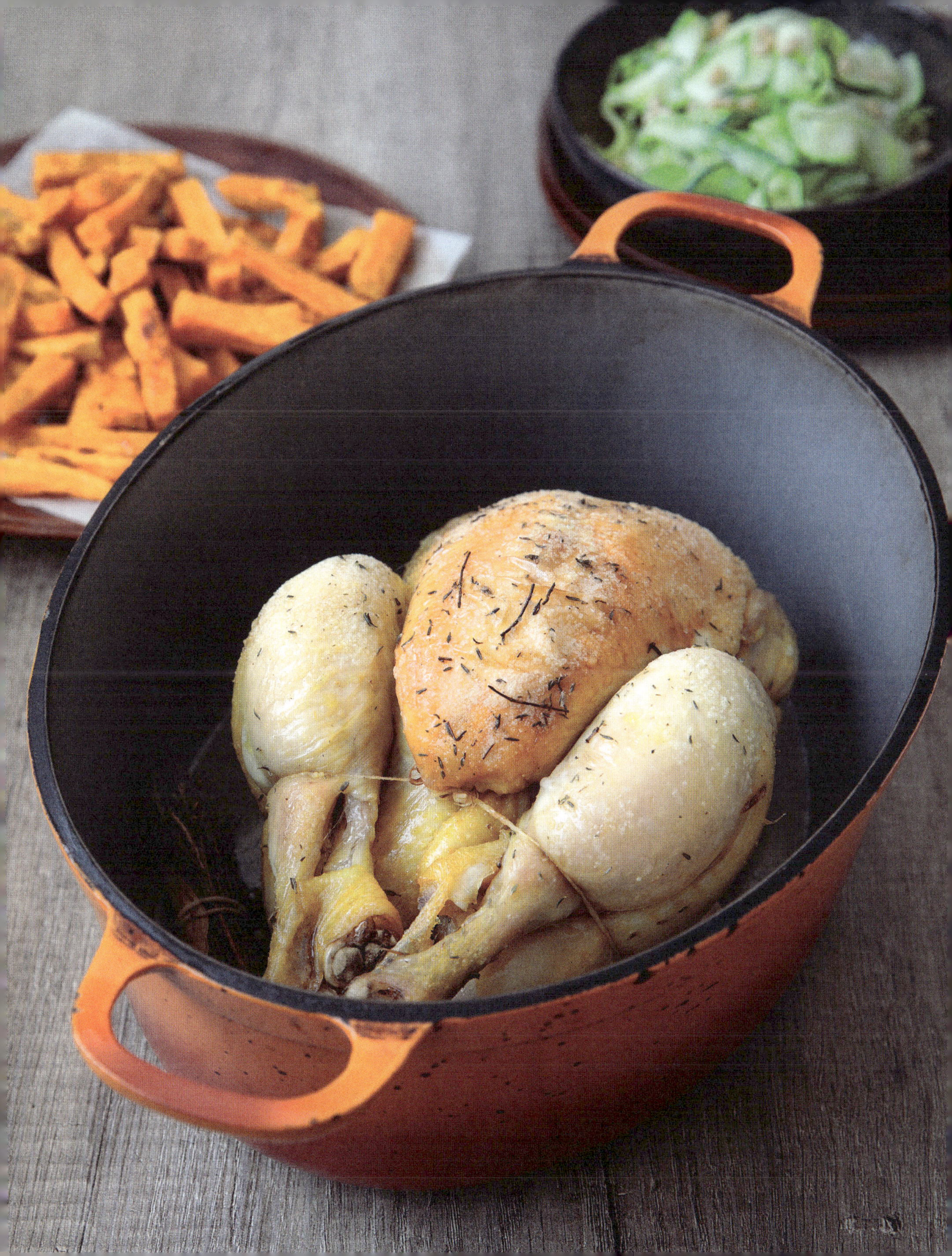

ASIATISCHES WOK-HÜHNCHEN

SAISON	ZUBEREITEN	GAREN	FÜR
Herbst	15 Minuten	25 Minuten	4 Personen

ZUTATEN

- 175 g Vollkornreis (etwa 350 g gekocht)
- 1 kleiner Brokkoli
- 500 g Pilze (Totentrompeten, Pfifferlinge ...)
- 4 Stängel Petersilie
- 4 Stängel Minze
- 1 Knoblauchzehe
- 2 TL Olivenöl
- 50 g Erdnusskerne
- 2 Zwiebeln
- 1 Stück Ingwer (1 cm lang; ersatzweise 1 TL gemahlener)
- 400 g Hühnerbrustfilet
- 1 TL Sojasauce (am besten Tamari)

ZUBEREITUNG

1 — Den Reis nach Packungsanweisung in Wasser kochen. Den Brokkoli in Röschen teilen und 10 Minuten im Dämpfer garen (oder 5 Minuten in kochendem Wasser). Beides warm beiseitestellen.

2 — Die Pilze säubern. Die Kräuter waschen, trocken schütteln und die Hälfte hacken. Den Knoblauch fein schneiden. In einer Pfanne etwas Olivenöl bei mittlerer Temperatur erhitzen und die Pilze darin garen, bis sie ihre Feuchtigkeit abgegeben haben. Die Pfanne ausgießen und die Pilze weitere 5 Minuten sanft garen. Gehackte Kräuter und Knoblauch hinzugeben.

3 — Restliche Kräuter und Erdnusskerne grob hacken und beiseitestellen.

4 — Die Zwiebeln klein schneiden, den Ingwer schälen und hacken. Beides in einem Wok mit etwas Olivenöl in etwa 5 Minuten weich anschwitzen.

5 — Das Fleisch abbrausen, trocken tupfen, in dünne Scheiben schneiden, in den Wok geben und mit Sojasauce beträufeln. Alles 2 Minuten garen, vom Herd nehmen und Kräutermix zugeben. Mit Brokkoli, Pilzen und Reis servieren.

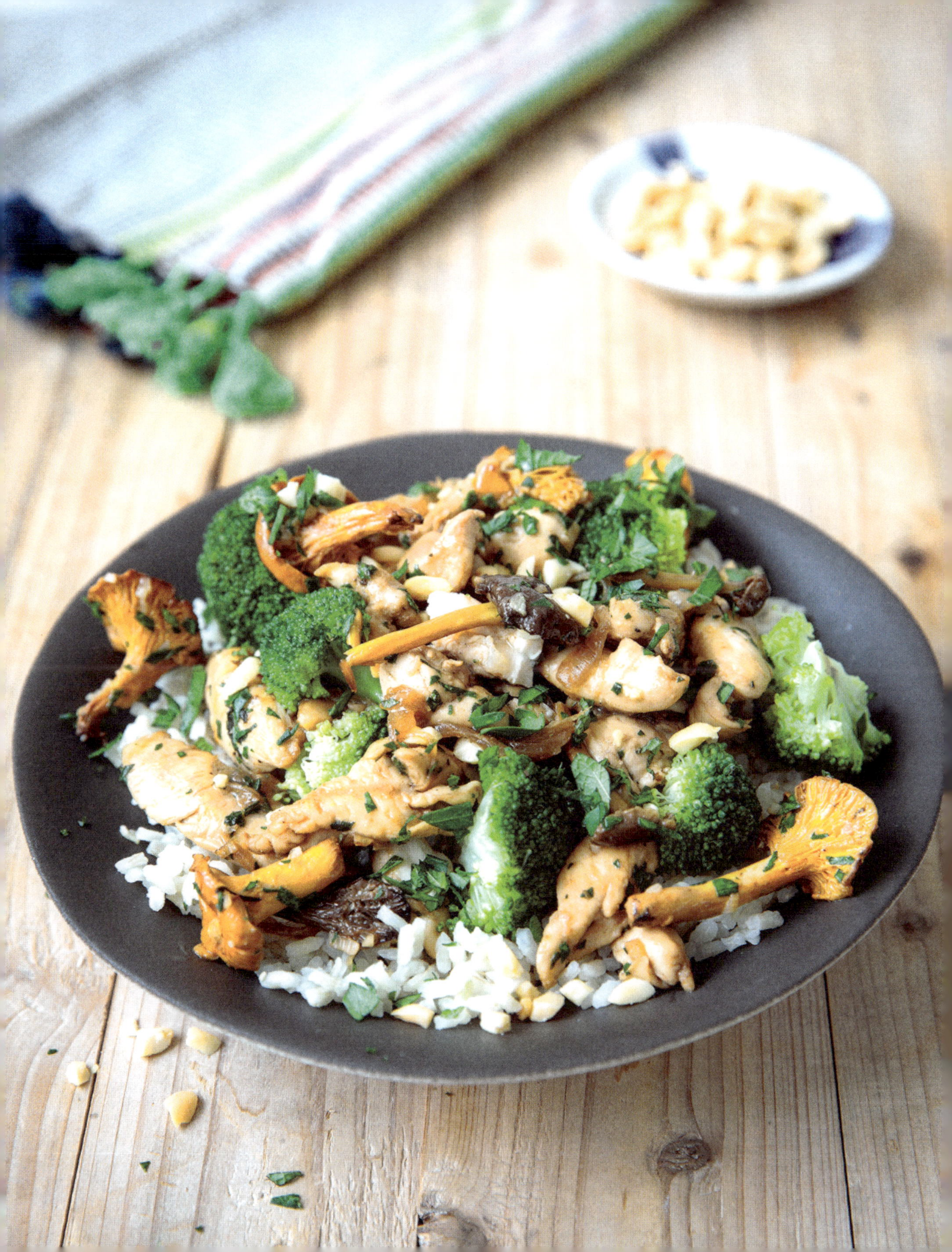

Herbstlicher Gemüseauflauf

SAISON	ZUBEREITEN	GAREN	FÜR
Herbst	15 Minuten	45 Minuten	4 Personen

ZUTATEN

- 400 g Möhren
- 200 g Süßkartoffeln (etwa 1–2 Stück)
- 400 g Brokkoli
- 6 dünne Scheiben Frühstücksspeck
- 1 Knoblauchzehe
- 50 g Parmesan
- 300 ml vegane Kochcrème
- 2 EL getrockneter Thymian
- optional: frisch geriebene Muskatnuss
- 1 EL Olivenöl für die Form
- Salz, Pfeffer

ZUBEREITUNG

1 — Den Backofen auf 180 °C vorheizen. Möhren und Süßkartoffeln schälen. Das gesamte Gemüse in dünne Streifen schneiden oder hobeln.

2 — Eine Ofenform einfetten und die Gemüsescheiben darin abwechselnd stehend einschichten: Süßkartoffeln, Brokkoli, Möhren. Nach je einem Trio etwas Speck hinzufügen.

3 — Den Knoblauch fein hacken und den Parmesan fein reiben.

4 — In einer Schüssel die Kochcrème mit Thymian, Knoblauch, Salz, Pfeffer, Parmesan und Muskatnuss (nach Belieben) vermischen. Die Masse über das Gemüse in der Ofenform geben. Das Ganze 45 Minuten im Ofen garen. Heiß mit einem grünen Salat dazu servieren.

Unser Tipp

Den Parmesan könnt ihr durch Gruyère oder einen anderen Käse eurer Wahl ersetzen. Für eine kalorienärmere Version verzichtet einfach auf die Kochcrème.

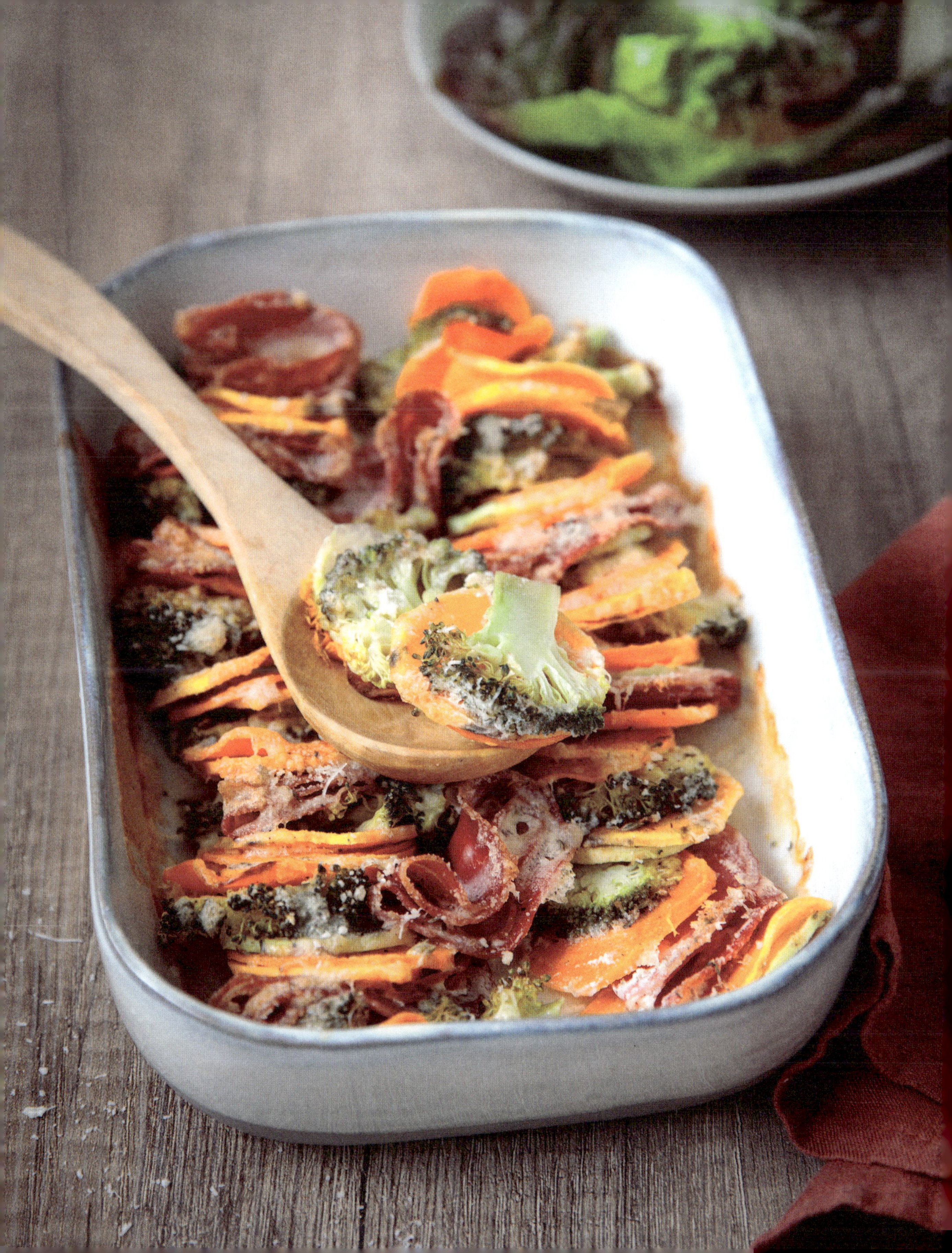

SEELACHS MIT MÖHREN AUS DER TAJINE

SAISON	ZUBEREITEN	GAREN	FÜR
Herbst	15 Minuten	30 Minuten	4 Personen

ZUTATEN

- 8 mittelgroße Möhren
- 1 EL Olivenöl, plus mehr für den Couscous
- 1 TL gemahlener Ingwer
- 600 g Seelachsfilet
- 2 Knoblauchzehen
- 1 EL Currypulver
- 200 ml Kokosmilch
- 250 g Dinkel-Couscous (etwa 500 g gekocht; ersatzweise aus Weizen)
- einige Korianderblätter
- Salz, Pfeffer

ZUBEREITUNG

1 — Die Möhren schälen und in dünne Scheiben schneiden. In einer Pfanne bei mittlerer Hitze mit etwas Olivenöl anschwitzen, den Ingwer hinzufügen. Dann die Möhren abgedeckt in mindestens 15 Minuten weich köcheln lassen.

2 — Den Seelachs in 5 cm große Stücke, den Knoblauch fein schneiden.

3 — In einer Tajine (oder in einem Topf oder Bräter mit schwerem Boden) den Knoblauch mit etwas Öl und Currypulver anschwitzen. Den Seelachs und die Kokosmilch hinzufügen, salzen und pfeffern. Alles offen etwa 10 Minuten köcheln lassen. Garprobe machen: Der Fisch sollte glasig sein.

4 — Inzwischen den Couscous in einer Schüssel mit 250 ml kochendem Wasser und etwas Olivenöl übergießen. Mithilfe einer Gabel durchrühren und 5 Minuten abgedeckt ziehen lassen.

5 — Den Fisch mit Couscous, Möhren und Koriander servieren.

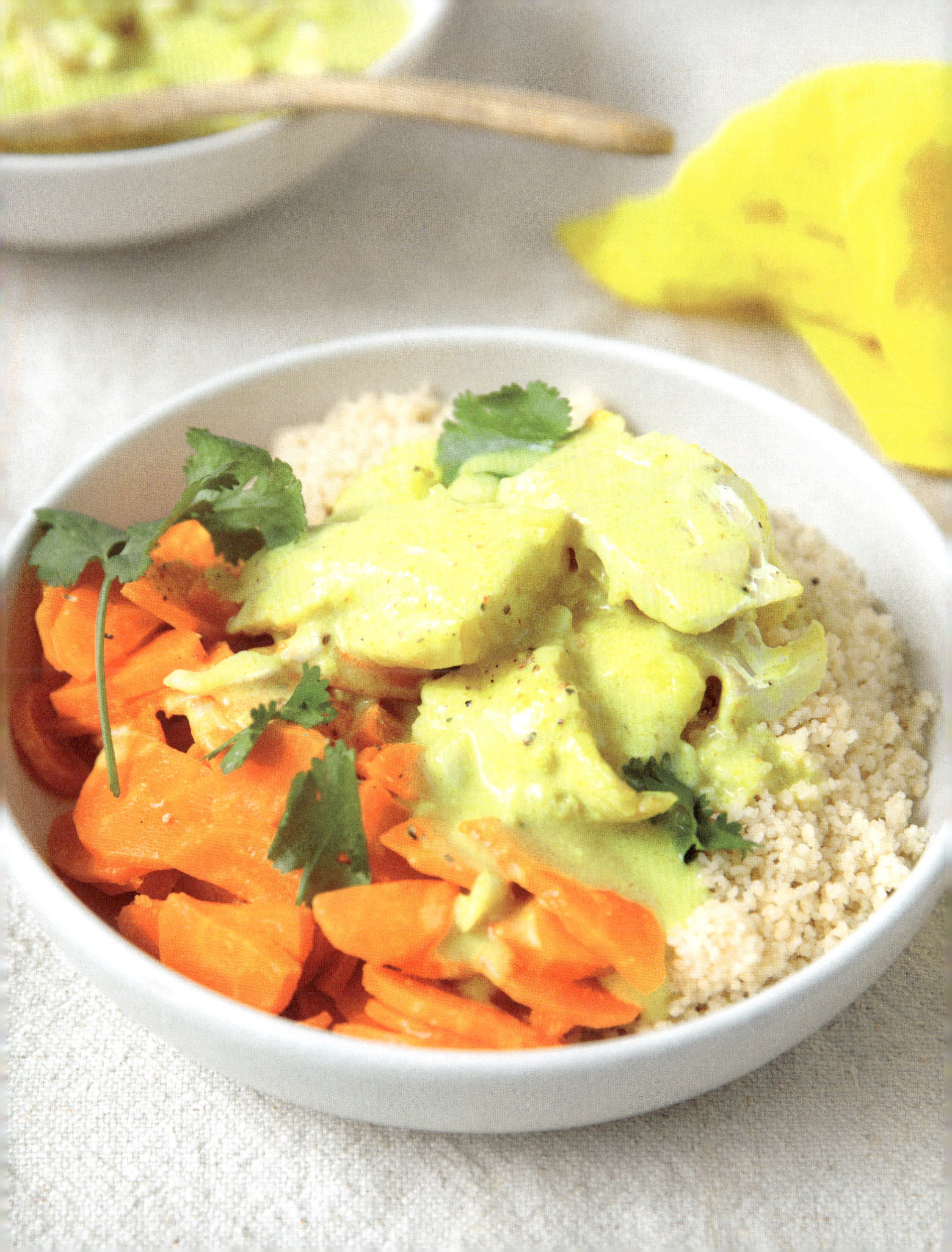

Wittlingsfilets an Reis und Kokos-Chicorée

SAISON
Winter

ZUBEREITEN
15 Minuten

GAREN
25 Minuten

FÜR
4 Personen

ZUTATEN

- 200 g Wittlingsfilets
- 150 ml Milch
- 200 g Vollkornreis (etwa 400 g gekocht)
- 6 Köpfe Chicorée
- 1 Prise Kokosblütenzucker
- 2 EL Kokosmilch
- 2 EL Weizenmehl Type 850
- 4 Stängel Petersilie
- 2 EL Olivenöl
- Salz, Pfeffer

ZUBEREITUNG

1 — Die Fischfilets nebeneinander in eine Ofenform legen, mit Milch übergießen, beiseitestellen. Den Reis nach Packungsanweisung in Wasser garen.

2 — Den Chicorée vom Strunk befreien und in 2 cm dicke Scheiben schneiden. Anschließend in einer Pfanne mit dem Zucker schmoren. Die Kokosmilch angießen, gut durchrühren. Alles offen in 20 Minuten einkochen, abschmecken.

3 — Die Filets aus der Milch nehmen, trocken tupfen und im Mehl wenden. Die Petersilie waschen, trocken schütteln und klein schneiden.

4 — In einer Pfanne die Filets im heißen Öl bei mittlerer Hitze von beiden Seiten bräunen. Den Fisch mit Reis, Chicorée und Petersilie servieren.

Unser Tipp

Soll es etwas würziger werden, könnt ihr je 1 Prise Currypulver und gemahlenen Ingwer untermischen.

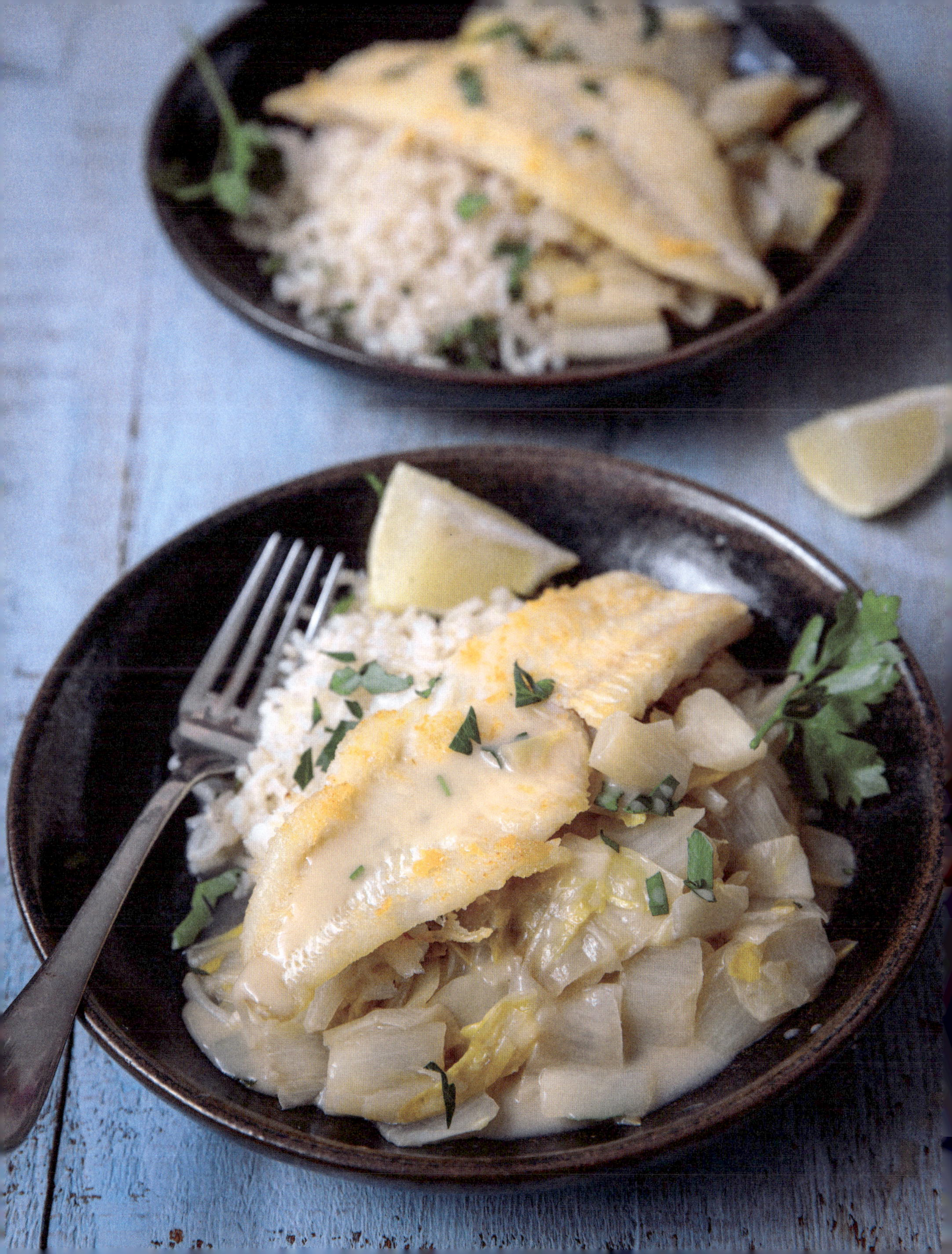

Hühnchen-Tajine mit Wintergemüse

SAISON	ZUBEREITEN	GAREN	FÜR
Winter	10 Minuten	1 Stunde	4 Personen

ZUTATEN

- 1 Freilandhühnchen (1,2 kg), in Stücke zerteilt (oder 4 Keulen)
- 400 ml Pflaumensaft
- 2 Zwiebeln
- 1 Döschen Safran
- 1 Stange Zimt
- 1 TL gem. Kreuzkümmel
- 1 TL gemahlener Ingwer
- 600 g Hokkaidokürbis (oder Butternuss)
- 12 Backpflaumen
- optional: 2 TL Honig
- 250 g Dinkel-Couscous
- 6 Stängel glatte Petersilie
- Salz, Pfeffer

ZUBEREITUNG

1 — Das Fleisch kalt abbrausen, trocken tupfen, in einen großen Bräter oder eine gefettete Tajine legen. Mit dem Pflaumensaft übergießen. Die Zwiebeln in Ringe schneiden und hinzufügen, ebenso die Gewürze und den Ingwer.

2 — Den Kürbis (je nach Sorte) schälen und in 2 cm große Würfel schneiden. Diese zu dem Fleisch geben. Alles salzen und pfeffern. Den Bräter oder die Tajine bei mittlerer bis hoher Temperatur erhitzen: Sobald es brutzelt, die Hitze reduzieren und das Ganze abgedeckt 45 Minuten köcheln lassen.

3 — Die Pflaumen hinzufügen und alles weitere 15 Minuten garen. Dann 5 Minuten vor Ende der Garzeit den Honig (nach Belieben) hinzufügen.

4 — Inzwischen den Couscous nach Packungsanweisung in Wasser garen. Die Petersilie waschen, trocken schütteln und fein hacken. Das fertige Gericht mit der Petersilie bestreuen und mit dem Couscous servieren.

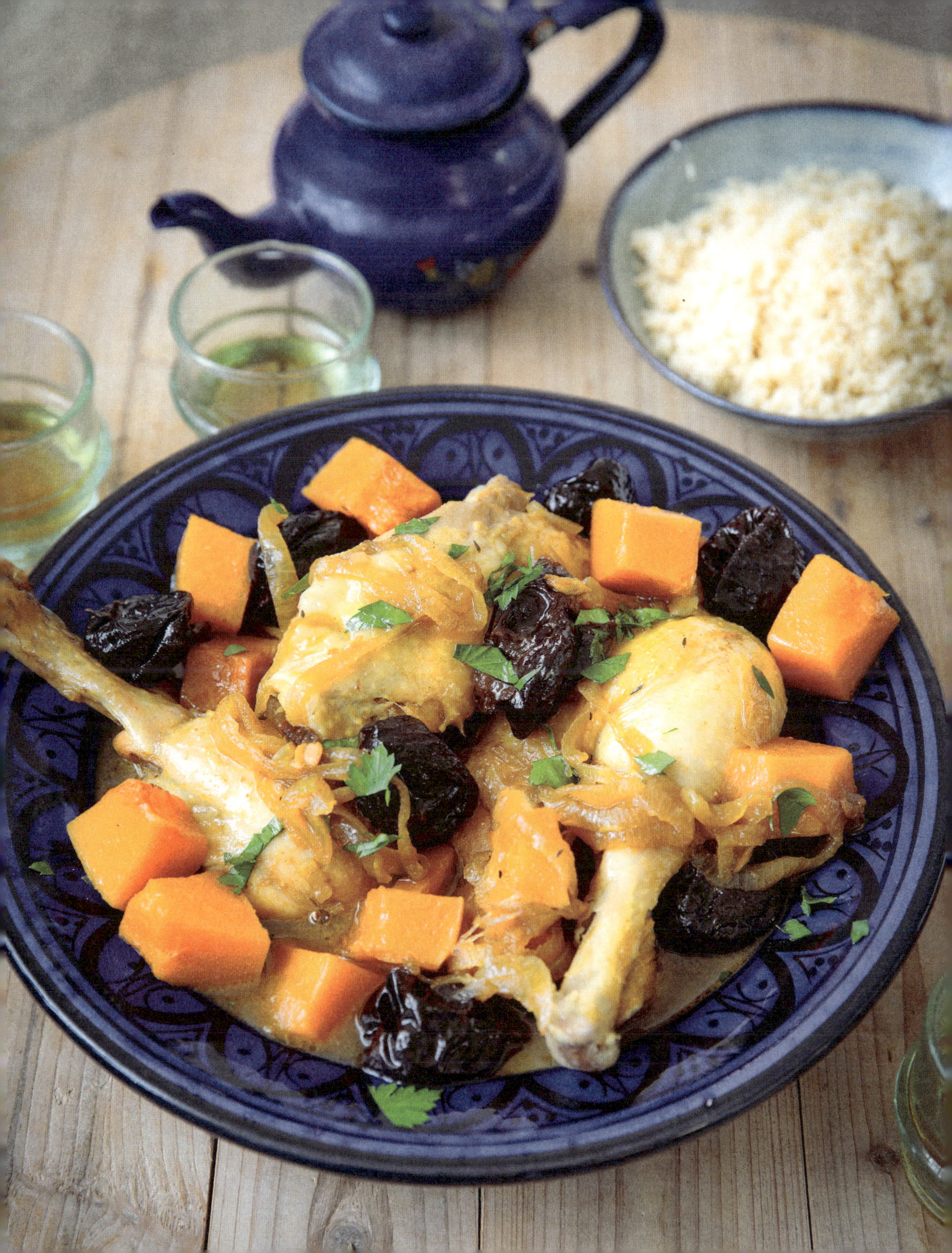

Quinoa mit Salatmix und wachsweichem Ei

SAISON	ZUBEREITEN	GAREN	FÜR
Winter	10 Minuten	20 Minuten	4 Personen

ZUTATEN

- 50 g helle Sultaninen
- 130 g Quinoa (etwa 400 g gekocht)
- 500 g Feldsalat
- 2 Köpfe Chicorée
- 1 Stange Staudensellerie
- 4 Eier
- 3 EL Walnussöl
- 1 EL Apfelessig
- 1 TL Senf
- 50 g Walnusskerne
- Salz, Pfeffer

ZUBEREITUNG

1 — Die Sultaninen in einer Schüssel mit heißem Wasser 5 Minuten einweichen lassen, dann abgießen.

2 — Inzwischen die Quinoa nach Packungsanweisung in Wasser garen.

3 — Den Feldsalat verlesen und die Blätter einzeln abzupfen. Den Chicorée vom Strunk befreien. Den Staudensellerie in 3 mm dünne Scheiben schneiden.

4 — Für die wachsweichen Eier diese in einem Topf mit kaltem Wasser zum Kochen bringen, nach dem Aufkochen den Timer auf 5 Minuten stellen. Danach abschrecken und pellen.

5 — Aus Öl, Essig, Salz, Pfeffer und Senf eine Vinaigrette rühren.

6 — Sämtliche Zutaten (bis auf die Eier) miteinander vermischen, auf vier Teller verteilen und die Eier vorsichtig darauflegen, dabei leicht öffnen. Alles mit der Vinaigrette beträufeln und mit Walnusskernen garnieren.

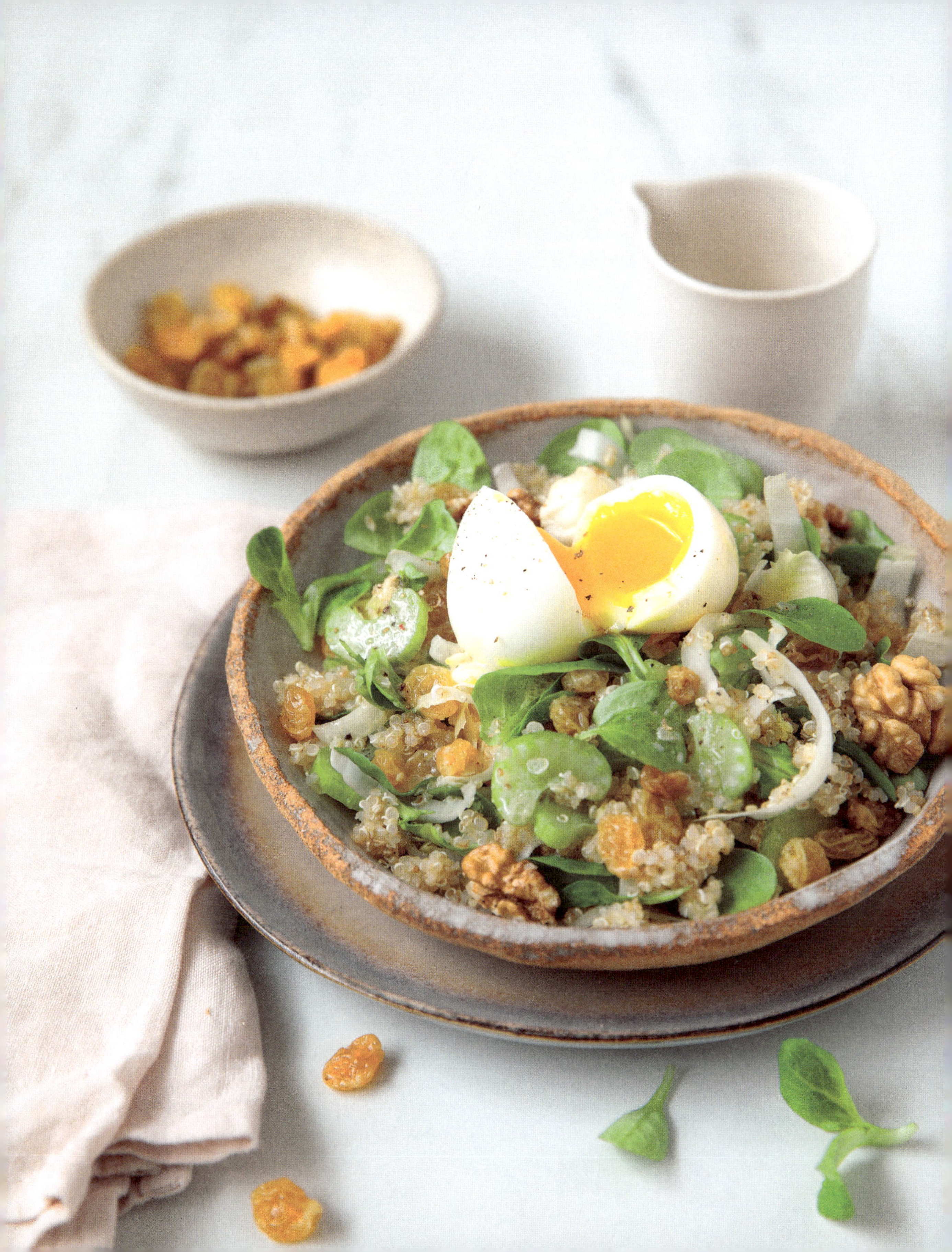

Obstkompott und Matcha Latte

SAISON	ZUBEREITEN	GAREN	FÜR
ganzjährig	10 Minuten	15 Minuten (mind.)	4 Personen

ZUTATEN

Für das Kompott:

- 4 Äpfel
- 4 Birnen
- Saft von ½ Zitrone
- 1 Vanilleschote
- 1 Sternanis
- 1 Stange Zimt (ersatzweise 1 TL gemahlener)

Für die Matcha Latte:

- 250 ml Mandeldrink (ersatzweise Drink nach Wahl)
- 1 TL Bio-Matchapulver
- optional: 1 TL Honig

ZUBEREITUNG

1 — Das Obst schälen und achteln, vom Kerngehäuse befreien, in einen Topf geben und mit dem Zitronensaft beträufeln. Die Vanilleschote aufschlitzen und das Mark herauskratzen. Schote und Mark in den Topf geben, ebenso den Sternanis und Zimt.

2 — Einen Deckel auflegen und das Ganze bei sehr niedriger Hitze in mindestens 15 Minuten einkochen lassen, dabei gelegentlich durchrühren.

3 — Etwas abkühlen lassen. Warm oder zimmerwarm servieren, dazu 1 Handvoll Ölfrüchte (Walnuss-, Mandelkerne …) reichen.

4 — Für die Matcha Latte den Mandeldrink in einen Messbecher gießen, das Matchapulver und den Honig (nach Belieben) hinzufügen und alles verquirlen (am besten mit dem Handrührgerät), bis der Drink schaumig wird. In eine Tasse füllen: fertig zum Schlürfen! Für eine warme Variante könnt ihr die Latte auch in einem Topf erhitzen.

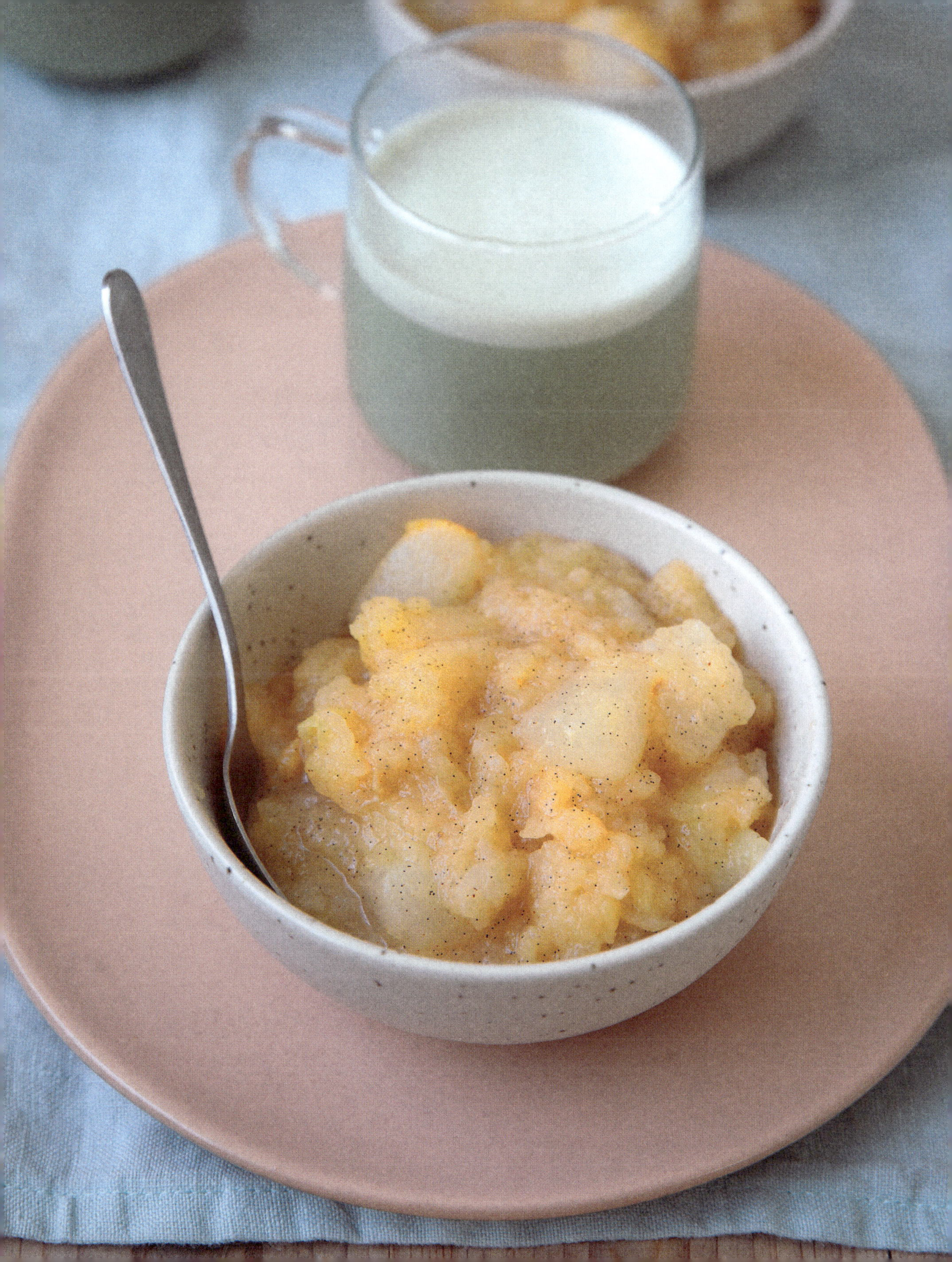

Nicecream mit Sommer-früchten

SAISON	ZUBEREITEN	RUHEN	FÜR
Sommer	5 Minuten	2 Stunden (mind.)	4 Personen

ZUTATEN

- 4 Bananen
- 150 g Him- und Brombeeren
- 1 veganer Joghurt
- 30 g gehobelte Mandeln (ersatzweise Walnusskerne)

ZUBEREITUNG

1 — Am Vortag (oder mindestens 2 Stunden im Voraus) die Bananen schälen und mit den Beeren klein schneiden. Dabei etwa 12 schöne Beeren zum Garnieren im Kühlschrank beiseitestellen. Den Rest tiefkühlen.

2 — Am Folgetag die gefrorenen Früchte glatt durchmixen und unter den veganen Joghurt ziehen. Erneut mixen, sodass eine Nicecream entsteht!

3 — In einer Pfanne die Mandelblättchen ohne Fett bei niedriger Hitze in etwa 2 Minuten goldbraun rösten.

4 — Die Nicecream garniert mit den restlichen ganzen Beeren und mit den gerösteten Mandelblättchen bestreut servieren.

Unser Tipp

Die Beeren könnt ihr durch Früchte der Saison ersetzen (Kiwis, Äpfel, Pfirsiche ...). Wenn ihr statt des veganen Joghurts einen Pflanzendrink verwendet, entsteht ein köstlicher, erfrischender Smoothie.

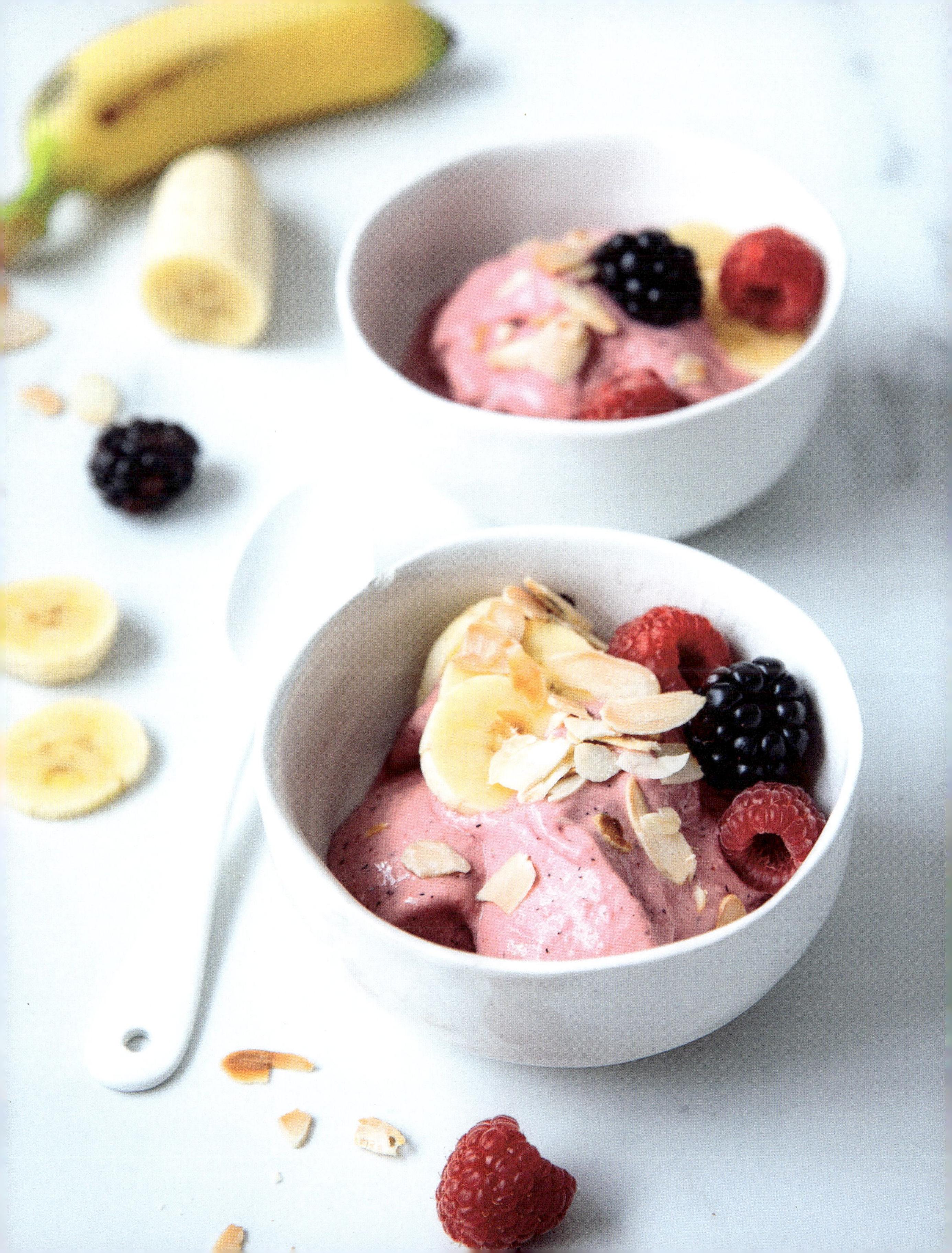

Goldene Müsliriegel

SAISON	ZUBEREITEN	GAREN	FÜR
ganzjährig	20 Minuten	10 Minuten	4 Personen

ZUTATEN

- 50 g Haferflocken
- 10 Medjool-Datteln
- 4 EL Mandelmus
- 150 g gemahlene Haselnusskerne
- 100 g getrocknete Aprikosen (ungeschwefelt)
- 50 g heller Sesam

ZUBEREITUNG

1 — In einer Pfanne die Haferflocken ohne Fett bei niedriger Hitze etwa 10 Minuten rösten.

2 — Die Datteln entsteinen und dann mit dem Mandelmus zu einer glatten Masse mixen. Nach Bedarf etwas Wasser einarbeiten. In einer Schüssel diese Masse mit den gemahlenen Haselnusskernen vermengen.

3 — Die Aprikosen fein hacken. Die gerösteten Haferflocken, die Sesamsamen und die Aprikosen gründlich in die Masse einarbeiten.

4 — Diese auf einem mit Backpapier ausgelegten Backblech glatt verstreichen. Mehrere Stunden im Kühlschrank kalt stellen.

5 — Die Platte in Riegel schneiden und diese luftdicht verpackt im Kühlschrank aufbewahren; bis zu 1 Woche haltbar.

Unser Tipp

Die Datteln sollten sehr weich sein; andernfalls einige Minuten in lauwarmem Wasser einweichen lassen.

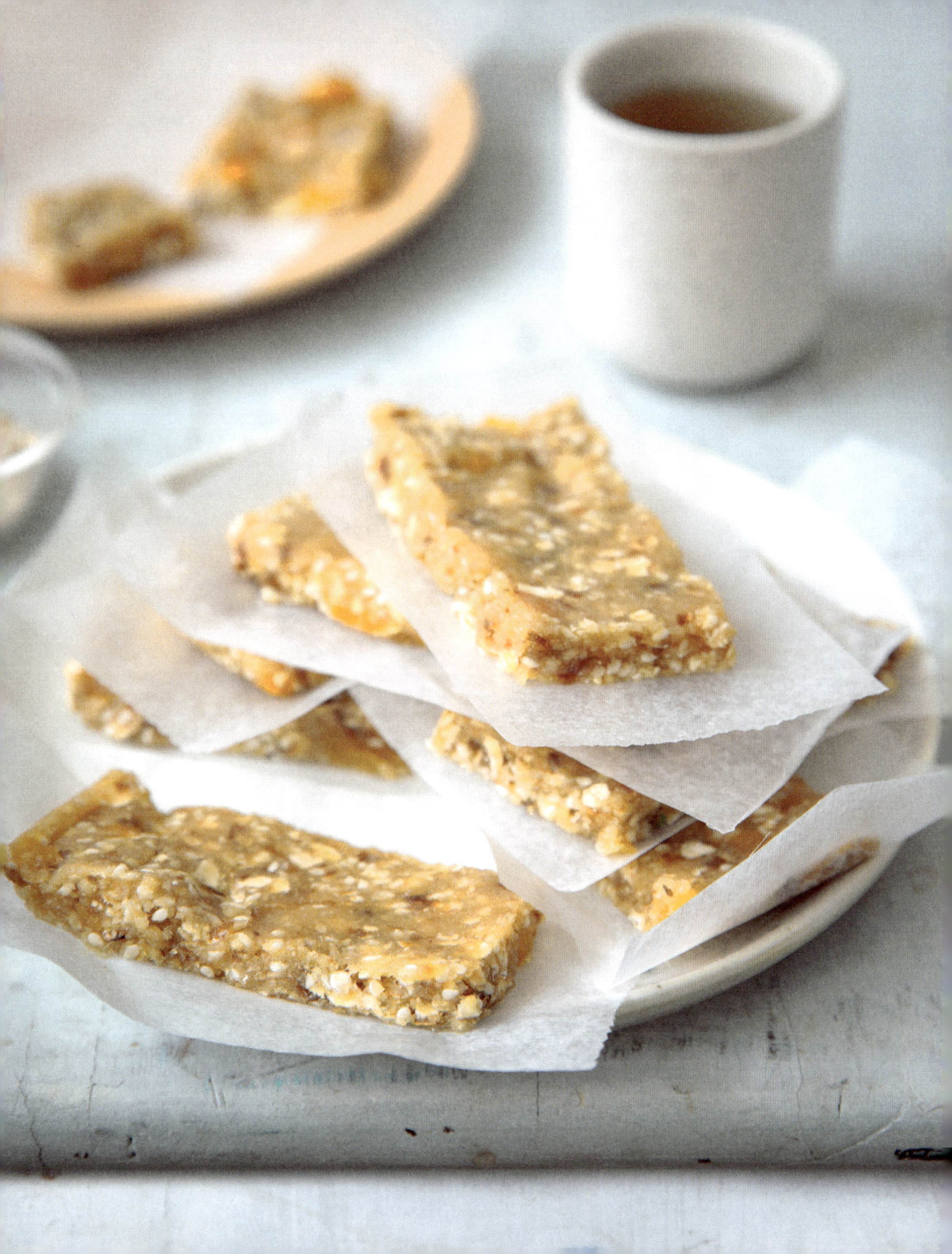

SUPER-SCHOKO-COOKIES

SAISON	ZUBEREITEN	GAREN	FÜR
ganzjährig	10 Minuten	15–20 Minuten	4 Personen

ZUTATEN

- 150 g Haferflocken
- 100 g Rosinen
- 50 g gemahlene Mandeln
- 200 g Apfelkompott
- 2 EL Honig
- 1 EL Kakaopulver
- 50 g Zartbitterschokolade (70 % Kakaogehalt)

ZUBEREITUNG

1 — Alle Zutaten, mit Ausnahme der Zartbitterschokolade, in einer Schüssel zu einer klebrigen Masse vermischen. Diese 30 Minuten kalt stellen.

2 — Die Schokolade fein hacken. Den Backofen auf 180 °C vorheizen.

3 — Aus der Teigmasse mithilfe eines Esslöffels Portionen abstechen; diese zwischen den Händen zu Kugeln rollen und dann auf einem mit Backpapier ausgelegten Backblech flach drücken. Die Schokoladenstücke auf den Cookies verteilen und sanft eindrücken.

4 — Die Cookies im Ofen 15–20 Minuten backen. Ein Auge darauf haben: Die Kekse sollten am Ende braun, aber nicht verbrannt sein! Vor dem Verzehr vollständig abkühlen lassen.

Unser Tipp

Um die Schokolade zu zerkleinern, einfach die Tafel in ein Küchenhandtuch oder einen Baumwollsack wickeln und mithilfe eines Nudelholzes zerkleinern.

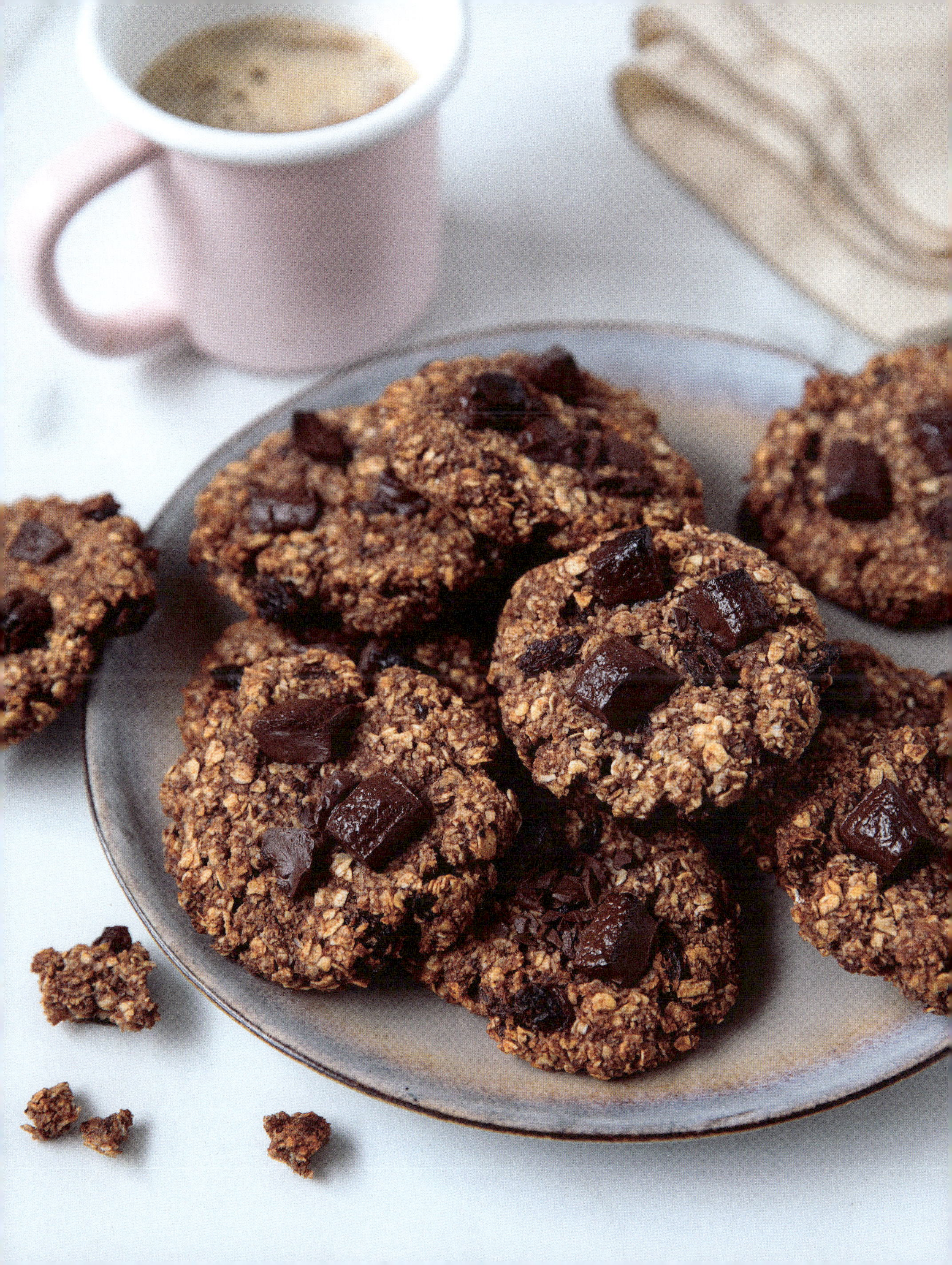

LEICHTE PFANNKUCHEN

SAISON	ZUBEREITEN	GAREN	ERGIBT
ganzjährig	10 Minuten	5 Minuten	4 Stück

ZUTATEN

- 1 Banane
- 1 Vanilleschote
- 1 Ei
- 100 g Quinoamehl
- 2 Prisen gemahlener Zimt
- 1 EL Olivenöl
- Zum Servieren: Ahornsirup, Früchte der Saison, Zitronensaft, Kakaopulver

ZUBEREITUNG

1 — Die Banane schälen und in einer Schüssel zerdrücken. Die Vanilleschote aufschlitzen und das Mark herauskratzen. Das Ei, das Quinoamehl, das Vanillemark und den Zimt untermischen und das Ganze glatt rühren.

2 — In einer großen Pfanne das Öl bei mittlerer Temperatur erhitzen. Mithilfe einer Schöpfkelle den Teig in kleinen Portionen in die Pfanne geben und zu Pfannkuchen ausbacken – je größer sie werden, desto länger brauchen sie zum Durchbacken.

3 — Die Pfannkuchen von jeder Seite jeweils 2–3 Minuten backen.

4 — Die Pfannkuchen servieren und nach Belieben Ahornsirup, frisches (klein geschnittenes) Obst, Zitronensaft oder Kakaopulver dazu reichen.

Unser Tipp

Für eine vegane Version könnt ihr das Ei einfach durch 2 TL Chiasamen ersetzen, die zuvor etwa 30 Minuten in 30 ml Wasser aufgequollen sind.

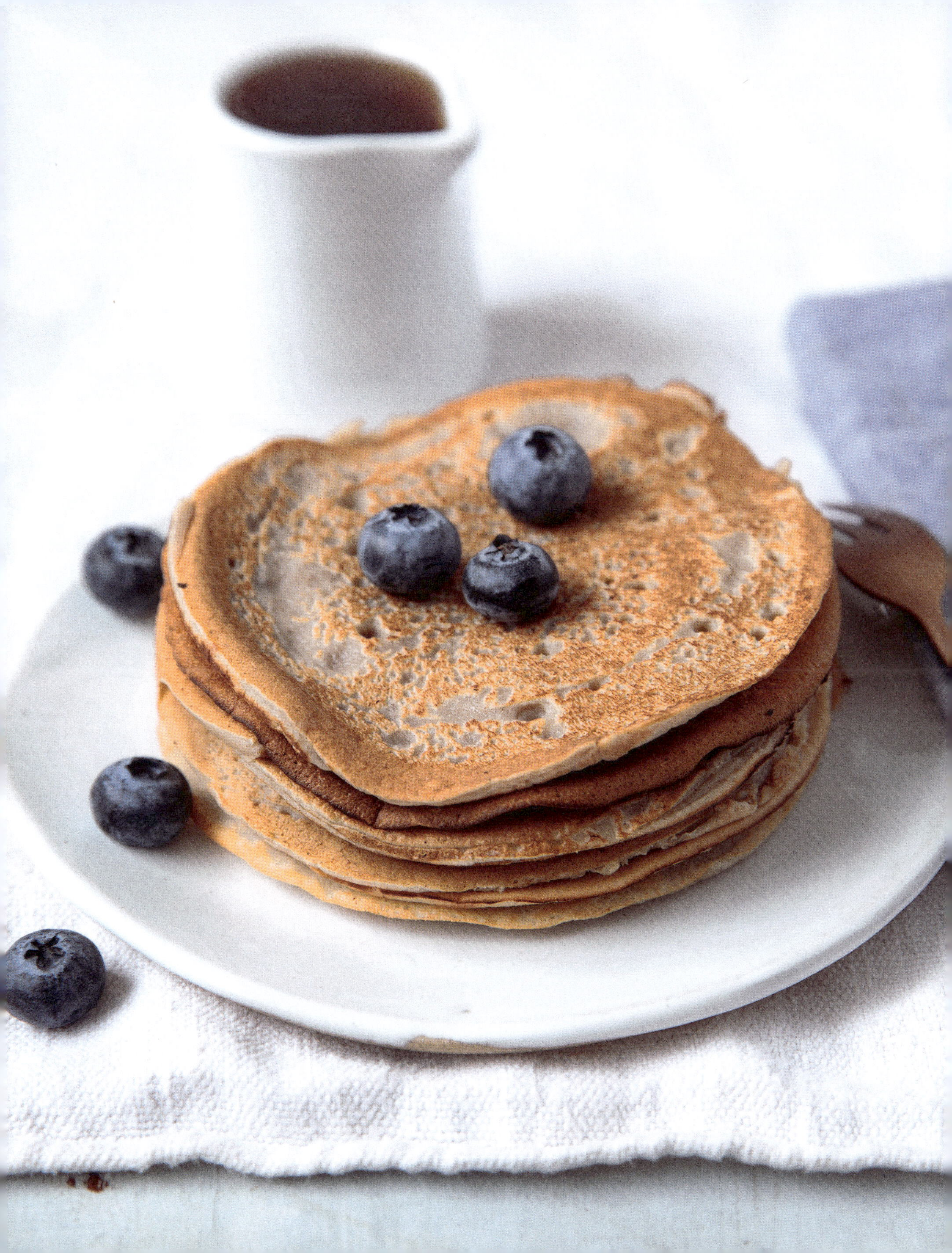

KAKAO-ENERGY-BALLS

SAISON
ganzjährig

ZUBEREITEN
5 Minuten

GAREN
– entfällt –

ERGIBT
etwa 10 Stück

ZUTATEN

- 200 g Medjool-Datteln
- 2 Vanilleschoten
- 200 g gemahlene Mandeln
- 2 EL Erdnussmus
- 50 g Kakaopulver
- 1 EL heller Sesam
- 1 Prise Salz

ZUBEREITUNG

1 — Die Datteln entsteinen. Die Vanilleschoten aufschlitzen und das Mark herauskratzen. Die Datteln mit Mandeln, Erdnussmus, Vanillemark und Salz mixen. Achtung, die Datteln sollten sehr weich sein, sonst streikt der Mixer.

2 — Die Teigmasse zu kleinen Kugeln formen. In einem tiefen Teller das Kakaopulver verteilen, mit den Sesamsamen bestreuen. Die Energy-Balls in dieser Mischung rundherum wälzen.

3 — Die Energy-Balls 1 Stunde im Kühlschrank fest werden lassen und dann genießen.

Unser Tipp

Die Energy-Balls halten sich luftdicht verpackt einige Tage im Kühlschrank. Die Sesamsamen könnt ihr durch gehackte Pistazienkerne oder rohe Kakaonibs ersetzen.

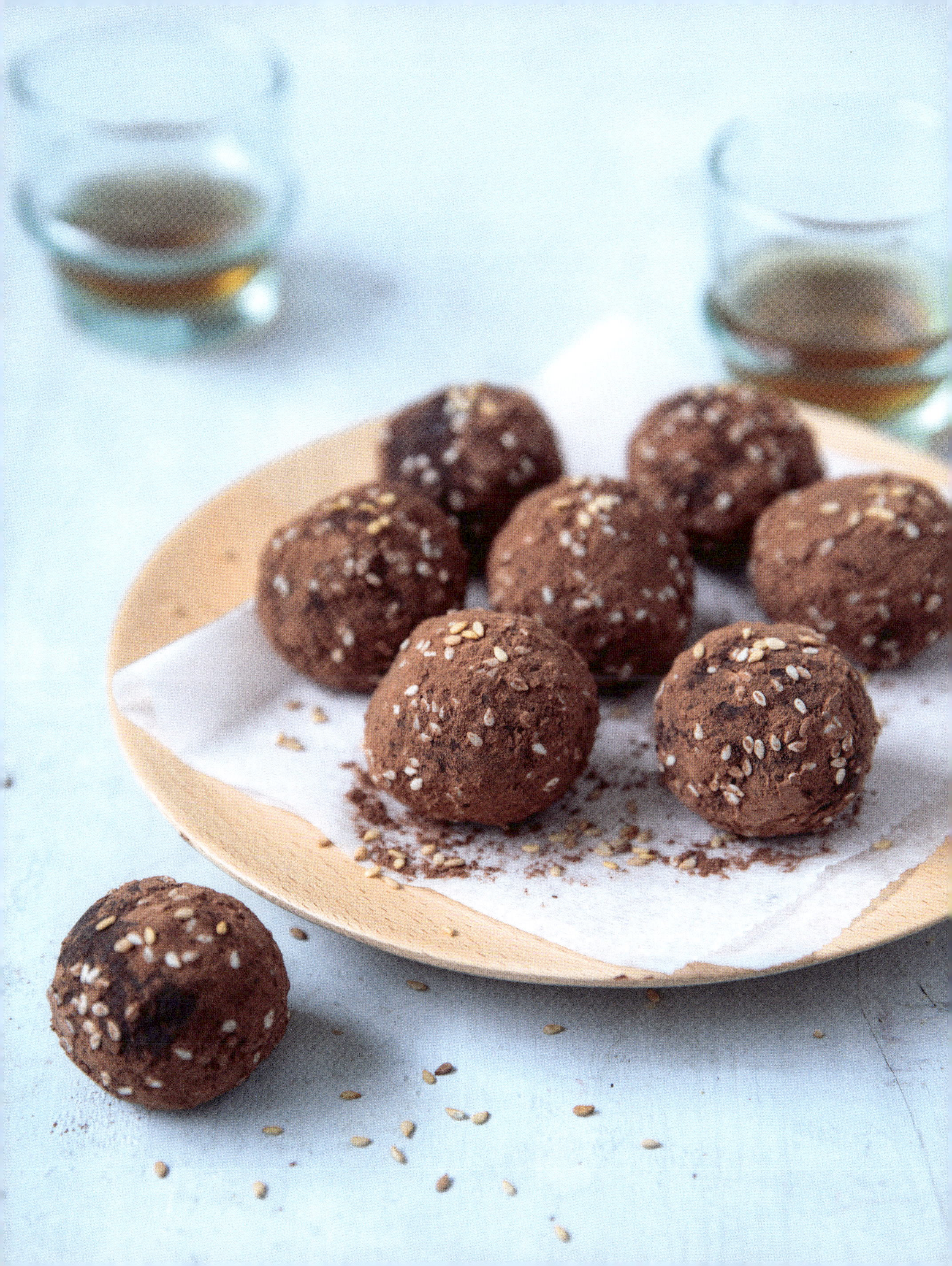

DICKE-BOHNEN-CREMESUPPE

SAISON
Frühling

ZUBEREITEN
15 Minuten

GAREN
20 Minuten

FÜR
4 Personen

ZUTATEN

- 450 g frische Dicke Bohnen in der Schote
- 50 g Schalotten
- 1 Zweig Thymian
- 1 Schuss Olivenöl
- 1 Gemüsebrühwürfel
- 50 g Haselnusskerne
- optional: Hanfsamen
- Zum Servieren: Körnerbrot
- Salz, Pfeffer

ZUBEREITUNG

1 — Die Dicken Bohnen sorgfältig palen.

2 — Die Schalotten klein schneiden, den Thymian waschen, trocken schütteln und fein hacken. In einem Topf die Schalotten mit Olivenöl und Thymian bei mittlerer Hitze etwa 5 Minuten anschwitzen.

3 — Dann 500 ml Wasser angießen, den Brühwürfel und die Dicken Bohnen hinzufügen. Alles aufkochen und dann bei niedriger Hitze offen 10 Minuten köcheln lassen.

4 — Mithilfe eines Pürierstabes mixen, dann salzen und pfeffern.

5 — Die Haselnusskerne grob hacken und in einer Pfanne bei mittlerer Hitze ohne Fett rösten. Als Topping mit Hanfsamen (nach Belieben) auf die Suppe streuen.

6 — Dazu geröstetes Brot servieren.

Unser Tipp

Für eine cremigere Konsistenz noch 1 EL vegane Kochcrème vor dem Pürieren hinzufügen.

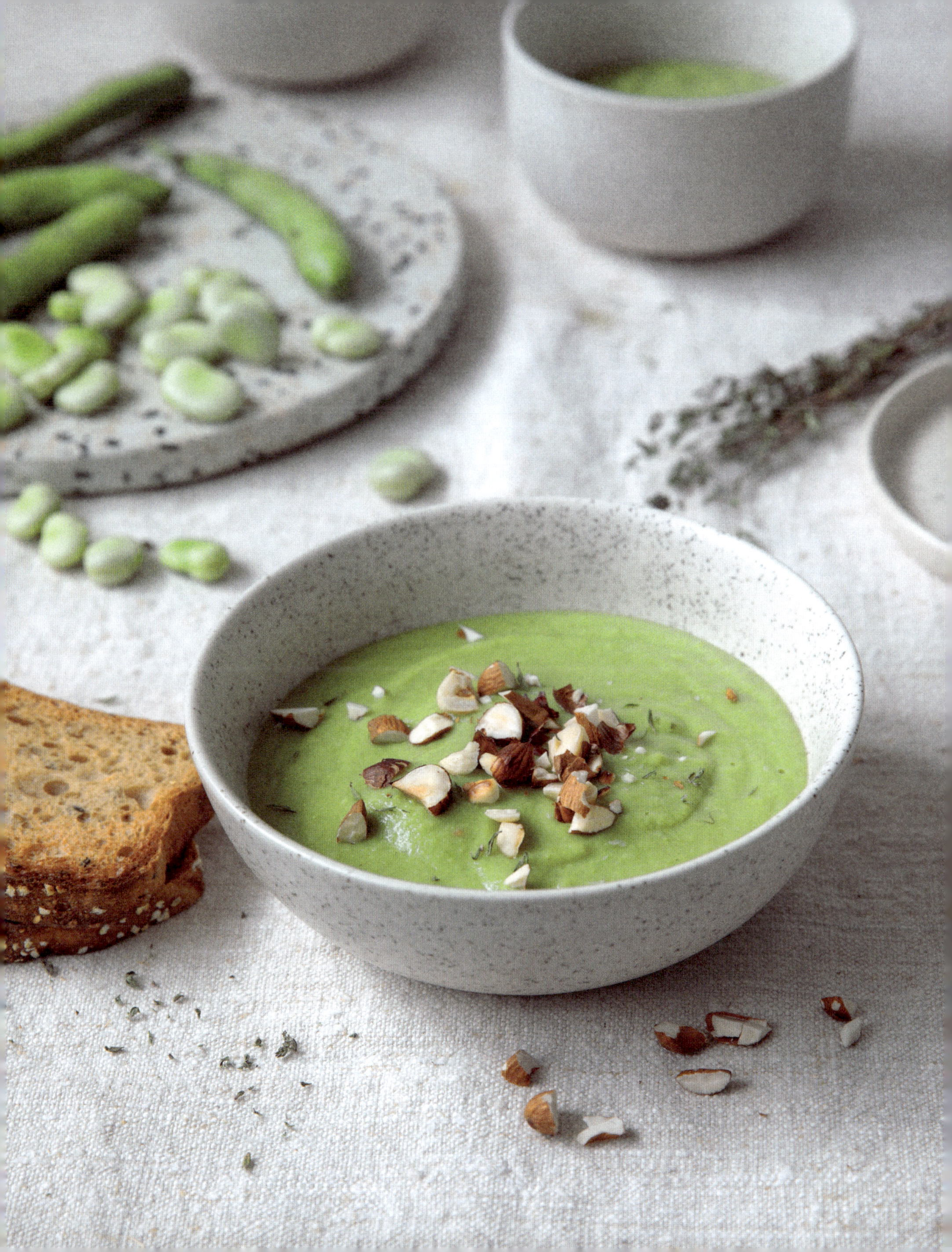

RISOTTO PRIMAVERA

SAISON	ZUBEREITEN	GAREN	FÜR
Frühling	20 Minuten	30 Minuten	4 Personen

ZUTATEN

- 500 g grüner Spargel
- 400 g Erbsen in der Schote (100 g gepalt)
- 250 g Risottoreis (Arborio)
- 1 EL Olivenöl
- etwa 1 l heiße Gemüsebrühe (aus 1 Gemüsebrühwürfel)
- 50 g Parmesan
- Fleur de Sel

ZUBEREITUNG

1 — Die Spargelenden kappen, die Erbsen palen. Beides 10 Minuten im Dämpfer oder in einem Topf mit kochendem Wasser garen. Die Spargelstangen in 2 cm große Stücke schneiden und die Spitzen zum Servieren beiseitelegen.

2 — In einem Bräter oder Topf mit schwerem Boden den Reis bei mittlerer Hitze im Olivenöl 2 Minuten anschwitzen. Dabei rühren, damit der Reis vom Öl überzogen wird; er sollte glänzen.

3 — Nun 1 Schöpfkelle Brühe angießen. Wenn der Reis die Flüssigkeit aufgenommen hat, das Gemüse hinzufügen. Weitere Brühe angießen und jeweils warten, bis der Reis die Flüssigkeit aufgesogen hat. Dabei regelmäßig und sanft rühren, 15–20 Minuten. Garprobe machen: Der Reis sollte al dente sein, also bissfest.

4 — Den Parmesan fein reiben, sanft unter den Reis rühren und das Ganze 2 Minuten abgedeckt ruhen lassen.

5 — Den cremigen Reis auf vier Teller verteilen und mit den Spargelspitzen garnieren, alles mit 1 Prise Fleur de Sel bestreuen.

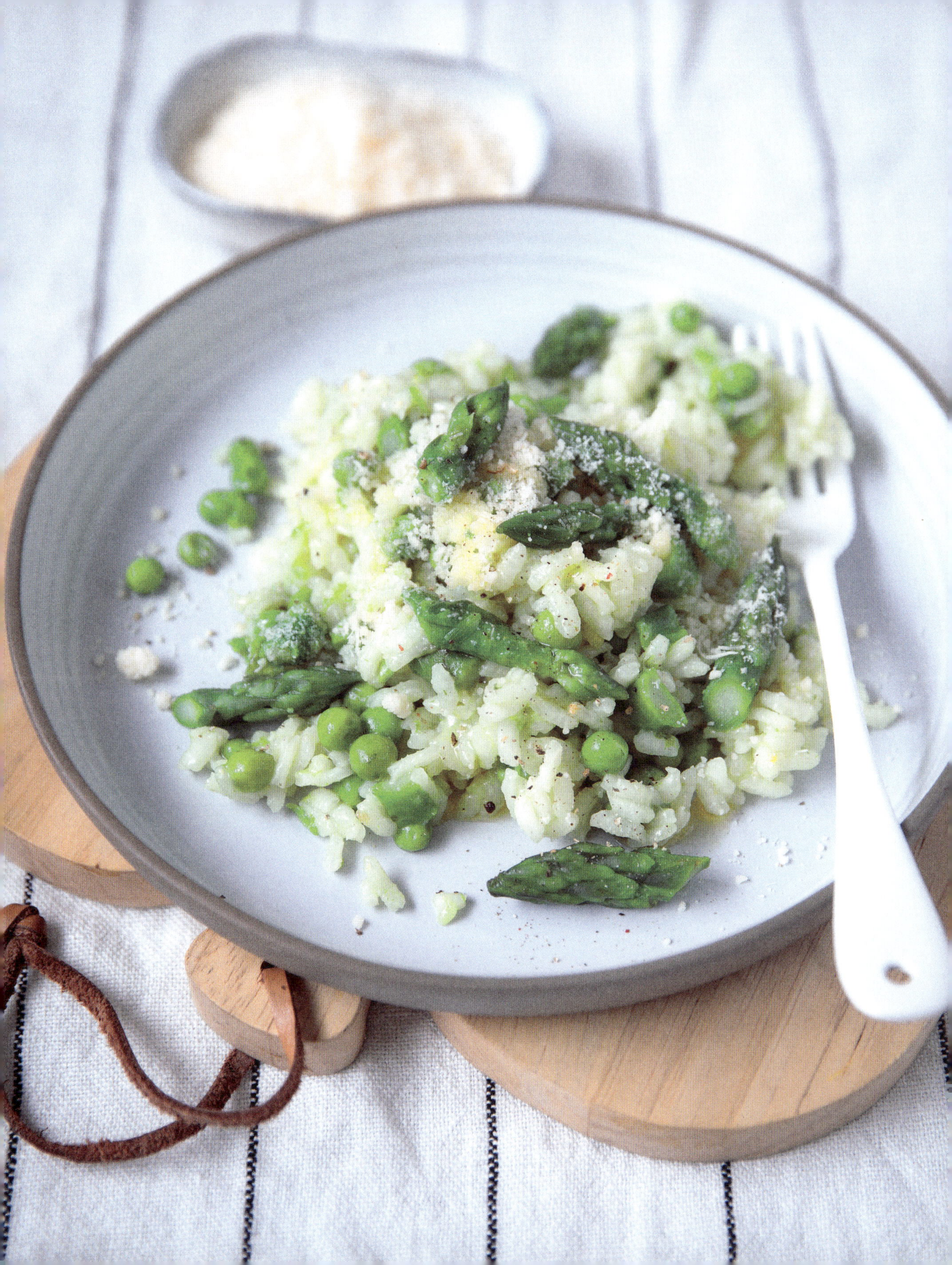

Salat mit Dicken Bohnen und Erbsen

SAISON	ZUBEREITEN	GAREN	FÜR
Frühling	15 Minuten	15 Minuten	4 Personen

ZUTATEN

- 1 TL Senf
- Saft von 1 Zitrone
- 6 EL Olivenöl
- einige Minzeblätter
- 1 kg frische Dicke Bohnen in der Schote (etwa 250 g gepalt)
- 700 g Erbsen in der Schote (200 g gepalt)
- 1 rote Zwiebel
- 100 g Feta
- Salz

ZUBEREITUNG

1 — Für die Vinaigrette Senf und Zitronensaft verrühren. Das Olivenöl unterschlagen. Die Minze waschen, trocken schütteln, klein schneiden und dazugeben. Die Vinaigrette kalt beiseitestellen.

2 — Dicke Bohnen und Erbsen palen. Beides in einem Topf mit Salzwasser bei niedriger Hitze in etwa 15 Minuten weich garen. Abgießen, unter kaltem Wasser abschrecken, damit sie ihr strahlendes Grün behalten. Die Häutchen von den Dicken Bohnen entfernen.

3 — Die rote Zwiebel klein schneiden. Den Feta in kleine Würfel schneiden.

4 — Dicke Bohnen und Erbsen mit der Zwiebel und dem Feta vermengen. Mit der Minz-Vinaigrette servieren.

Unser Tipp

Den Feta könnt ihr durch Ziegenfrischkäse ersetzen, wenn es ein weniger salzhaltiger Käse sein soll.

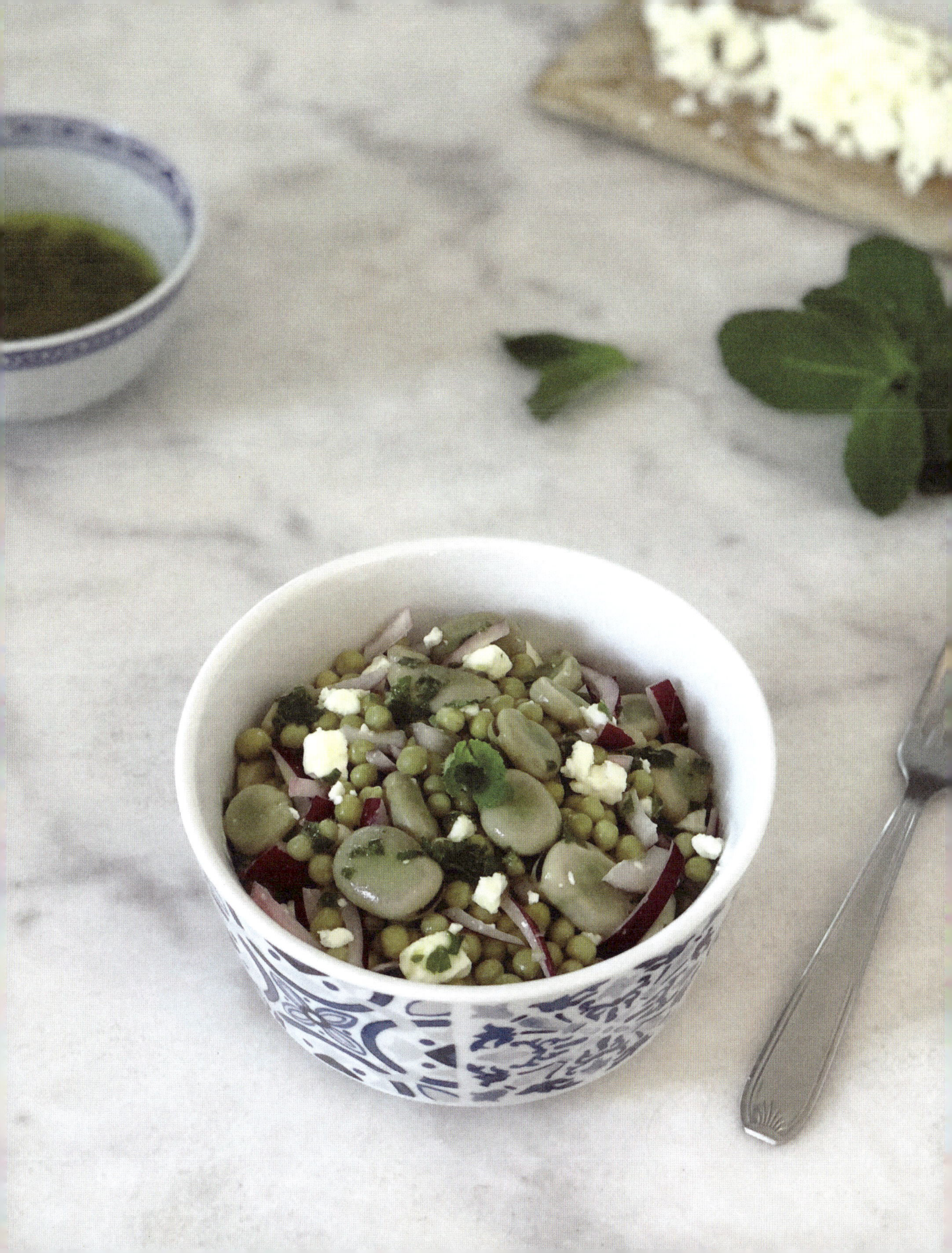

AUBERGINEN-FETA-QUICHE

SAISON	ZUBEREITEN	GAREN	FÜR
Sommer	30 Minuten	1 Stunde	4 Personen

ZUTATEN

Für den Teig:

- 60 g Vollkornreismehl
- 60 g Buchweizenmehl
- 1 Ei
- 50 ml Olivenöl, plus mehr für die Form
- 2 Prisen Salz

Für den Belag:

- 2 Auberginen
- 2 EL Olivenöl
- 2 Eier
- 200 ml Pflanzendrink
- 50 g Feta
- optional: 30 g Pinienkerne
- 10 Oliven, entsteint
- Salz, Pfeffer

ZUBEREITUNG

1 — Für den Teig die Mehle und das Salz vermischen, dann das Ei und das Öl hinzufügen. Die Masse mit den Händen kneten und zu einer Kugel formen. Mit einem Handtuch bedecken und im Kühlschrank 30 Minuten ruhen lassen. Den Backofen auf 180 °C vorheizen.

2 — Die Auberginen in Scheiben schneiden. Dann in einer Pfanne im Olivenöl bei mittlerer Hitze 5 Minuten anbraten. Inzwischen die Eier mit dem Pflanzendrink in einer Schüssel verquirlen, salzen und pfeffern.

3 — Eine Tarteform einfetten und mit dem Teigboden auskleiden. Die Auberginenscheiben darauf verteilen, den Feta darüber zerbröseln. Die Eiermasse angießen, darauf die Pinienkerne (nach Belieben) verteilen sowie die Oliven.

4 — Die Quiche im Ofen 50 Minuten backen. Sie schmeckt lauwarm oder kalt köstlich, dazu einen Salat reichen.

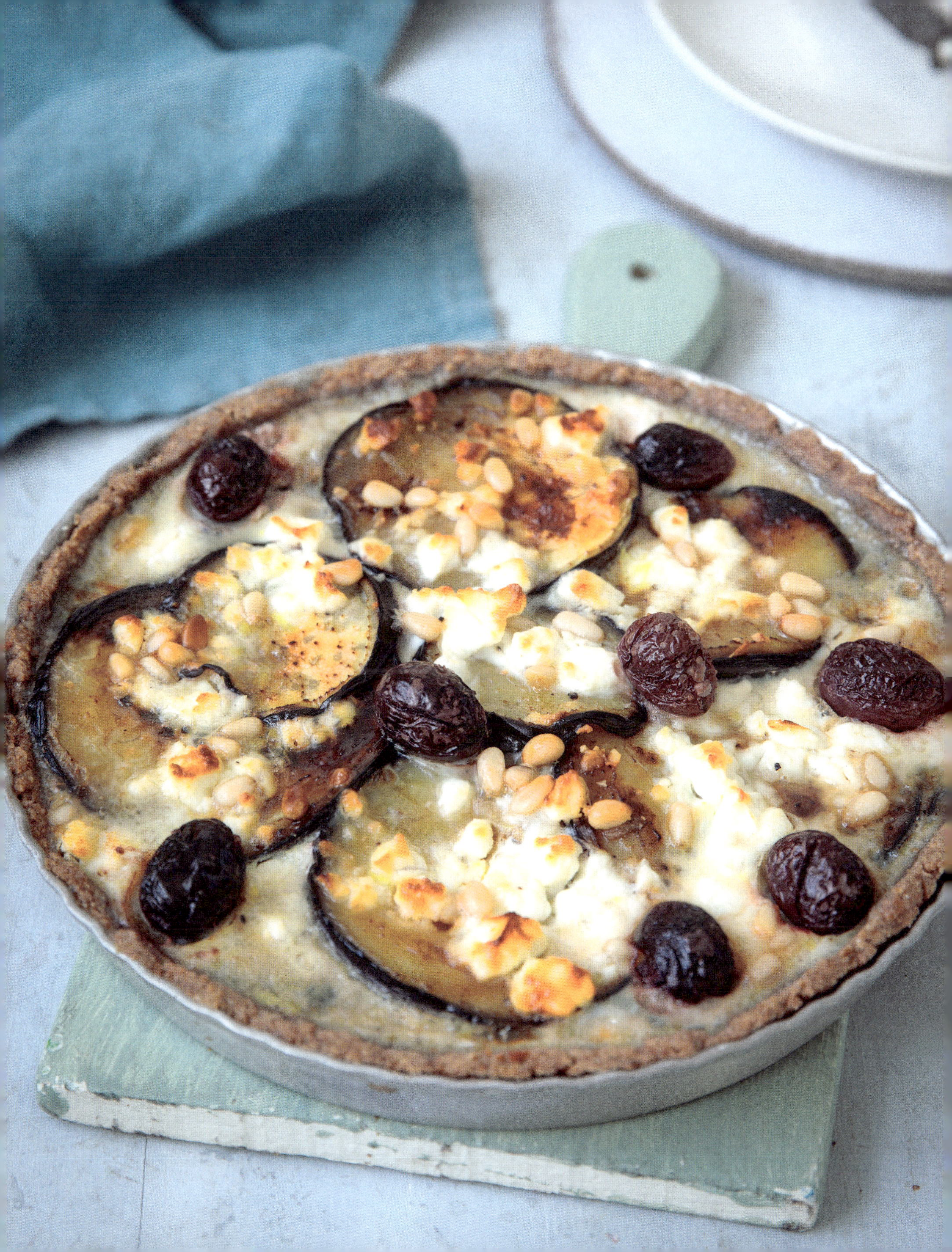

LINSENSALAT MIT RUCOLA UND KIRSCHTOMATEN

SAISON	ZUBEREITEN	GAREN	FÜR
Sommer	10 Minuten	2–3 Stunden	4 Personen

ZUTATEN

- 200 g getrocknete Kichererbsen (etwa 550 g gekocht)
- 250 g grüne Linsen (etwa 500 g gekocht)
- 3 Lorbeerblätter
- 1 rote Paprikaschote
- 250 g Kirschtomaten
- opt.: 4 Stängel glatte Petersilie
- 4 Handvoll Rucola
- 3 EL Walnussöl
- 1 EL Apfelessig
- 100 g Feta

ZUBEREITUNG

1 — Die Kichererbsen in kochendem Wasser in 2–3 Stunden garen, dabei regelmäßig durchrühren. Dann abgießen.

2 — Die Linsen abspülen. Dann in köchelndem Wasser (1,5 × so viel wie Linsen) zusammen mit den Lorbeerblättern in 30 Minuten garen.

3 — Inzwischen die Paprikaschote von Samen befreien und in Streifen schneiden. Tomaten halbieren. Petersilie (nach Belieben) waschen, trocken schütteln und fein hacken. Rucola verlesen. Walnussöl und Apfelessig verrühren.

4 — Linsen lauwarm oder kalt mit Kichererbsen, Paprika und Tomaten vermischen. Feta darüberbröseln. Den Salat mit der Vinaigrette anmachen und mit Petersilie und Rucola bestreut servieren.

Unser Tipp

Die Kichererbsen über Nacht in Wasser einweichen lassen, damit nährstofffeindliche Faktoren ausgespült werden (Seite 161).

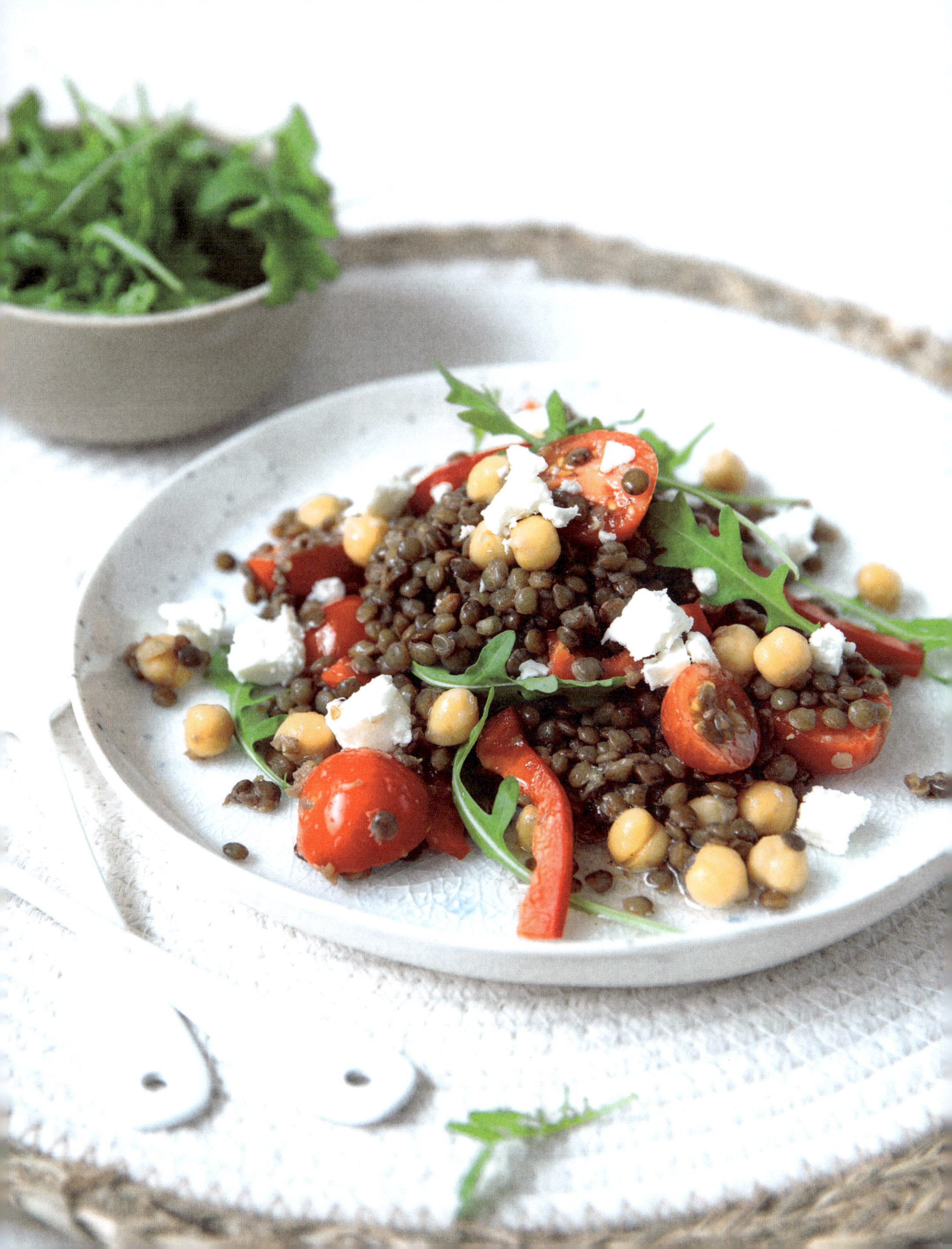

Ziegenkäse-tarte mit Pinienkernen

SAISON	ZUBEREITEN	GAREN	FÜR
Sommer	20 Minuten	30 Minuten	4 Personen

ZUTATEN

Für den Teig:

- 150 g Haferflocken
- 50 g Parmesan
- 2 EL Olivenöl
- 1 Prise Salz

Für den Belag:

- 400 g Bio-Zucchini
- 1 Ei
- 150 g Ziegenfrischkäse
- frisch geriebene Muskatnuss
- 50 g Pinienkerne

ZUBEREITUNG

1 — Den Backofen auf 210 °C vorheizen. Für den Teig die Haferflocken, den Parmesan, das Öl und das Salz zu einer weichen Masse mixen. Nach Bedarf etwas Wasser hinzufügen. Eine Tarteform mit Backpapier auslegen und mit dem Teig auskleiden.

2 — Die Zucchini grob in eine Schüssel raspeln. Das Ei verquirlen und untermischen. Dann den Ziegenfrischkäse hineinbröseln. Alles salzen, pfeffern und etwas Muskatnuss untermischen.

3 — Die Masse auf den Teigboden gießen. Mit den Pinienkernen bestreuen und alles im Ofen 30 Minuten backen.

4 — Mit einem grünen Salat servieren.

Unser Tipp

Ohne Kuhmilchproteine: Ihr könnt denselben Tarteboden herstellen wie im Rezept für die Wintergemüse-Tarte (Seite 246).

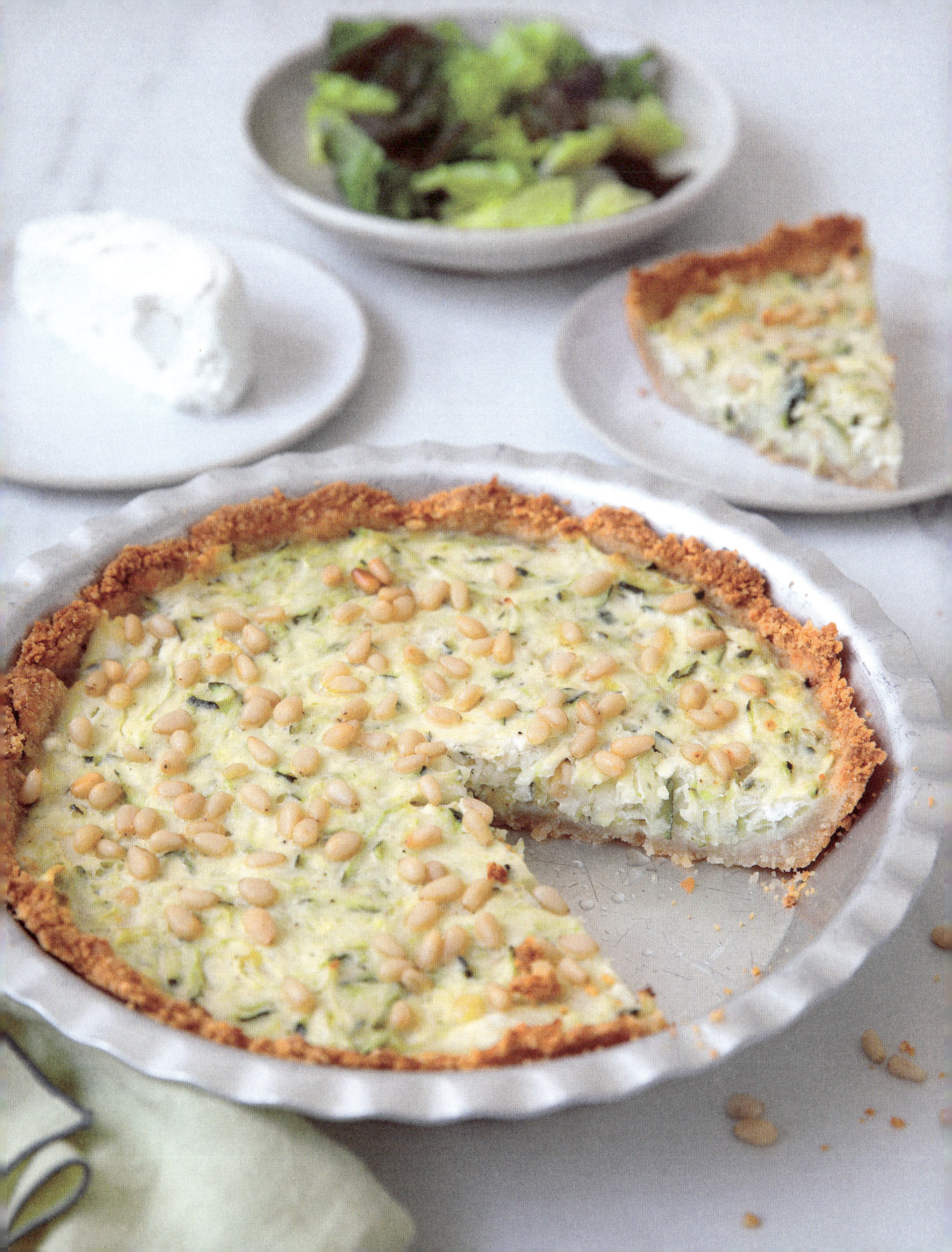

Ratatouille mit Kichererbsen

SAISON	ZUBEREITEN	GAREN	FÜR
Sommer	20 Minuten	3 Stunden (mind.)	4 Personen

ZUTATEN

- 200 g getrocknete Kichererbsen
- 2 Auberginen
- 4 Zucchini
- 4 große Tomaten
- 2 Paprikaschoten (je 1 grüne und gelbe)
- 1 Zwiebel
- 4 Knoblauchzehen
- 1 EL Olivenöl
- 3 Lorbeerblätter
- 1 EL Kräuter der Provence
- Salz, Pfeffer

ZUBEREITUNG

1 — Die Kichererbsen in kochendem Wasser in 2–3 Stunden garen, dabei regelmäßig durchrühren. Dann abgießen.

2 — Inzwischen die Auberginen und die Zucchini etwa 2 cm groß würfeln, die Tomaten vierteln und die Paprikaschoten in Streifen schneiden. Zwiebel und Knoblauch in dünne Scheibchen schneiden.

3 — Für das Ratatouille in einem Bräter oder einem Topf mit schwerem Boden die Zwiebel und den Knoblauch im Öl anschwitzen. Auberginen und Paprikaschoten hinzufügen und etwa 5 Minuten mitgaren. Dann Zucchini, Tomaten sowie die Kräuter hinzufügen und alles abdecken.

4 — Das Ganze mindestens 30 Minuten schmoren lassen (je länger, desto besser!). Nach der Hälfte der Zeit die Kichererbsen untermischen, dann alles salzen und pfeffern.

Unser Tipp

Für eine kürzere Garzeit das Gemüse in dünne Scheiben schneiden. Ihr könnt mit dem Gemüse noch 1 eingelegte, gut abgespülte Zitrone (geviertelt) hinzufügen. Etwas gehackte Petersilie passt auch prima.

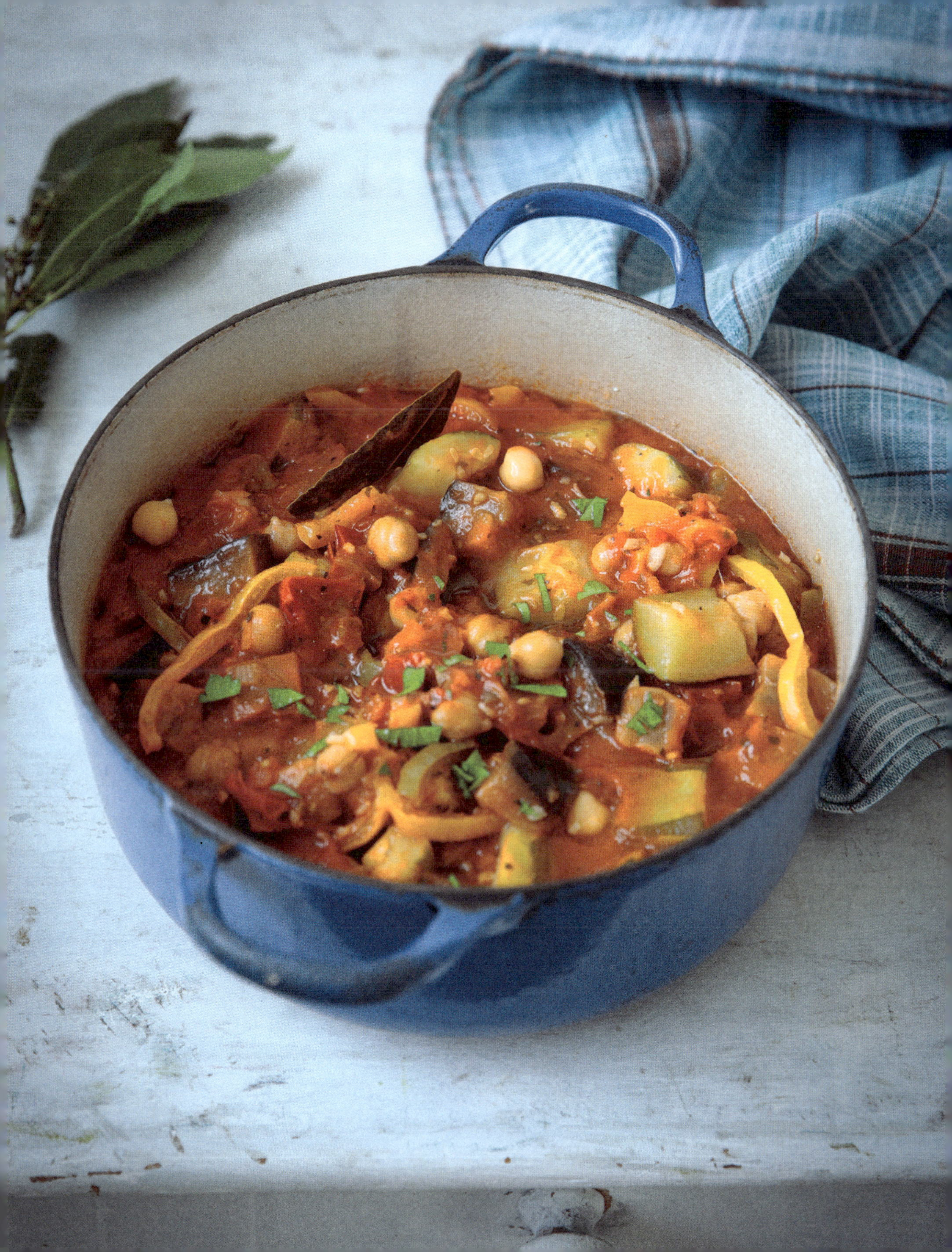

Herbstsonniger Gemüsetopf

SAISON	ZUBEREITEN	GAREN	FÜR
Herbst	15 Minuten	35 Minuten	4 Personen

ZUTATEN

- 300 g getrocknete weiße Bohnen (etwa 800 g gekocht)
- 800 g Hokkaidokürbis
- 2 Zwiebeln
- 2 Knoblauchzehen
- 3 EL Olivenöl
- 1 Prise gemahlener Zimt
- 1 Prise frisch geriebene Muskatnuss
- 1,5 l Gemüsebrühe (selbst gemacht oder Bio-Produkt)
- 300 ml Kokosmilch
- einige Haselnusskerne
- Salz, Pfeffer

ZUBEREITUNG

1 — Die weißen Bohnen in kochendem Wasser abgedeckt in 30 Minuten garen.

2 — Inzwischen den (ungeschälten) Kürbis von den Kernen befreien, das Fruchtfleisch in Würfel schneiden.

3 — Die Zwiebeln und den Knoblauch klein schneiden. Beides in einem großen Topf im Öl anschwitzen. Die Gewürze, die Brühe und die Kürbiswürfel hinzufügen. Alles aufkochen lassen, dann den Deckel auflegen und den Eintopf 20 Minuten köcheln lassen.

4 — Die weißen Bohnen abgießen, zum Kürbis geben. Die Kokosmilch angießen. Bei niedriger Hitze in 5 Minuten erwärmen, salzen und pfeffern.

5 — Die Haselnusskerne klein hacken und zum Servieren über den Gemüseeintopf streuen.

Unser Tipp

Für mehr Abwechslung könnt ihr ½ Kopf Blumenkohl hinzufügen und eine andere Kürbisart (Butternuss-, Garten-, Riesenkürbis, geschält) verwenden. Ein paar gehackte Kräuter bringen Frische ins Gericht.

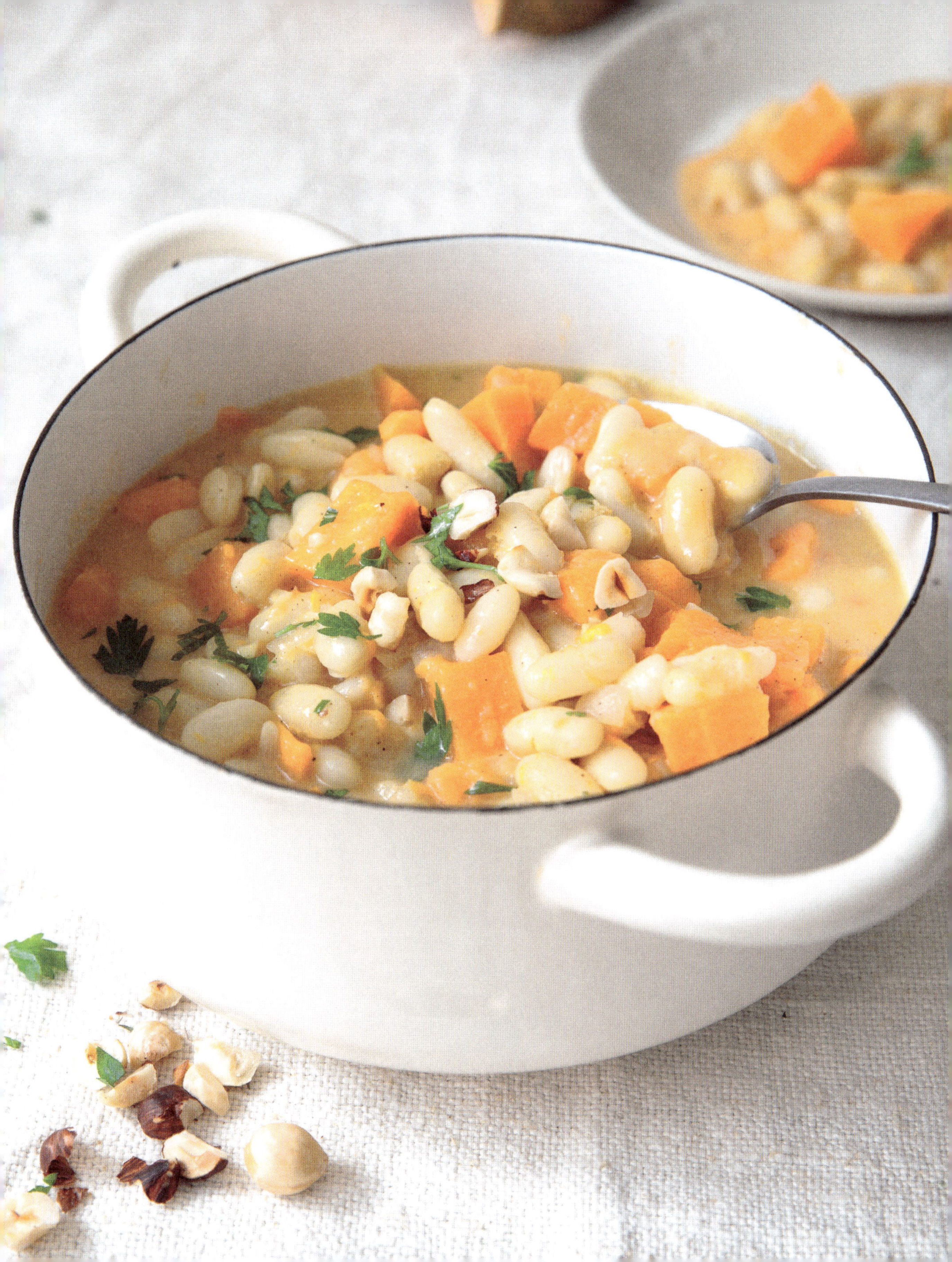

SELLERIE-MÖHREN MIT SAMTIGER ERDNUSSSAUCE

SAISON	ZUBEREITEN	GAREN	FÜR
Herbst	15 Minuten	30 Minuten	4 Personen

ZUTATEN

- ½ Staudensellerie (4–5 Stangen)
- 4 Bio-Möhren
- 1 Zwiebel
- optional: 1 Brühwürfel (ohne Salzzusatz)
- 200 g vorgegarter Weizen (etwa Ebly)
- 1 Knoblauchzehe
- 120 g Erdnussmus
- 60 ml Sojasauce (am besten Tamari)
- 1 EL Olivenöl
- Salz

ZUBEREITUNG

1 — Den Sellerie in 5 cm große Stücke schneiden. Die Möhren der Länge nach halbieren und dann quer durchschneiden. Die Zwiebel klein schneiden.

2 — Die Möhren und den Sellerie in einem Topf Salzwasser in etwa 20 Minuten weich kochen. Nach Belieben 1 Brühwürfel hinzufügen (dann ggf. weniger Salz verwenden).

3 — Inzwischen den vorgegarten Weizen in der doppelten Menge kochendem Wasser in etwa 10 Minuten garen, bis das Wasser aufgenommen ist.

4 — Für die Sauce die Knoblauchzehe fein schneiden. Mit dem Erdnussmus, der Sojasauce und 2 EL Wasser (für die Konsistenz) vermischen.

5 — In einem großen Topf die Zwiebel im Öl goldbraun anbraten. Dann das Gemüse hinzufügen und unter regelmäßigem Rühren 5 Minuten garen. Mit dem Weizen und der Erdnusssauce servieren.

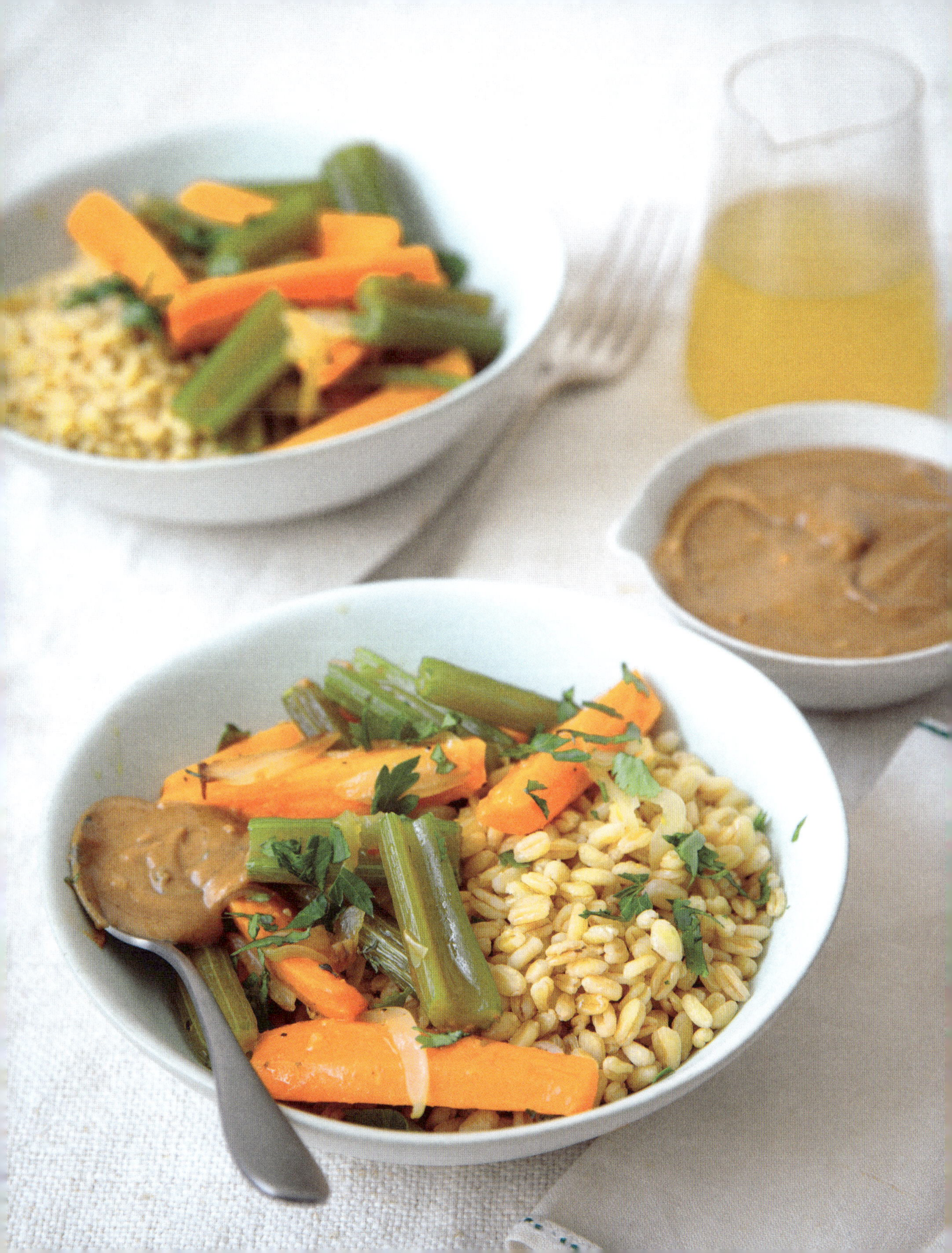

HOKKAIDO-BROKKOLI-LASAGNE

SAISON	ZUBEREITEN	GAREN	FÜR
Herbst	30 Minuten	1 Stunde 10 Minuten	4 Personen

ZUTATEN

- 1 Hokkaidokürbis (800 g–1 kg)
- 1 EL Olivenöl, plus mehr für die Form
- 500 g Brokkoli
- 200 ml vegane Kochcrème
- 200 g Ricotta
- 250 g frische Lasagneblätter (vorzugsweise aus Vollkorn)
- Salz, Pfeffer

ZUBEREITUNG

1 — Den Backofen auf 180 °C vorheizen. Den Kürbis von seinen Kernen befreien und in 2 cm große Stücke schneiden. Diese in einer Ofenform verteilen und mit dem Olivenöl beträufeln. Im Ofen in 40 Minuten garen. Mit einer Gabel zerdrücken, salzen und pfeffern.

2 — Inzwischen die Brokkoliröschen in kochendem Wasser in 5 Minuten blanchieren. Abgießen und zerdrücken. Die Kochcrème und den Ricotta vermischen.

3 — Eine Ofenform einfetten. Eine Schicht Lasagneblätter einlegen, darauf etwas Kürbis verteilen, mit Brokkoli bedecken und mit einer Schicht Ricottamasse abschließen. Erneut so schichten, mit Lasagneblättern abschließen. Diese mit etwas Ricottacreme bestreichen. Die Lasagne 30 Minuten im Ofen backen.

Unser Tipp

Den Hokkaido könnt ihr hier auch durch Riesenkürbis, Butternuss oder jeglichen anderen Kürbis der Saison ersetzen!

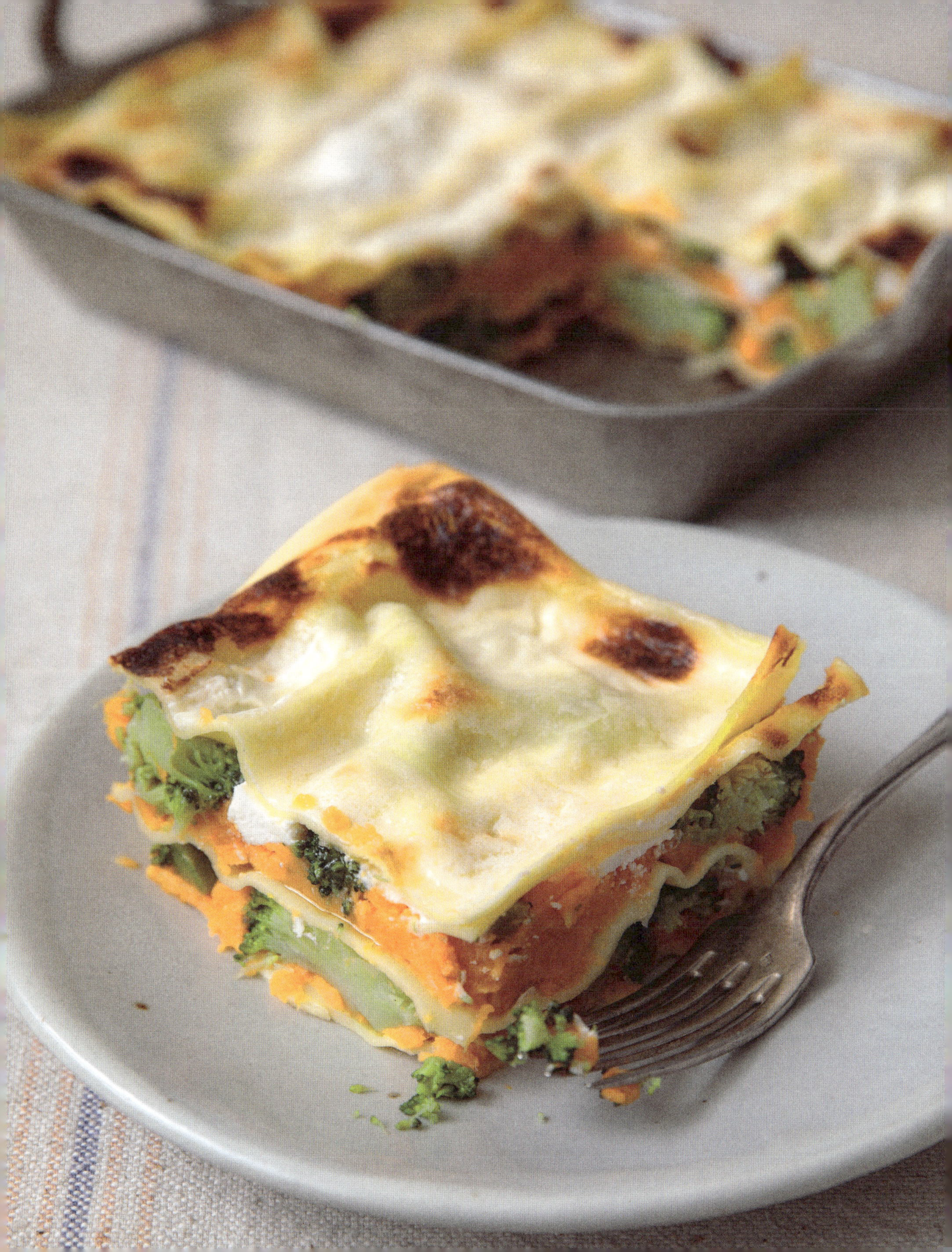

Brühe mit Gemüse und Linsen

SAISON	ZUBEREITEN	GAREN	FÜR
Winter	15 Minuten	35–40 Minuten	4 Personen

ZUTATEN

- 200 g grüne Linsen
- 2 große vorwiegend festkochende Kartoffeln
- 2 Stangen Lauch
- 4 Möhren
- 1 Stange Staudensellerie
- 1 große Navette (Speiserübe)
- 1 Zwiebel
- 100 g Speck
- 1 EL Olivenöl
- 1 Bouquet garni (Kräutersträußchen)
- Salz, Pfeffer
- Zum Servieren: Vollkornbrot

ZUBEREITUNG

1 — Die Linsen abspülen. Das Gemüse putzen und klein schneiden.

2 — In einem großen Topf die Zwiebel und den Speck im Olivenöl anschwitzen.

3 — Das restliche Gemüse sowie 2 l Wasser hinzufügen. Das Ganze salzen, pfeffern und aufkochen lassen.

4 — Das Bouquet garni einlegen und alles abgedeckt 10 Minuten köcheln lassen.

5 — Die Linsen hinzufügen und alles weitere 20–25 Minuten garen.

6 — Die Suppe auf Schüsseln verteilen und dazu Vollkornbrot reichen.

Unser Tipp

Die Brühe wird noch aromatischer, wenn ihr beim Garen 4 Gewürznelken hinzufügt.

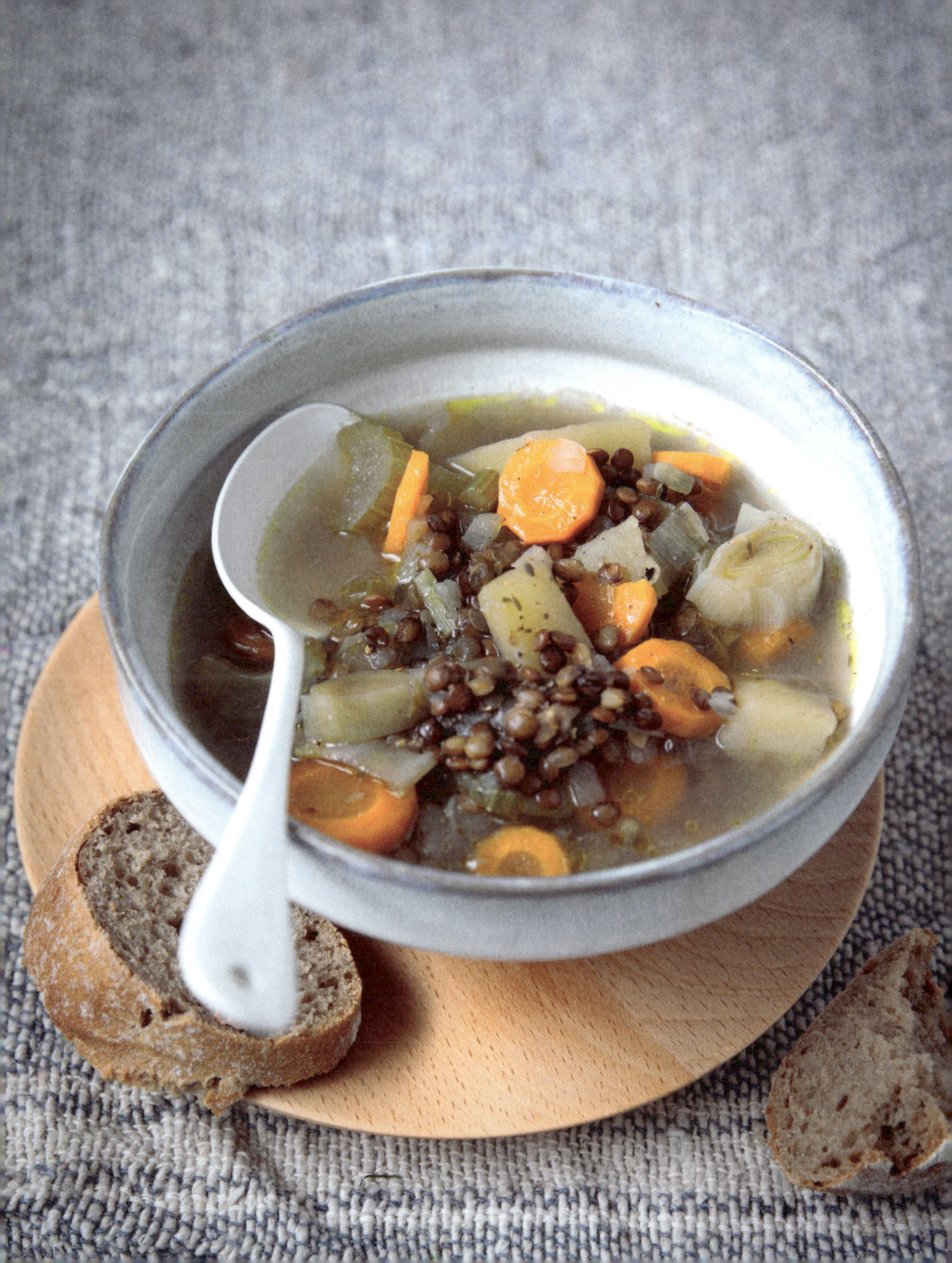

Blumenkohl-gratin mit Mandeln

SAISON	ZUBEREITEN	GAREN	FÜR
Winter	10 Minuten	25 Minuten	4 Personen

ZUTATEN

- 1 großer Kopf Blumenkohl
- 80 g Mandelkerne
- 60 g geriebener Käse (Parmesan, Comté …)
- 4 EL getrockneter Thymian
- 4 EL Olivenöl, plus mehr für die Form
- 150 ml vegane Kochcrème
- 1 TL gemahlener Kreuzkümmel
- Salz, Pfeffer

ZUBEREITUNG

1 — Den Backofen auf 180 °C vorheizen. Den Blumenkohl in Röschen zerteilen. Diese in 10 Minuten in kochendem Wasser garen.

2 — Die Mandelkerne mithilfe eines Nudelholzes grob zerkleinern.

3 — Eine Ofenform einfetten und darin die Blumenkohlröschen verteilen.

4 — Mandeln, geriebenen Käse, Thymian, Öl, Kochcrème und Kreuzkümmel daraufgeben. Salzen und pfeffern.

5 — Das Ganze im Ofen in 15 Minuten überbacken.

Unser Tipp

Blumenkohlreste könnt ihr vor dem Verderben retten: einfach in der Küchenmaschine zerkleinern und in einer Pfanne mit 1 EL Olivenöl anbraten. Fertig ist der Blumenkohlreis!

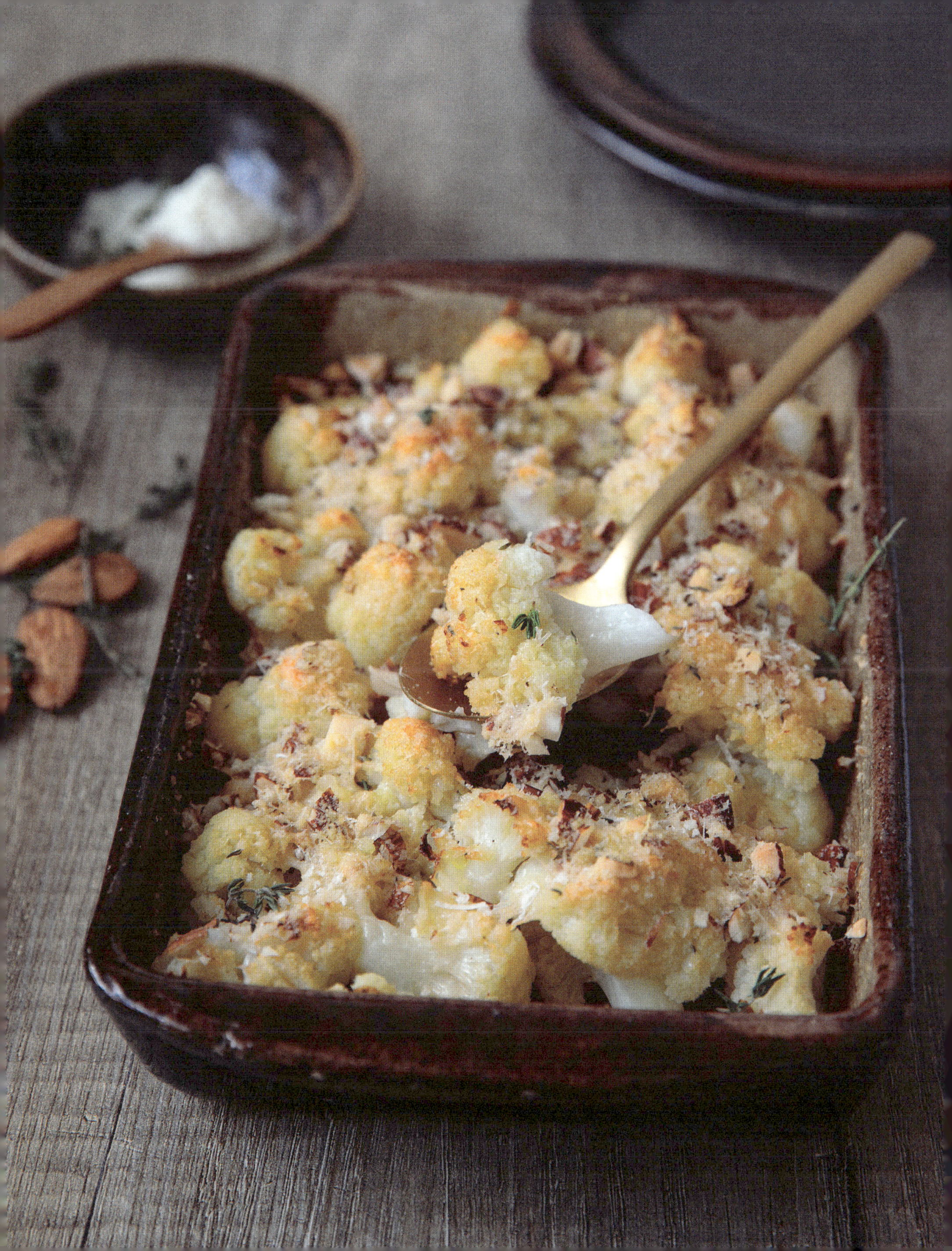

WINTERGEMÜSE-TARTE

SAISON	ZUBEREITEN	GAREN	FÜR
Winter	15 Minuten	40 Minuten	4 Personen

ZUTATEN

Für den Teig:

- 180 g Dinkelmehl
- 50 g Haferflocken
- 3 EL Olivenöl, plus mehr für die Form
- Salz

Für den Belag:

- 1 Möhre, 1 Navette, 1 Stange Lauch und 200 g Kürbis
- 4 Eier
- 300 ml Sojadrink (ersatzweise Haferdrink)
- 1 Prise frisch geriebene Muskatnuss
- Salz

ZUBEREITUNG

1 — Den Backofen auf 180 °C vorheizen. Das Mehl, die Haferflocken und etwas Salz vermischen. Mit den Händen Öl und 50 ml Wasser einarbeiten. Dann eine Tarteform fetten und mit dem Teig auskleiden. Mit einer Gabel Löcher einstechen. Den Boden im Ofen 10 Minuten backen.

2 — Das Gemüse putzen, klein schneiden und 10 Minuten im Dämpfer oder in kochendem Wasser garen.

3 — Das Gemüse spiralförmig auf dem vorgebackenen Teigboden verteilen.

4 — Die Eier verquirlen und den Pflanzendrink sowie Muskatnuss und 1 Prise Salz untermischen. Die Masse auf den Teigboden gießen und die Tarte 20 Minuten im Ofen backen.

5 — Dazu passt ein Chicoréesalat mit Vinaigrette nach Wahl.

Unser Tipp

Die Gemüsesorten für diese Tarte könnt ihr je nach saisonalem Angebot auf dem Markt auswählen!

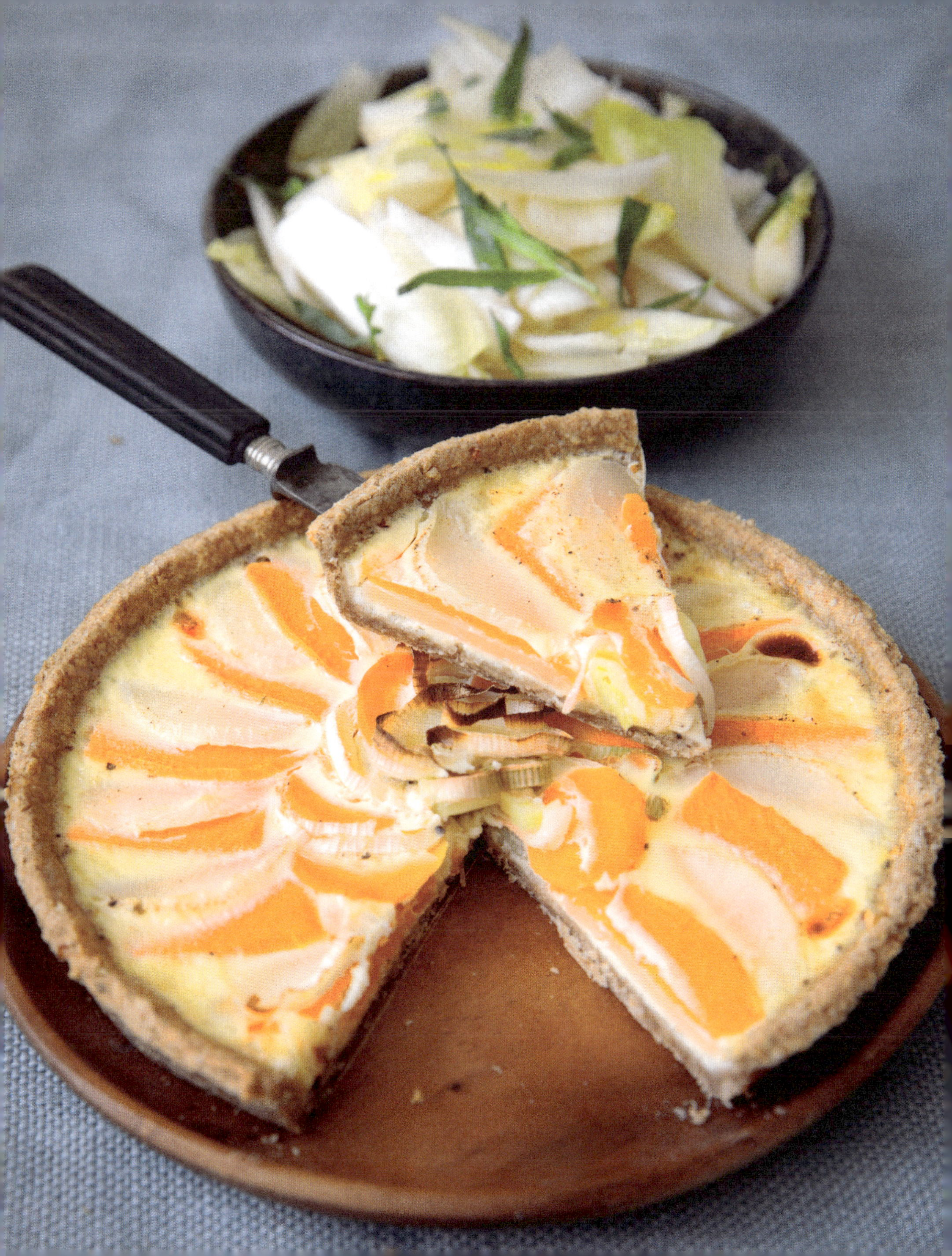

INHALT

Sämtliche Quellennachweise zu finden unter: https://yuka.io/de/buch/quellen

Rezeptregister

SACHREGISTER